Principles and Practice of Keyhole Brain Surgery

神经外科锁孔手术
原则与应用

主编
Charles Teo | Michael E. Sughrue

主译
张建民　兰　青　康德智

上海科学技术出版社

图书在版编目（ＣＩＰ）数据

神经外科锁孔手术原则与应用 ／（澳）查尔斯·特奥
(Charles Teo)，（美）迈克尔·E.萨格鲁
(Michael E. Sughrue) 主编；张建民，兰青，康德智主
译. -- 上海 ：上海科学技术出版社，2021.1
　　ISBN 978-7-5478-4886-9

　　Ⅰ. ①神… Ⅱ. ①查… ②迈… ③张… ④兰… ⑤康
… Ⅲ. ①神经外科手术 Ⅳ. ①R651

中国版本图书馆CIP数据核字(2020)第056015号

上海市版权局著作权合同登记号 图字：09-2016-797 号

封面图片由译者提供

神经外科锁孔手术原则与应用
主编　Charles Teo　Michael E. Sughrue
主译　张建民　兰　青　康德智

上海世纪出版（集团）有限公司
上 海 科 学 技 术 出 版 社　出版、发行
（上海钦州南路 71 号　邮政编码 200235　www.sstp.cn）
浙江新华印刷技术有限公司印刷
开本 889×1194　1/16　印张 17.5
字数 400 千字
2021 年 1 月第 1 版　2021 年 1 月第 1 次印刷
ISBN 978-7-5478-4886-9/R·2066
定价：198.00 元

内容提要

在神经外科手术中，对于"锁孔"概念的理解不应是小切口、有限的入路和视野，而应是"不需要把房门卸下来，就能通过房门上的锁孔看清整个房间"。近年来，随着神经内镜技术的发展，锁孔手术变得更加可行。本书详细介绍了神经外科锁孔手术的新概念和新理论，总结了锁孔手术的原则和一般步骤，提供了针对常见疾病采用锁孔手术以及与神经内镜手术联合治疗的方法，分享了作者的相关操作经验。本书图文并茂（约 1 000 幅图），附有 100 多个手术实战视频（手机扫描书中二维码观看），无论对有一定经验的神经外科医师还是经验丰富的专家学者，都非常值得阅读和参考。

献　辞

　　我要把这本书献给我的妻子 Genevieve，没有她的爱和无私奉献，我将无法成为如今的我；献给我的女儿，Alex、Nikki、Katie 和 Sophie，没有她们，我的生活也不会完整和充满欢乐；献给我的父母，没有他们的信任和鼓励，我将无法在每天清晨醒来时说"这将是又一个美妙的一天"；献给我的同事们，让我一直做最真实的我。

Charles Teo, AM, MBBS, FRACS

　　我要把这本书献给我的妻子，她总能在漫长的一天下来等待我归家；献给我的老师们，感谢他们在我学习的过程中始终对我有耐心；还要献给我的父亲，他每次对我的成功表现出比我还大的兴趣。

Michael E. Sughrue, MD

译者名单

主　译　张建民　兰　青　康德智

副主译　陈　高　洪　远

参译人员（按所在单位及姓氏笔画排序）

浙江大学医学院附属第二医院

王　林　严　锋　吴　群　张建民　陈　高　洪　远
徐　丁　徐航哲　唐亚娟　谢之易　蔡　锋　谭潇潇

苏州大学附属第二医院

兰　青　朱　卿

福建医科大学附属第一医院

许雅纹　余良宏　林　鹏　姚培森　康德智

编者名单

主 编

Charles Teo, AM, MBBS, FRACS
Director
Centre for Minimally Invasive Neurosurgery
Sydney, Australia

Conjoint Associate Professor
University of New South Wales
Sydney, Australia

Yeoh Ghim Seng Visiting Professor
National University Hospital
Singapore

Michael E. Sughrue, MD
Assistant Professor of Neurological Surgery
Department of Neurosurgery
University of Oklahoma Health Sciences Center
Oklahoma City, Oklahoma, USA

参编人员

Zubair Hasan, MBBS
Associate Research Assistant
Centre for Minimally Invasive Neurosurgery
Sydney, Australia

Steven Mills, MD
Surgical Resident
Department of Urology
University of California, Los Angeles
Los Angeles, California, USA

中文版前言

　　显微神经外科始于 20 世纪 60 年代初期，显微技术的应用使神经外科手术疗效得到了极大提高。锁孔神经外科（keyhole neurosurgery）技术是现代显微手术技术、神经影像技术等与现代微创手术理念相结合的产物，是显微神经外科迈向微创神经外科的代表技术之一。根据"处理病灶足够大、开颅创伤尽量小"的原则，锁孔手术具有减少手术损伤、降低感染等并发症、加快术后康复等优势。其局限性在于手术操作自由度和空间受限，以及需要术者具有丰富的显微解剖和显微手术经验。内镜辅助下锁孔神经外科手术借助神经内镜观察，将高清视野和鱼眼放大效应优势与锁孔技术相结合，将显微神经外科技术优势发挥得淋漓尽致，能体现其更精准的术前设计和个体化的手术处理，代表了锁孔神经外科未来的发展方向。自 *Principles and Practice of Keyhole Brain Surgery* 问世以来，得到了颇多同道的追捧及好评，它很好地总结了锁孔神经外科技术的基础知识、研究进展以及内镜辅助下神经外科锁孔技术的临床应用。本书作者都是神经外科界的权威专家，已经在锁孔神经外科积累了丰富经验，因此书中内容就是他们工作经验和心得的体现，能够帮助我们解决很多临床中遇到的实际问题。有鉴于此，我深感此书是一部难得的学习及参考用书，因此组织本单位专家联合苏州大学附属第二医院兰青教授、福建医科大学附属第一医院康德智教授一同对本书进行了翻译。

　　本书分为两大部分，共十六章。前七章为第一部分，全面介绍了锁孔神经外科的基础知识，包括锁孔的概念、锁孔手术计划的认知原则、锁孔开颅手术的技术原则、内镜在锁孔手术中的作用、内镜锁孔神经外科手术的各类图片、各类常规锁孔手术步骤以及最新的内镜手术及其在现代神经外科中的应用。后九章为第二部分，涉及各个部位病变的内镜下锁孔手术入路，包括颅内幕上肿瘤、筛板和眶区肿瘤、鞍旁和脚间区病变、颅咽管瘤、颅中窝和海绵窦、小脑幕肿瘤、脑桥小脑角区肿瘤、岩骨尖病变、顶盖区及松果体区肿瘤以及枕骨大孔和第四脑室病变的内镜下锁孔手术。

　　总体来讲，本书涵盖内容广泛，既有传统的基础知识，又有最新的研究进展，相信不管是具有一定基础的神经外科医师，还是大师级的专家、教授，都能从中获益。

由于本书内容涉及面广，译者颇多，尽管我们对译稿进行了反复核对及修改，但因水平有限，内容难免会出现瑕疵，希望广大同道予以指正。

最后，再次衷心感谢每一位译者及校对者的辛勤付出，感谢在本书翻译出版过程中给予无私帮助的朋友们！

张建民

2020 年 2 月

英文版序

我非常荣幸受邀为 Teo 教授和 Sughrue 教授的新作做序。对任何一位神经外科医师而言，在人脑有限的空间里操作是一项最基本的挑战。虽然开颅手术可以充分显露脑结构，对术者操作也更有利，然而越大范围的显露，意味着更大程度的风险。神经外科学目前发展的趋势是在各种精良器械的辅助下，视野更清晰，器械使用效率更高，而显露范围更小。每一次手术操作都旨在使患者获得的利益最大，而风险降到最低。越小的术野显露本身也会带来风险，它要求术者必须具备丰富的经验和精湛的技艺，以达到最佳的手术境界。现如今，由于内镜的不断发展，锁孔技术操作日益灵活。

作为一本综合性操作指南，*Principles and Practice of Keyhole Brain Surgery* 不仅讲解了实用的手术入路，还包括锁孔手术的基本理论及概念框架。因此，该书将告诉读者如何充分理解该手术的优势，以及如何有效利用这些优势。正如作者们自己解释的那样，锁孔不仅是指通过有限的入路和视野来实现更小的显露，还意味着"从一个门锁的大小来看清整个房间，而无须把门从铰链上卸下来"。

本书为入门级以及经验丰富的神经外科医师提供了大量信息，包括对锁孔手术的认知和技术原理、内镜下精美的解剖图片、锁孔手术的常用步骤、不同手术入路及不同病变处理的细节指导。我们共同致力于神经外科的学科发展，深谙锁孔技术在我们的常备治疗手段中扮演着为患者提供更好预后的重要角色。Teo 教授和 Sughrue 教授为此付出了努力，毫无保留地指导每一位术者，使其明白"怎样设计手术显露以使其创伤尽可能小，却足以完成手术目标"，摈弃"不考虑病理解剖就采用显露同一结构的标准入路"的想法。

我由衷感谢作者们将其丰富的经验毫无保留地呈现于本书的各个章节，为所有读者更好地学习颅脑锁孔手术原理和操作提供帮助。

Robert F. Spetzler, MD

Director

J. H. Harber Chair of Neurological Surgery

Barrow Neurological Institute

Phoenix, Arizona, USA

英文版前言

所有的真理都经历三个阶段，第一阶段是备受冷落，第二阶段是遭遇强烈反对，第三阶段则是通过自我证明被接受。

——叔本华（1788—1860）

本书不适用于神经外科初学者。

本书不专门介绍常用安全肿瘤手术的基本概念，不涉及治疗理念、相关的解剖学或病理解剖学。本书的起点是，您作为神经外科医师已经知道如何通过标准手术方法来处理颅脑肿瘤。

本书旨在如何更进一步、精益求精。

多年来神经外科界一直存在这样一个争议，在各种会议及学习班上，我们经常听到很多人质疑是否越小的显露越好。这个问题无法回答，但存在得又是那么明显。无法回答是因为永远也没法对此进行一个明确的随机试验，每一例肿瘤都是与众不同的，我们无法对同一个患者的病变既进行大的开颅治疗，又进行小的开颅治疗。所以，质疑将永远存在。这个问题又是那么明显，是因为任何治疗如果能以最小的侵入方法成功实施，达到治疗目的，这将是最佳的方法。这一理念在医学院的第一课便已教给了我们的医学生。

本书介绍了我们自己（有一些经验也是借鉴了他人）关于通过最小侵入方法完成手术的经验总结，其目的不是为了将其作为参考书，全书也没有参考文献。需要强调的是，我们鼓励锁孔理念并不代表我们不提倡使用已有的被证实有效的技术。事实上，我们非常需要基础扎实的神经外科医师，既能熟练运用经典开颅例如额眶颧入路，又能灵活运用当代的锁孔入路比如眉弓/额下入路。优秀的医师必须在各种情况下都能完成手术，同时又能严谨地思考我们所提出的方法。

Walter Dandy（以及他同时代的前辈）在其著作里配上大量的图片以演示当时先进的手术入路，其中很多图片在如今我们的眼中会觉得饶有趣味。例如，用手取出颞叶并去夹闭大脑中动脉动脉瘤的照片，这些照片告诉我们，如今的技术与当时的状态相比有多么大的进步。技术改变了那些不太可能，实现了那些梦寐以求的愿望，并且将改变那些理念。尽管锁孔神经手术是受创新理念驱动的，它的实现需要依赖麻醉药物来降低颅内压，通过单一的有柄的牵拉固定器械来实现术野的清晰，需要止血药物、更完备的术前影像和手术计划、更清晰的显微镜和内镜，以及运用神经电生理、麻醉唤醒、生物组织标记及实时影像等在内的高级术中导航技术。

在不到 20 年前，人们会认为，通过一个小的骨窗来实施开颅手术是极其愚蠢的。首先，早期用于设计手术入路的 CT 扫描图像像素拙劣，提供的信息极度有限。其次，在很多麻醉方案中应用的易挥发的吸入剂易造成脑水肿。第三，双极电凝经常粘连，且没有好的止血药物令手术充满挑战。第四，即使有可能实现，脑的深部照明也非常有限。最后，在一些敏感的重要的神经血管结构周围操作需要足够的视角，换言之需要广泛的开颅暴露。同样地，如果一个人在手术操作中没有上述的这些高级的设备，那么术中则需要相应地改变他的开颅方法。应当记住，如果一个直径 6 cm 的开颅是您需要安全完成手术目标的最小骨窗，那么对您来说，它依然是一个"锁孔开颅术"。锁孔只是一个概念，而非一个尺寸。

在过去的十年里，锁孔概念的反对者使用了很多论据，比如为什么我们不应该缩小开颅的骨窗。我们通过本书将有助于理性地解答这些共性的苛责。

"我们要考虑软组织的创伤……因为这是对大脑的损伤"。

这一观点多来源于从未见过锁孔手术的医师。我们赞同手术中需要给靶目标足够的操作空间，但这并不意味着必须要显露整个非靶点的额叶才能完成手术。同样地，一个设计更精良、更小骨窗的开颅不仅可以减少软组织的损伤，更可以减少因暴露额叶而带来医源性损伤风险。此外，如果患者需要再次手术，更小的骨窗可减低大脑与硬脑膜之间的粘连程度。锁孔的理念聚焦于如何为靶目标的切除获得足够空间。

"一个 4 cm 长的切口和一个 2 cm 长的切口差不了多少，因为对患者来说这并没有什么区别"。

如果你自己是患者，这是你自己期望的手术方案吗？迄今为止，我们还没有遇到一位患者要求我们在他的开颅手术中切开比实际需要更大的骨窗；也没有遇到一位患者要求我们切口尽量长一点，这样就不用费尽心思去设计一个最好的手术方案；更没有人会授权缺乏经验的住院医师来设计切口。越大的手术切口损伤范围越大（这一点连儿童都知道），切断更多神经，造成更多的瘢痕组织，愈合更耗时，且在术中开颅、关颅也更费时间。尤其是肿瘤在另一处复发时，如果第一次手术时形成的切口很大，且走行复杂、不规则，那么再次手术时很难设计理想的切口。反之，如果第一次的手术切口短且成线性，那么再次手术时切口就比较容易设计。大骨瓣对外观影响较大，特别是当发生感染时被迫需要去除骨瓣。更广泛地剪开硬脑膜也会导致更多的脑组织与硬脑膜发生粘连。

如果说通过大的额眶入路处理鞍结节脑膜瘤算轻松的话，那切除额叶来做就更加轻松了，这显然是很荒谬的。所以，我们的观点是，在很多病例中无须通过大的开颅来实现好的疗效，同样的效果其实可以通过更小的暴露来实现，且后者操作也更为快捷。

"到目前为止，我的所有病例结果都是好的，那我为什么要试图改变呢？"

很多神经外科医师在最初接触显微镜和影像指示系统时也说出了同样的观点。然而，回想起来，不得不承认的是，这些精良的工具成就了我们成为更好的神经外科医师。简言之，我们两位都觉得自己是出色的外科医师，然而在我们的专业领域里，历史上还没有人，包括我们自己，有"完美"的手术成功记录。一位医师的成功记录多是和他的同事做比较而言的，而与"完美"本身进行比较时，这个成功就不一定正确了，因为我们常忽略或最小化了"失败"的情况，认为它是不可避免的。如果你花足够的时间和你的患者聊一聊预后，你会发现其实还有很大的可以进步的空间，其中一条就是如何让你的患者经历更小的颅脑手术创伤。

"锁孔手术入路对外科医师而言更难"。

当开颅手术规划合理、结果理想时，我们不会觉得这两者之间存在差异。任何手术失败都会令外科医师难堪。这里的学习曲线主要关乎认知。仔细计划好的锁孔开颅在治疗靶目标的手术过程与常规的开颅手术操作在原则上是一样的。本书的目的是要去学习怎样才能做到这一点。

"通过这些小的开颅手术你可以获得好的结果，但并非每个人都具备这一技术天赋"。

我们的论据可以是这样，在很多的病例中，计划好的锁孔手术做起来更容易，步骤更精简；非必须暴露的脑组织范围更小，以便减少不必要的损伤（比如硬膜外血肿）；很多并发症的发生率降低了；切口更小、更简单。显然并非每一位神经外科医师都具备相等的切除脑肿瘤的能力，本书中介绍的切除一些非常复杂的脑肿瘤的技术，很多神经外科医师会觉得无论大开颅还是小开颅都有点力不从心。再次强调的是，锁孔是一种理念，本书讲解的一些想法旨在告诉你如何去设计更小但更合适的开颅。每一位神经外科医师都应该抱着诚实且不断自我提升的心态，对每一个病例运用最可能的有效方案。很多经验丰富的神经外科医师可以从本书觅得一些概念和技术，绝大多数的锁孔手术真的不是技术上的挑战。

"如果动脉瘤破裂怎么办？我会有足够的操作空间控制出血吗？"

如果动脉瘤破裂出血了，你应该如往常一样，该怎么做就怎么做。如果开颅的骨窗经过合理预估，翼点张力不高，且你已经做好了充分分离蛛网膜的准备，且控制住了瘤体的近端血供，那对你进一步操作不会有任何影响，对我们而言，颞叶背侧暴露会不清楚，鉴于此，利用好额中回的顶部将会使之变得容易。蝶骨翼及侧裂的垂直段是你操作大脑中动脉或者后交通动脉的通道。我们推荐外科医师更多关注这些部位的充分暴露，而非与操作无关的脑组织。

锁孔手术会在持续改进的过程中不断优化。我们应该不遗余力地继续尝试以更小的破坏、更缜密的入路来切除肿瘤。本书反映了现阶段我们的技术、对解剖的认知和理念、对锁孔这一概念的理解以及实现锁孔手术的策略。我们真诚希望读者将来有一天会像我们看待前辈书中所写的历史性的、侵袭性的技术一样来看待我们这本书中所提到的技术。

Charles Teo, AM, MBBS, FRACS,

Director
Centre for Minimally Invasive Neurosurgery
Sydney, Australia

Conjoint Associate Professor
University of New South Wales
Sydney, Australia

Yeoh Ghim Seng Visiting Professor
National University Hospital
Singapore

Michael E. Sughrue, MD

Assistant Professor of Neurological Surgery
Department of Neurosurgery
University of Oklahoma Health Sciences Center
Oklahoma City, Oklahoma, USA

致 谢

写书的过程在一个人的职业生涯中至少是值得一说的。首先，你必须坚信你的手术理念值得去书写，且目标是为了更好。这需要一个良好的自我认知，以及可能的话，还要一点点的自负；其次，大量临床数据的记录和积累始于个人职业生涯之初，且需要同事们的协助和接力。这需要对信念的执着坚持，因为我们都知道再现记忆中治疗效果好的病例很容易，但容易遗漏那些效果不好的病例。最后，把所有的数据信息碎片都整合起来，并且写出有图、有画面感的文字，去阐述一个特别有用的理论，这个过程需要花费相当的时间，而这个时间又是每天临床工作繁忙的神经外科医师必须努力才能挤出来的。

我从未确信自己在面对这么多困难的情况下还能写出关于锁孔理论的专著，直到 Mike Sughrue 加入了我在悉尼的微侵袭神经外科的临床学者团队。我第一次见到 Mike，就认为他绝对是一位优秀的极具临床和学术天赋的神经外科医师。Mike 视角独特，且过目不忘。他诚实待人，神经外科领域的学术知识广博，且其中很多都是出自他的手笔！尽管本书中大部分的数据来源于我自己的临床实践，但大部分书写的艰巨工作都是由 Mike 完成的。他把自己的一些理念也加入到了其中的一些章节中，并且也令我打开眼界，是一些更好、更微侵袭且预后更理想的方案。确实，当您向您以前的助手寻求建议的时候，您会发现您自己曾是一个好的老师。

我还要感谢 1997 年至今我所有的同事，是他们让我"诚实"。他们不断地向你提出挑战，质疑"教条主义"，提议备选的治疗方案，让我参考既往的文献，有时还演示其他更好的方法。我相信我从同事们身上学到的远比我教给他们的要多。当然，没有我的患者的信任，所有这一切都是不可能的。患者有自己的选择，他们在面对聪明、经验丰富的医师推荐的广为接受的治疗方案以及"激进"的外科医师提议的全新的未被验证过的治疗方案时，常常举棋不定。接受神经外科手术本身就需要莫大的勇气和信心，而接受创新的治疗手术则需要更大的勇气和对手术医师的绝对信任。对于给予我无比信任且允许我在他们身上实施这些新技术的患者，我无以为报！

最后，我要感谢我的"团队"。我的神经 - 肿瘤实践团队是独一无二的。几乎 10 个患者中有 9 个已被告知他们的肿瘤无法手术切除，或者他们的肿瘤既往在尝试切除时已经失败。手术具有挑战性且风险很高，需要对患者术前、术后精心照料，时间漫长且工作艰辛。如果没有这个对工作尽心尽职、对技术精益求精、对我忠诚且充满激情的团队，我无法获得我现在的这种满意度。我的团队成员包括：办公室的 Melissa、Jemma 和 Di；我的麻醉师 Sudeep 和 Harry；手术室的 Ashton、Yukako、Grace、Catriona、Young、Clancy、Gemma 和 Melvin；我的神经肿瘤医师 Helen；我的肿瘤放疗医师 Michael；我的神经放

锁孔手术计划制订的原则

Michael E.Sughrue and Charles Teo

2

2.1 引言

绝大多数尝试锁孔手术后放弃该手术方式的医生，是因为他们没有正确地计划和（或）执行该手术，勉强进行手术，因而导致他们得出结论：锁孔手术是危险的，并增加了不必要的难度。目前，很难找到关于如何设计完美锁孔开颅的文章或其他介绍的资料，因此许多外科医生没有采取锁孔手术也就不足为奇了。本章将介绍锁孔入路手术计划制订的基本原则，在本书其他章节中针对不同疾病，还将反复强调这些原则。

原则一：仔细研究影像学资料

本原则并非仅适用于锁孔手术，仔细研究影像学资料永远是明智的。在锁孔手术中，该原则更显重要，因为通过小骨窗进行手术时，必须尽可能避免错误。一旦确定要进行锁孔手术后，整个过程不再是主刀医师告诉住院医师如何准备进行一场标准的翼点开颅大手术，然后在什么时候打开硬脑膜。在锁孔手术中，手术计划对成功至关重要，一旦出现错误将导致失败。每个锁孔病例的情况略有不同，进行微小的调整非常重要。因此在同样的情况下，进行大骨窗手术难度更低，因为可以获得足够的暴露，但从理性上看，这是一种消极的方式，医生在手术计划时无需投入更多的准备，但患者将不得不忍受不必要的疼痛和组织损伤。

原则二：找到肿瘤的长轴

无论哪种类型的肿瘤，无论骨窗的大小（图2.1a），从人体工程学角度来看，找到肿瘤长轴，从长轴方向切除肿瘤是最简单的方式。沿长轴向下切除减少了牵拉或操作的动作，尤其是将患者

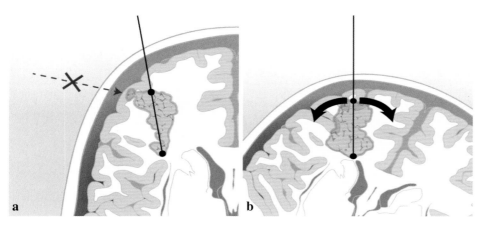

图2.1 a、b. 本示意图展示了脑肿瘤的手术入路定位原理。入颅点并非最接近肿瘤表面，而是沿着肿瘤长轴延长线，与颅骨表面的相交点（a）。当长轴位于垂直方向时，大脑可以在颅腔内回缩

的肿瘤长轴摆放于垂直位置（图 2.1 b）。沿长轴操作能够切除大部分肿瘤，可以尽量避免盲区，或盲目切除病变。尽管长轴入路并非是所有情况下都适用的最佳方法，且锁孔入路并非都是沿着长轴切除，但这是必须优先考虑的原则。至少通过进行这种计划，可以确定肿瘤的基本位置和体表投影。

原则三：对肿瘤及其组成部分进行分类

肿瘤手术刚开始进行时，注意力往往集中于主要肿块，而忽略可能从其延伸出去的较小部分。以往的经验表明，这些较小部分反而是切除难度和风险最大的区域（图 2.2）。如果这些被忽略的肿块也能得以切除，手术就是非常完美的（图 2.3）。因此，应在术前对肿瘤的各个部分有所分类，并考虑如何切除肿瘤，应选择哪些入路以到达这些部分。有时需要改变入路，有时必须使用内镜。不管怎样，把

肿瘤看作一个单一的肿块是错误的，因为它实际上是几个离散的肿块，这会造成不同的手术问题。有时，切除 98% 肿瘤的正确入路并不是切除 100% 肿瘤的入路。

原则四：尽可能利用脑脊液空间

脑脊液空间是锁孔手术医生最好的朋友，因为它们提供了一条通过脑实质外就能通向深部结构的长路径。打开脑脊液空间时，大脑得以松弛，将一个最初看起来无法操作的小孔变成一个宽阔的工作通道（图 2.4）。尽早开放脑脊液空间可以减少牵拉。松弛大脑将缩短进入脑组织的时间。对于某些患者，经脑沟分离往往可以让进入脑组织的时间减少。对于每个病例都应考虑利用脑脊液空间的可能性，因为在某些手术入路中，使用脑池作为到达目标的路径对于手术能否顺利进行至关重要。

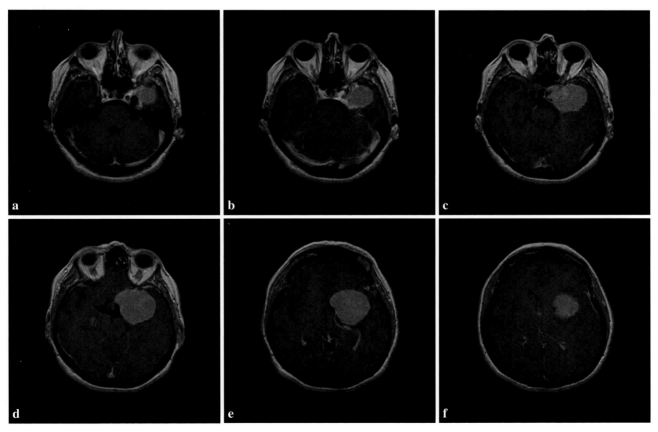

图 2.2　a~f. 术前 T1 加权增强磁共振成像（MRI）显示大的床突脑膜瘤。虽然肿瘤主体容易被切除，但肿瘤的关键部分在图中以蓝色突出显示（c）。这是肿瘤包绕颈内动脉和视神经的位置，手术成功与否在于是否能够切除该部分肿瘤

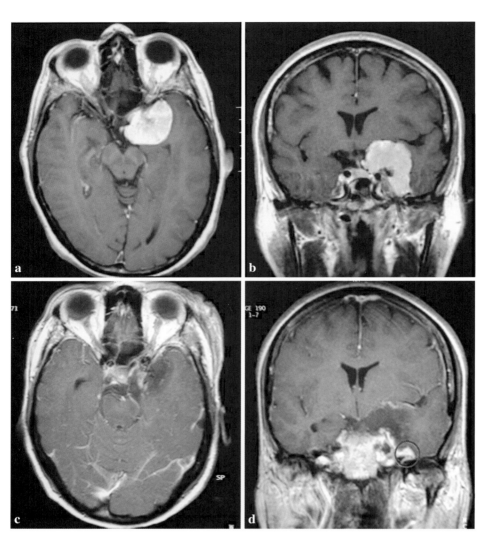

图 2.3 a～d. 术前（a、b）和术后（c、d）图像显示，在该病例中，由于对肿瘤的下半部分缺乏认识，导致术者错误地选择了眉弓入路，因此留下残余肿瘤（红圈）

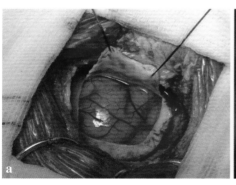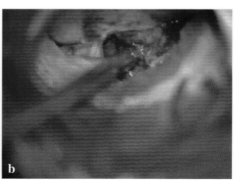

图 2.4 a、b. 眉弓入路进入脑池并释放脑脊液之前（a）和之后（b）的视野。这证明了脑脊液的释放对锁孔入路所提供的视野有潜在的影响。注意，此视图是在没有固定脑压板牵拉的情况下获得的

原则五：必要时暴露表面

如第 1 章所述，锁孔开颅手术的主要限制之一是无法看到骨窗背面的情况。因此，无论是肿瘤累及大脑皮层或脑膜还是静脉窦，外科医生都要暴露骨瓣 1 cm 范围内任何关键结构的全部或大部分区域，包括肿瘤累及的脑皮质、脑膜或者是静脉窦（图 2.5）。值得注意的是，也存在一些例外情况，如手术计划切除浅表肿瘤所在的额叶、颞叶或枕叶（参见第 8 章）。在这些病例中，位于脑叶前端后的

骨瓣可以不用打开大骨窗，因为脑叶会在内部塌陷，随后可在软膜下切除，然后向内牵拉取出，这些操作可全部在骨窗下工作。因此，可通过该"取巧"的方式来使得骨瓣范围最小化（关于"取巧"技术的解释，参见第 8 章的原则八）。

原则六：了解操作步骤

这个原则似乎很浅显，但在锁孔手术计划中，考虑所有的必要步骤并将其在脑海中过一遍非常重要。例如，打算经外侧裂入路对岛叶进行手术，即使病变没有涉及外侧裂，在开颅手术中暴露其相关部分也非常重要。同样，如果手术依赖于早期脑脊液引流，那么提供足够的空间来实现这个目标而不需要过度的大脑牵拉就显得很重要。此外，如位于表面的是一个重要结构，即使不是肿瘤，也必需对它进行暴露。例如，动静脉畸形（AVM）的供血动脉沿脑表面行走，那么在打算解剖和切断动脉的地方就需要将其暴露，即使 AVM 病灶的大部分并非位于该表面上。试图通过在骨瓣下处理这些血管是不明智的。

原则七：保持切口简单

本质上线性切口优于弧形切口。大弧形皮瓣顶端的血液供应较弱（图 2.6）。线性切口对神经血管束的破坏较少，可减少疼痛和麻木，也不那么明显。开关线性切口的时间更短，二次手术时也更易操作。因此，切口越直越好。对于锁孔开颅术，因为很少需要暴露整个额颞区，所以线性或轻微弧形的切口通常是可行的。

原则八：考虑使用内镜

颅底手术相关文献中提及各种不同入路，其中大多是为了使内镜设备可以进入（如翼点入路、颅中窝入路、乙状窦后入路、枕下入路和远侧入路），以增加颅内空间的暴露，否则无法安全看到手术视野（视频 2.1，展示在同一病例中使用显微镜和内镜获得的不同视野）。例如，当翼点入路无法提供前后路径和（或）上、下路径时，那就必需切开眶部颅骨。我们认为，在大多数病例中，这些视野和工作角度必须通过复杂的入路和训练才能获得，但这在内镜及适当器械的帮助下同样可以实现。此外，改变每个颅底几乎都会引起并发症及风险，或至少会引起不适，而这些并非由入路引起，或更确切地说，并非由锁孔入路引起。使用内镜能够获得眶部颅骨切开后获得的视野，而不会产生眼部美容效果差、上睑提肌损伤甚至黑眼圈的风险，然而切

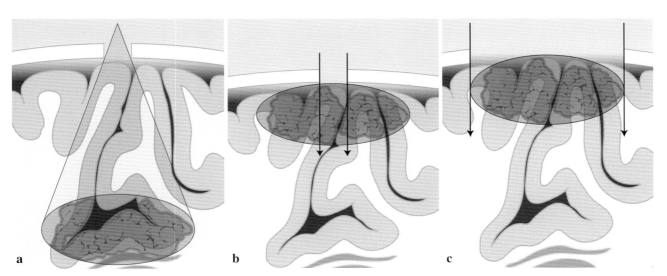

图 2.5　a~c. 本示意图再次强调在一些病例中决定骨窗大小时暴露表面的必要性。虽然锁孔原理告诉我们，深部肿瘤可以很容易通过一个极小的骨窗（a）来进行暴露，同时，骨瓣（b）边缘下的视野无法获得，因此，对于浅表肿瘤（c），必须完全暴露相关表面结构

2

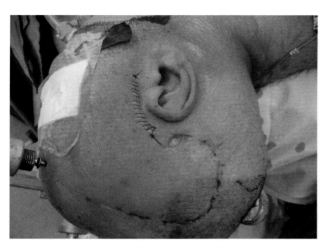

图 2.6 该照片展示了之前在另一家医院做的一个"大问号"切口。在皮瓣弯曲的部分或顶端经常出现伤口裂开和愈合不良的情况,使用线性切口即可避免

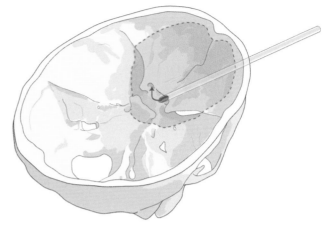

图 2.7 通过眉弓入路使用内镜观察鞍区和内侧视神经管的示意图。这样无需磨除蝶骨平面和视神经管,而且手术更快更安全

开眶部颅骨时,这些往往是问题所在。因此,当医生准备进行颅底操作时,我们建议考虑使用内镜来获得该视野(图 2.7)。并非所有情况下都能够使用内镜,但值得优先考虑,因为这样手术速度通常更快,侵入性更小。

(姚培森　林鹏　译,康德智　校)

第 3 章

锁孔开颅手术的技术原则

锁孔开颅手术的技术原则

Michael E.Sughrue and Charles Teo

3.1 概述

有一个重要提示：成功地转换到锁孔手术无需从根本上改变原有的手术技术或彻底更换手术器械；学习曲线主要在于认识的转换，而非操作。若处理得当，锁孔手术与传统手术非常相似。虽说如此，但手术技术的某些小变化也是必需的。本章的内容是简要叙述这些独特的技术。

3.2 锁孔手术的总体流程

我们常被问及是否手术全程使用内镜，而许多神经外科医师则将先进的内镜技术视为进入微创脑手术领域的一个障碍。虽然，许多人认为锁孔手术与内镜联系紧密，但大部分手术仍使用显微镜。如

开颅、打开硬膜，甚至安全的肿瘤减容等大体操作都不在放大状态下进行，随后才使用显微镜进行大部分肿瘤的切除；需要时采用内镜观察周围角落；显微镜下完成止血后，直视下关闭硬膜、回纳颅骨和缝合头皮。许多肿瘤切除过程根本不使用内镜，仅将其用于确认肿瘤是否完全切除。

3.3 小切口的最大化利用

为使皮肤切口长度最小，开颅时需在不同部位向外牵开皮肤和（或）肌肉，确保骨瓣足够大。学习曲线中早期常犯的错误是骨瓣相对于肿瘤过小。我们在开颅时需一名助手用小型皮肤牵开器沿切口牵拉皮肤，保证头皮切口内的骨瓣足够大（图 3.1）。

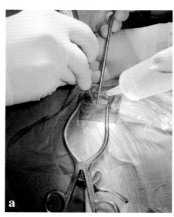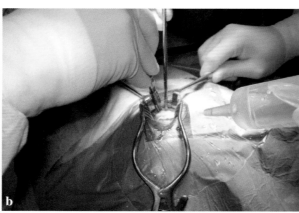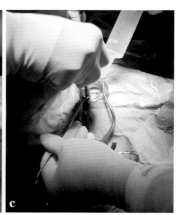

图 3.1　a~c. 打开骨瓣时连续牵拉皮肤的照片。许多患者需用小型皮肤牵开器牵拉皮肤，保证骨瓣不会过小

3.4 显微镜的频繁调整

回到通过钥匙孔观察房间内部这一概念，关键是如果没有多次小范围改变视角就不能看到整个房间（为了强调这一点，请参见视频 3.1 和视频 3.2）；

这意味着锁孔入路比大开颅需要更多次数地改变显微镜角度。例如，图 3.2 展示了经锁孔入路进行简单的枕叶胶质瘤切除术所需的所有显微镜位置。患者应安全地固定于手术床，便于需要时能改变床位。这些调整往往非常小，但在锁孔入路下可有完

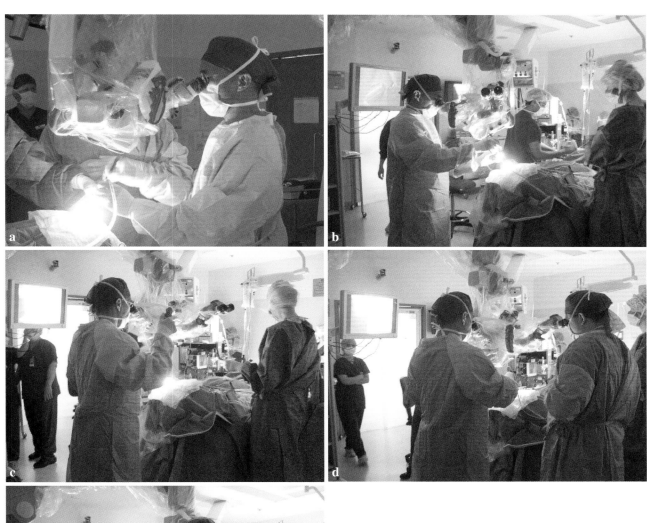

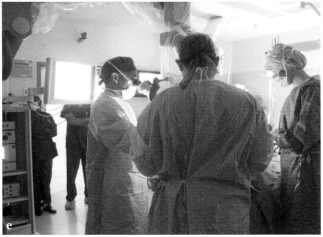

图 3.2 a~e. 所有照片展示了进行简单的枕叶胶质瘤切除术所需的所有的视角和位置。手术中每改变显微镜位置一次就拍一张照片

全不同的效果。

3.5 显微镜的预想位置

正确调整显微镜视角是锁孔手术成功的关键。手术中须多次调整显微镜视角，以确保最大限度地利用所有必需的角度。一个特定操作的理想显微镜角度往往被残余肿瘤或脑组织遮挡，需将其牵开。这些情况下，重要的是预想下一步希望看到什么，然后调整显微镜位置将视角瞄准那个方向，基本上就像看透了组织（视频 3.3）。这样牵开组织后，显微镜就能直接处于理想的角度（图 3.3）。这通常是一种非常有用的操作，但锁孔手术的关键是，小小的视角改变会带来大大的显露不同。

3.6 内镜的导入时机

需注意任何情况下的主要操作，能够且应该在显微镜视野内进行。因此，将内镜成功融入手术过程需要有"什么时候使用内镜"的良好意识。具体情况包括：检查复杂的肿瘤床，确认完全切除肿瘤；检查内听道（IAC）中打开的、还没有覆盖骨蜡的气房；向下观察蝶骨翼周围的颅中窝；向上观察半球间裂，避免去除眶顶；观察肿瘤后方确认重要结构，如视神经；或在解剖结构后方操作到达深部颅内间隙，如脚间池。这些步骤往往出现在手术结束或即将结束时。我们在做每个开颅手术时，手术室都备有一个配有摄像头和显示器的内镜吊塔（常用作显微镜的显示器，直到需使用内镜时）以及消毒好、未拆封的内镜和成角器械包（图 3.4）。这就减少了需使用内镜时的等待，当我们决定需使用内镜时，仅需 30 秒时间就能装配完成。

最好在控制好出血以及无需技术难度较高的双手操作时使用内镜。因为内镜本身占据一定空间，需利用成角内镜提供视野的成角器械会使操作更加困难。我们在后面的章节将讨论在特定情况下何时以及如何使用内镜。

3.7 小的手术野

在工作角度有限的情况下，每个可用的角度都变得非常关键。手术空间很珍贵，这些角度不应被脑牵开器、硬膜、皮肤牵开器等遮挡。因此，锁孔手术关注于简化手术野的处理。动态牵拉的意思是棉片保护脑组织后，用吸引器和双极电凝或者其他需要的器械交替牵拉；重要的是，牵拉是交替性的。例如，当通过一个小的皮质切口做手术时，如果吸引器在左手牵开脑组织，那么双极电凝就在右

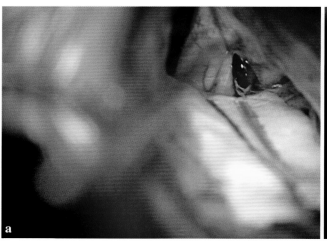
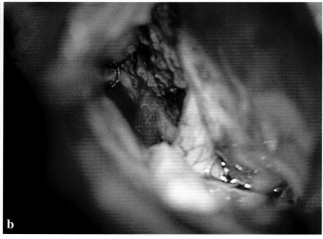

图 3.3 a、b. 预想的显微镜位置。a. 经眉弓入路鞍结节脑膜瘤手术时未牵拉脑组织的照片。虽然能看到右侧视神经和颈内动脉，但操作目标是看到鞍结节和视交叉前间隙。因此，显微镜位置针对的是观察这些结构，就好像额叶不存在似的。b. 当吸引器牵开覆盖的额叶时，就能看到这些预定目标

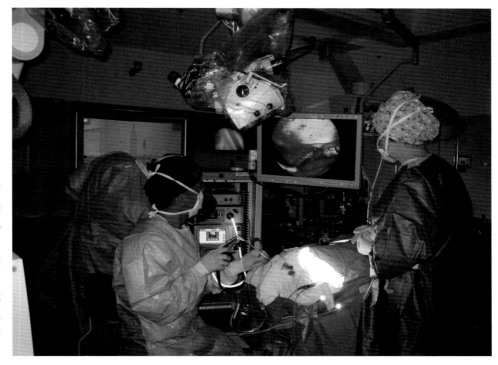

图 3.4 照片展示了手术室的设置，内镜经颅手术可快速展开且高效。注意内镜视频吊塔位于洗手护士对面，显微镜操作期间用来显示显微镜影像；但当需要内镜时，抬起显微镜，将显示器影像从显微镜切换到内镜。这样，在任何手术中都很容易使用内镜

手牵开脑组织或肿瘤（视频 3.4）。这种交替避免了器械冲突，并可保持视线通道。充分吸出脑脊液后，就无需叶片状牵开器来固定。由于皮肤自持牵开器在小开颅中也会遮挡有用的角度，在入路中予以考虑也很重要。对于某些患者，皮肤拉钩更好；但在其他情况下，需助手牵拉皮肤来获取切除肿瘤边缘时的困难角度（图 3.5）。硬膜应牢靠地牵离手术野，我们采用缝线和止血钳重力悬垂，需要时用第二把止血钳获得更大的张力。图 3.6 展示了我们典型的小手术野。

3.8 早期创造空间

在做首例锁孔开颅打开硬膜后，通常马上会看

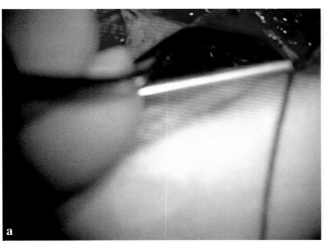
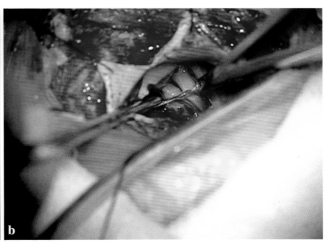

图 3.5 a、b. 在肿瘤切除的最后，手工牵拉获取平视角度的效果。在照片（a）中，需要的视角被皮肤边缘和自持牵开器遮挡。照片（b）显示助手牵拉自持牵开器来改善视角的效果。助手的手在视野以外，向后牵拉牵开器来临时获取这个视角

3

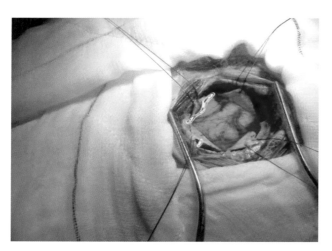

图 3.6　照片展示手术野的标准处理，保持简单、整洁、小型

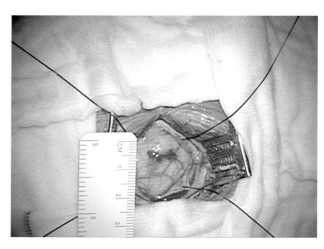

图 3.7　常见的锁孔开颅下典型的脑组织显露外观。缺乏经验的外科医生乍一看会恐惧，但能变得具有很好的操控性

到典型锁孔开颅显露的 1 或 2 个脑回（图 3.7）。你往往会想："当我看不见任何东西时，怎么可能荒谬地在这个小孔内操作呢？"这需要一个坚定的信念，最终你将轻松地操作。但你必须创造出一些空间，如何完成取决于手术的类型。对于表浅的皮质胶质瘤手术，如果已恰当显露了肿瘤累及的表浅脑组织（或者至少所有受累部分显露是必需的；参见第 2 章和第 8 章），那么切除这个骨瓣显露的脑组织就容易做到（图 3.8）。数分钟的操作，即可获得比所需更多的操作空间，你就不会再注意到空间狭小。对于经皮质入路到达更深的肿瘤，虽然颅骨显

露和皮质切开很小，但如果越深，锁孔效应使手术空间的操作性越强。并且在设计良好时，数分钟内你就几乎感觉不到颅窗很小了（视频 3.5）。对于颅底肿瘤的锁孔入路或计划经脑裂或脑沟入路到达肿瘤，切除脑组织并不可取，应尽可能多、尽可能快地引流脑脊液来获取空间（参见第 2 章）。若处理得当，一个看似无处着手的手术野，在数分钟内变得让人感觉与大开颅无异。耐心在这里非常重要，如果花时间这样做，脑组织将松弛，可进一步打开所有可用的脑池。"磨除骨质来降低牵拉脑组织的需求很重要"是一个经常被引用的观点。虽然，我

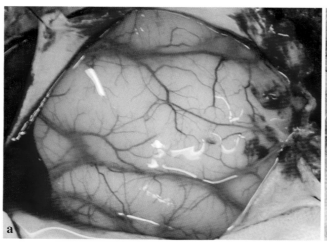

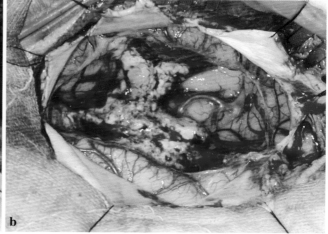

图 3.8　a、b. 表浅肿瘤创造操作空间的策略。在这种情况下，一开始打开后看上去相对很小（a），但切除显露的受累表浅脑组织后（b），就有多种视角可用，操作空间充足

们并不反对这样的说法，但许多患者获取空间的最好方式是尽早释放脑脊液，尽可能多地打开脑池。有时需轻柔牵拉脑组织，只要有耐心，通常能在没有明显脑损伤的前提下获得很好的操作条件（视频3.6）。我们不会长时间使用固定叶片的脑牵开器；临时牵开往往不会造成什么后果，特别是脑组织用非黏性物质如 Telfa 创口敷料恰当覆盖，其上面再用脑棉片时。若释放脑脊液是入路中的一个重要部分，开颅就应设计成尽可能简单地首先到达脑池。对于许多患者，我们可通过简单的早期释放脑脊液，并在需要时联合使用内镜，在最小化或无牵拉脑组织的情况下获取所需的视野，避免潜在的入路相关性并发症，如眶顶骨质切除、磨除枕骨髁、去除岩骨尖等造成的后果。

如果到达脑脊液腔困难，重要的是赶快考虑其原因。常见原因包括麻醉相关原因 [即 $PaCO_2$ 不恰当地升高、气道压力过高，或呼气末正压通气（positive end-expiratory pressure，PEEP）需要下降]、显露不足（即需磨除更多骨质或骨瓣位置不当），或到达脑池的入路角度有偏离（若不确定，应影像引导检查）。如果需要，注射甘露醇或临时过度通气可提供数毫米的额外空间，以在无脑组织损伤的情况下到达脑池。最终，无论肿瘤的体积、脑水肿及脑积水是否存在等情况，我们总能在合适的锁孔入路中到达脑脊液腔。

3.9 使用正确的器械

锁孔手术是一个技术驱动的领域，现有的微创技术总在不断发展。我们已经看到了许多这样的例子：一个设计良好的器械能使我们避免更多的并发症。特定器械的详细讨论在出版时会被拒绝，因此我们将在下面叙述有助于锁孔手术的器械特征。

• 单轴状：绞索式双轴状器械在入路边缘将限制操作和观察角度。目前有很多单轴状器械可规避这个问题，提供不占空间的、多功能器械，可在小开颅情况下需要的所有角度进行操作。

• 远端成角：例如内镜操作必不可少的那样，弯曲的吸引器、剪刀、镊子和双极电凝可使困难的角度变得容易操控。我们的器械包有各种具有几乎所有需要角度的器械，这样就可以在任何需要的角度下以符合人体工程学和安全的方式进行操作。

• 多功能：能同时进行多种任务的器械（如吸引器和双极电凝）改善了操作流程，比功能单一的器械能进行更复杂的操作。内镜占用了外科医生的一只手，也占据了空间，因此，这些多功能器械更适用于内镜手术，并最终代表了我们整个领域的未来。

（兰青　朱卿　译）

3

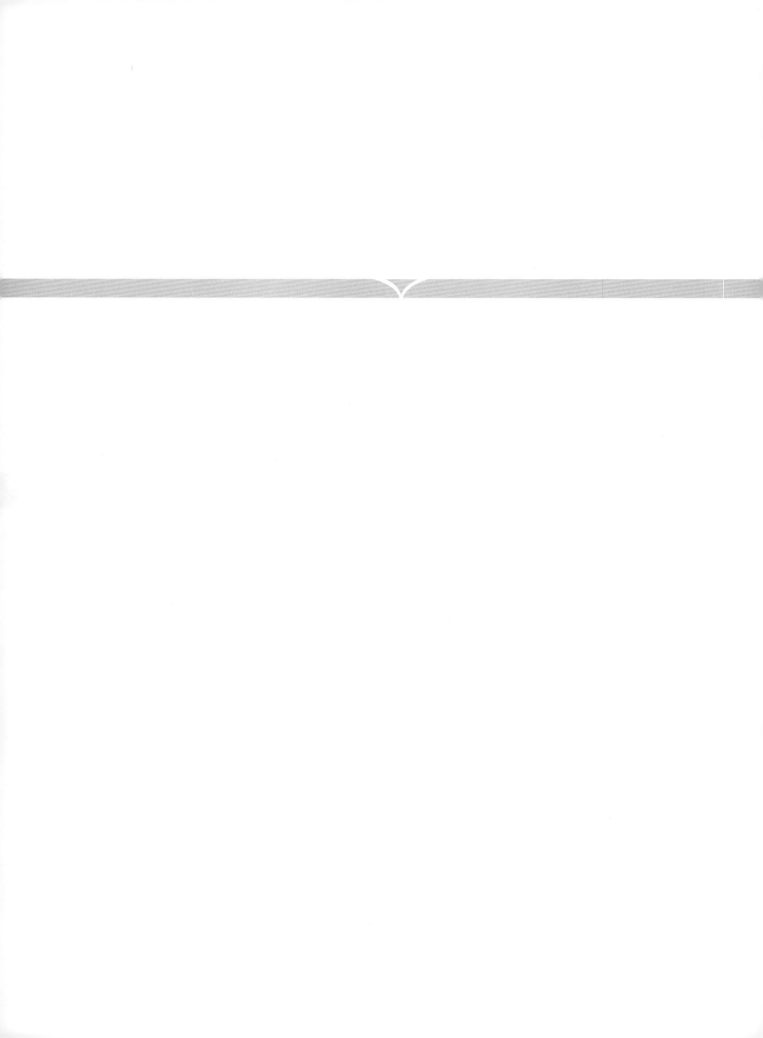

第 4 章

内镜在锁孔手术中的作用

内镜在锁孔手术中的作用

Michael E.Sughrue and Charles Teo

4.1 概述

近几年关于内镜及其在颅脑手术中的应用已有很多报道。即便如此，仍只有少数神经外科医师将内镜成功融入开颅过程中。部分是因为缺乏使用时的舒适感和相应经验，这只有通过持续努力和时间才能获得，但经颅手术广泛使用内镜的最大障碍之一是如何确定使用内镜最好的时间及方式。目前，缺乏专门的资料对何时及如何在开颅手术中引入内镜给予建议。因此，尽管多数神经外科医师已意识到内镜能观察四周角落，但却没有具体指南来指导他们如何最好地利用这一技术来获益。本章将介绍内镜及其基本特点，并将进一步展示我们使用内镜的主要情况，以及使用起来安全和有效的基本技术。随后的章节将更详细地叙述每个特定部位的使用原则，但最重要的是掌握本章强调的基本理念和技术。

4.2 内镜的简介

经颅手术涉及内镜时，常用硬质成角内镜（通常为30°或更大）。0°内镜更容易操控且方向性更好，但往往不能观察周边角落，相比显微镜的优势不大。但正如第3章和本书其他地方所强调的，显微镜是锁孔手术的主要操作设备，我们仅在显微镜不易处理时才引入内镜。30°内镜在起始阶段给初学者造成的困难有两个方面：第一，只观看前方（因为镜头后方有盲点）；第二，对准的方向是屏幕上看到的结构下方，而不是正在看的（图4.1）。这两个特点引起了重大的安全问题，尤其是在视神经等脆弱结构附近操作时。为此，强烈推荐在患者之外（即尸体）进行一些训练来培养安全的技术。新手必须学会操控内镜轻微朝上，在屏幕上朝解剖结构缓慢移动，避免内镜触碰脑内的任何结构。这只需练习就能做到。

4.3 安全的内镜技术

许多观察死角区域的常用方法不但费时且有潜在并发症，如磨除骨质突起或切除结构性障碍，如

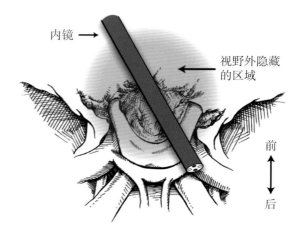

图 4.1 示意图显示了成角内镜的固有特点及其功能。镜头直接对准目标时，使用者需注意内镜后方有固有盲点。成角内镜可在不同方向操控和观察，使用者必须缓慢并稍微向上操作

内镜 →

← 视野外隐藏的区域

前

后

眶缘。内镜是处理这类困难角度的有力工具，但使用不当也将成为一种危险的武器。因此，无论正在操作的手术野看上去多安全、多广阔，更重要的是要培养良好的习惯，并始终如一地应用良好的技术。

更重要的是，内镜属于一种前后伸缩的器械，而不是左右摆动的器械。由于内镜的侧方在其视野之外，注意不能仅靠摇摆镜头来改变视角；因为两条轴线夹角中的任何结构（视神经、穿支、桥静脉等）都有被内镜杆损伤的风险（图 4.2）。因此，想改变内镜角度应首先移出内镜，然后再以新的角度置入（参见视频 4.1）。对于深部观察，特别是需跨越重要结构的操作，在显微镜监视下导入内镜往往非常有用，让助手作为观察者来确保不会无意间改变角度而损伤镜头后面的结构。虽然沿长轴旋转 30° 内镜可观察周边角落（图 4.3），但保证这么做时不改变角度是非常困难的。因此，我们经常移出内镜，在外面旋转视角（参见视频 4.2）。安全地操控 30° 内镜一直向前并不容易，因此最好缓慢前进、轻微平稳地调节，以避免导致灾难性后果，不过显微镜监视下导入内镜是解决这个问题的一种安全的方法（图 4.4）。最后，所有内镜都有固有的盲点，一旦内镜到位后再盲目操作导入器械会有危险（图 4.5）。因此，导入器

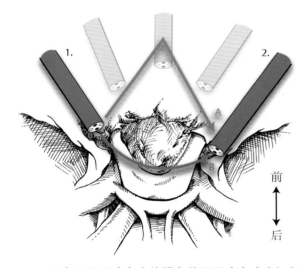

图 4.2 示意图显示改变内镜视角的不正确方式（红色箭头）和正确方式（绿色箭头）

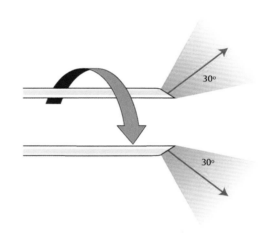

图 4.3 示意图显示内镜沿其长轴旋转观察周边角落的能力

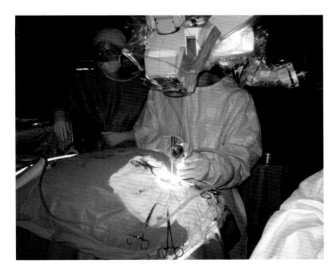

图 4.4 照片显示在显微镜引导下向深部导入内镜的方法，在越过重要结构操作时尤其有用

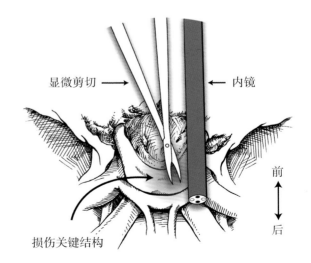

图 4.5 示意图显示盲操作导入器械的危险，因为会在内镜的盲点触碰重要结构

械的安全方式是将器械保持在内镜前端，内镜跟随器械进入手术区（参见视频4.3）。

4.4 内镜的准备

正如第3章所描述，我们推荐在手术间为所有患者准备内镜吊塔，也为所有开颅手术准备已消毒好未拆封的内镜和内镜（如成角）装备。不使用内镜时，内镜吊塔用作显微镜的显示器。这种安排避免了需要时将内镜再搬入手术间的麻烦，也减少了手术室内一些不必要的障碍。一旦我们决定使用内镜，护士团队在我们继续用显微镜止血时装配内镜。获取干燥的手术野非常重要，因为血性手术野可能使内镜镜头变得模糊无法使用。一旦准备好，我们就将显示器从显微镜切换到内镜，并向上抬高显微镜移开操作区，但也可容易地重新导入显微镜而无需移动基座。在一些病例中，显微镜监视下导入内镜非常有用，这也需将显微镜升高到某种程度。合理的内镜导入流程要求我们在任何手术中使用内镜的障碍尽可能地减少。

4.5 内镜何时有用？

我们发现3个主要场合导入内镜有帮助或有必要：①检查；②明确；③干预。我们在本章将简要叙述，在后面的许多章节将展示具体的实例。

4.5.1 检查

这是使用内镜最常见的原因。成角内镜提供的视图可能很有启发性。检查过程往往在手术结束时进行，用以确认各项结构完好。具体的例子包括检查前庭神经鞘瘤手术中磨开的内听道，确认没有未封闭的气房（参见视频4.4），或在肿瘤残腔内向困难的角度观察来确认没有意外的肿瘤残留（如脑干胶质瘤，参见视频4.5）。检查过程中发现情况时，常需要进一步干预处理。

4.5.2 明确

"明确"过程虽与"检查"类似，但不同点是手术早期进行的有目标的操作；也就是指在我们回到显微镜手术前，使用内镜来解决显微镜观察所无法明确的特定问题。"明确"过程在许多情况下能在手术早期使外科医生对解剖结构充满信心，从而极大提高手术速度。需"明确"的情况包括：尝试定位肿瘤后方的一个重要结构（参见视频4.6），尝试早期确定压迫三叉神经的血管数量，确定进入了哪部分脑室等。

4.5.3 干预

与大家所认为的相反，作为手术过程的一部分，我们在内镜引导下的手术总时间相对较少。虽然显微镜提供了极好的视野，且双手操作比内镜容易得多；但某些情况下，显微镜真的不能提供所需的视野进行部分肿瘤的切除，或者仅能在更大的开颅且并发症更高的情况下才能进行操作。对于这类患者，我们将这部分留到最后，使用内镜进行操作。在成角的视野下操作，需要成角的器械，包括成角吸引器、成角双极电凝、成角剥离子等。这种情况很多，将在后面的章节叙述。

4.6 常用的内镜观察角度

颅脑手术中广泛使用内镜的一个障碍是对"内镜何时有用"缺乏全面了解。下面是一个锁孔经颅手术中我们经常计划的各种使用内镜的情况。虽然不是一份详尽的清单，但提供了我们预期使用内镜的情况，以及需考虑使用内镜的情况。我们推荐记住这些内容：

• 轴内肿瘤，工作角度不沿长轴（参见第8章）：只要有可能，理想状态是沿肿瘤长轴操作，因为在人体工程学上更容易操作。当沿长轴操作无法实现时，如长轴需穿过语言功能区皮层时，有时需使用内镜来创造一个观察角落的次优角度（图4.6）。

• 岛叶胶质瘤（参见第8章）：经侧裂到达该区域可减少对脑组织的侵扰，但可能偏离肿瘤长轴。内镜对观察显微镜视野周边的肿瘤边缘切除很

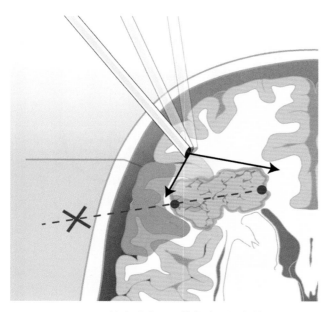

图 4.6　轴内肿瘤，工作角度不沿长轴

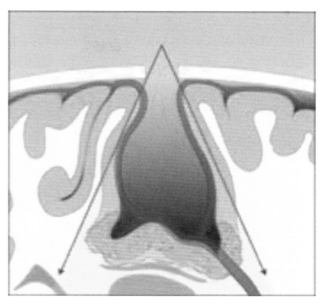

图 4.7　岛叶胶质瘤

有价值（图 4.7）。

- 眉弓入路，向下观察嗅沟（参见第 9 章）：若计划单侧开颅，向下进入嗅沟成功切除肿瘤会有困难，因为眶顶相对嗅沟来说更高。内镜允许向下观察并进入该区域操作（图 4.8）。

- 眉弓入路，向下观察蝶骨翼下方（参见第 10 章）：蝶骨翼和前床突肿瘤若只有小部分位于颅中窝，则可经眉毛切口切除。这些患者可使用内镜向下越过蝶骨翼来观察这部分肿瘤。更大或更低的颅中窝肿瘤需另外的入路（图 4.9）。

4

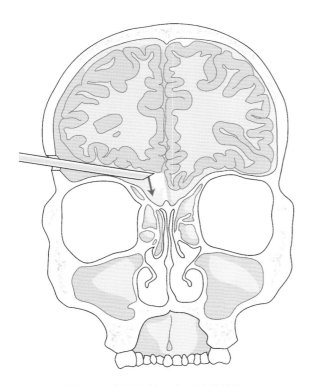

图 4.8　眉弓入路，向下观察嗅沟

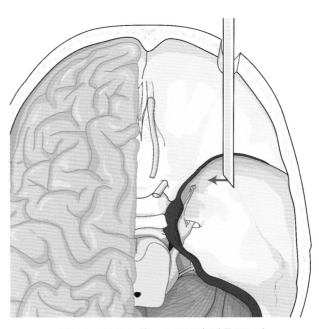

图 4.9　眉弓入路，向下观察蝶骨翼下方

● 眉弓入路，经视神经颈动脉三角观察脚间池（参见第10章）：到达这一区域比较困难，但内镜可经小开颅到达该区域（图4.10）。

● 眉弓入路，向下观察鞍背（参见第10章）：内镜可向下看到约1/3的斜坡，直到中斜坡起始处

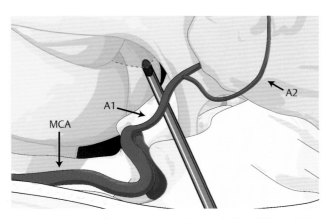

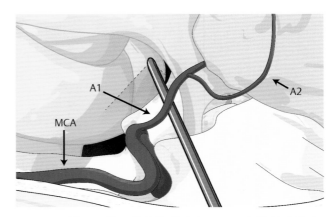

图4.10　眉弓入路，经视神经颈动脉三角进入脚间池观察。A1，大脑前动脉A1段；A2，大脑前动脉A2段；MCA，大脑中动脉

图4.11　眉弓入路，观察鞍背下方。A1，大脑前动脉A1段；A2，大脑前动脉A2段；MCA，大脑中动脉

（图4.11）。

● 眉弓入路，经终板观察第三脑室（参见第10章和第11章）：可经第三脑室隐窝广泛切除肿瘤（图4.12）。

● 颞下入路，向下经天幕切迹观察（参见第12章和第14章）：切开天幕后可到达脑干、桥前

池、脑桥延髓交界以下的斜坡（图4.13）。

● 经切开的天幕：这种方式在许多入路中都很有价值；可从单一的天幕下或天幕上入路到达天幕上、下两个区域（图4.14）。

● 乙状窦后入路，进入内听道（参见第13章）：在内听道内肿瘤侵及不多时，使用内镜可避免磨开

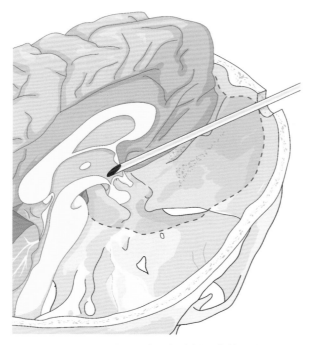

图4.12　眉弓入路，经终板观察第三脑室

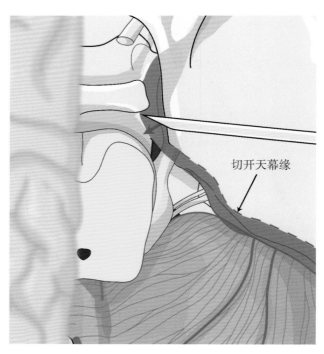

切开天幕缘

图4.13　颞下入路，经天幕切迹向下观察

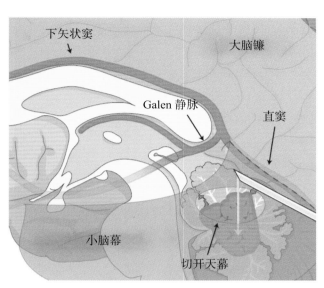

图 4.14　经切开的天幕

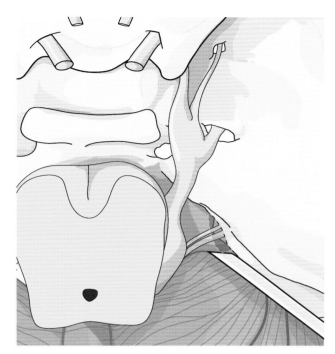

图 4.15　乙状窦后入路，进入内听道

内听道，或检查磨开后的气房（图 4.15）。

• 乙状窦后入路，进入 Meckel 腔（参见第 13 章）：如岩斜区脑膜瘤、三叉神经鞘瘤和一些表皮样囊肿等肿瘤，可从 Meckel 腔切除，以最大化利

用单一的入路（图 4.16）。

• 乙状窦后入路，向后观察脑干（参见第 13 章）：在切除脑干肿瘤时观察脑桥小脑沟特别有用，也是微血管减压术的常规操作，可确认神经出脑干

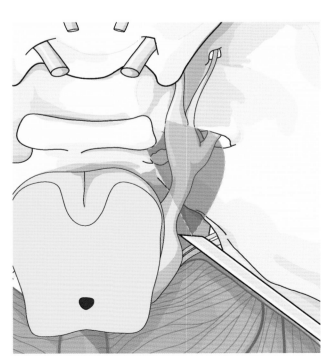

图 4.16　乙状窦后入路，进入 Meckel 腔

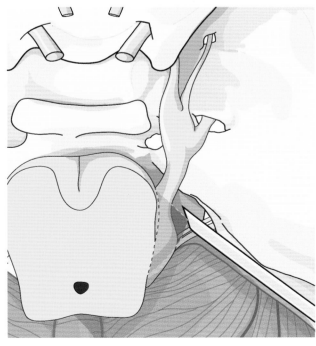

图 4.17　乙状窦后入路，向后观察脑干

区已完全减压（图 4.17）。

● 枕部经天幕入路，检查肿瘤残腔（参见第 15 章）：这是该区域所有手术必需的步骤。我们用内镜在 Galen 静脉下方（图 4.18a）、胼胝体压部下方（图 4.18b）、进入第三脑室间裂（图 4.18c）检查，确认没有残留肿瘤。显微镜下似乎全切除后，我们几乎总能发现显微镜下看不到的肿瘤残留。

● 枕下入路，从 Luscka 孔向外观察（参见第

16 章）：内镜在该区域提供非常好的观察视角，可避免牵拉小脑或切除小脑扁桃体（图 4.19）。

● 枕下入路，向上进入第四脑室观察（参见第 16 章）：内镜可良好地观察第四脑室上部，避免切除 C1 后弓和分离相关的肌肉（图 4.20）。

● 枕下入路，沿延髓至枕骨大孔腹侧观察（参见第 16 章）：使用内镜后无需远外侧经髁入路，可避免相关的疼痛和并发症（图 4.21）。

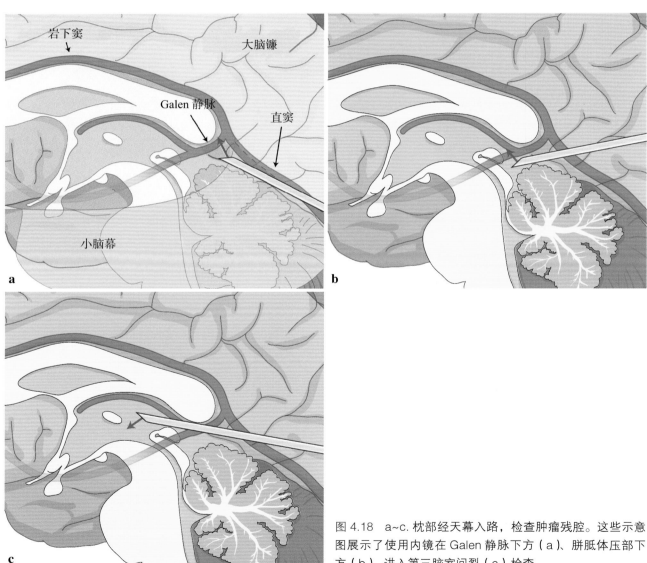

图 4.18 a~c. 枕部经天幕入路，检查肿瘤残腔。这些示意图展示了使用内镜在 Galen 静脉下方（a）、胼胝体压部下方（b），进入第三脑室间裂（c）检查

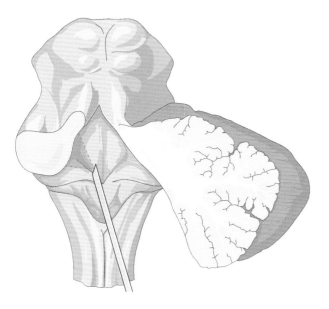

图 4.19　枕下入路，从 Luscka 孔向外观察

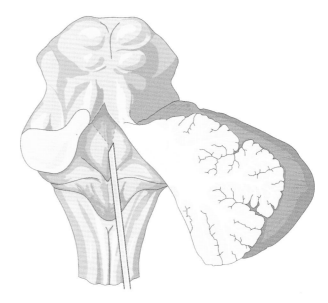

图 4.20　枕下入路，向上进入第四脑室观察

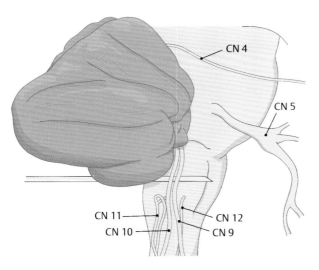

图 4.21　枕下入路，沿延髓至枕骨大孔腹侧观察。CN，脑神经

（兰青　朱卿　译）

4

颅内内镜图集

Zubair Hasan

5

5.1 引言

内镜提供了颅内结构的一个独特视野。在许多方向上，这个视野都足够了，因为它能够观察周围角落，并且能够在一些显微镜无法安全到达的角度进行操作。另一方面，对于一个没有经验的操作者来说，这个视野容易迷路。这个视野是不同于传统显微神经外科医师所熟悉的视野（你们在显微镜下能很好地观察到视神经下方吗？），看到的结构更大，颜色也有些不同，而且还有鱼眼效应，一种内镜特有的现象，使物体比例变形。正因如此，本章将提供这些年我们收集到的一些内镜图集。这不是第一次出版这样的图集，但本图集中的图片均来自真实的手术，而不是尸体，所以会更接近你在术中所见的情况。这些图片展示了经鼻和经颅内镜的解剖，为其他章节出现的各类疾病的手术视频和图片提供了有用的补充。

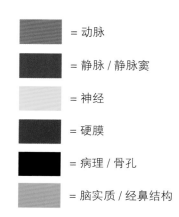

= 动脉

= 静脉 / 静脉窦

= 神经

= 硬膜

= 病理 / 骨孔

= 脑实质 / 经鼻结构

图 5.1　图集中不同颜色代表的不同结构

5.2 鞍旁内镜

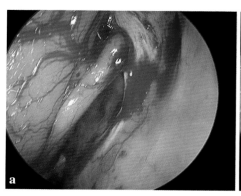

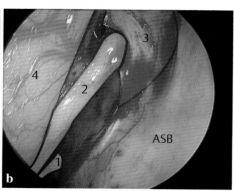

图 5.2　a、b. 在经右侧眶上开颅切除颅咽管瘤手术结束时，内镜探查发现嗅束从嗅沟断裂。1，左侧视神经；2，右侧嗅束；3，大脑镰；4，眶回；ASB，前颅底

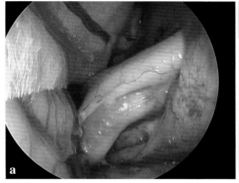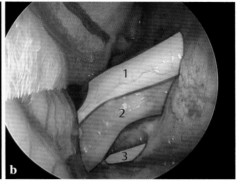

图 5.3 a、b. 向后移动内镜，可以看见右侧视神经和颈内动脉，也可以看见动眼神经穿入脑膜进入海绵窦。1，右侧视神经；2，右侧颈内动脉；3，右侧动眼神经

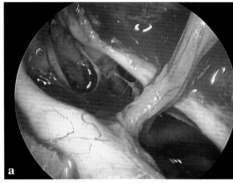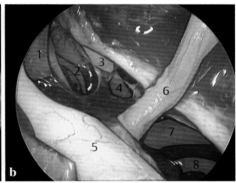

图 5.4 a、b. 将内镜植入视交叉前第一间隙，可以看见视交叉下方结构和脚间池的大血管。1，左侧颈内动脉；2，左侧后交通动脉；3，左侧动眼神经；4，左侧小脑上动脉；5，视交叉；6，垂体柄；7，基底动脉；8，右侧动眼神经

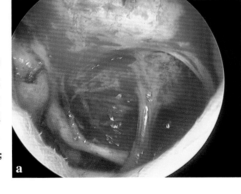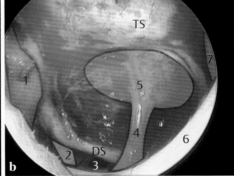

图 5.5 a、b. 将内镜旋转180°，成角镜头能够向下通过鞍膈孔观察垂体。1，左侧颈内动脉；2，左侧动眼神经；3，视交叉；4，垂体柄；5，垂体；6，右侧视神经；7，右侧颈内动脉；DS，鞍背；TS，鞍结节

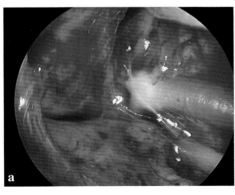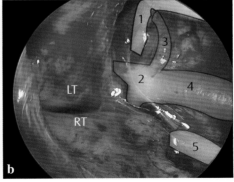

图 5.6 a、b. 将内镜通过鞍背，可以看到基底动脉分叉。因为颅咽管瘤向视交叉后方侵犯，所以第三脑室底已经被开放，能够看见左右的下丘脑（LT、RT）。1，左侧动眼神经；2，基底动脉分叉；3，左侧小脑上动脉；4，基底动脉；5，右侧动眼神经

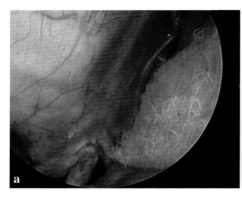
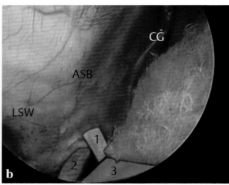

图 5.7　a、b. 将内镜植入颅底，前颅底（ASB）形成了这幅图的顶，中线部位可见鸡冠（CG），外侧可见蝶骨小翼（LSW）。1，左侧视神经；2，左侧颈内动脉；3，左侧额叶

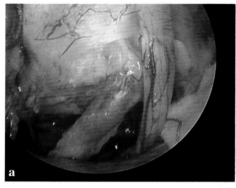
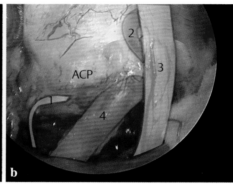

图 5.8　a、b. 左侧眶上入路切除脊索瘤。这幅图显示左侧视神经颈内动脉间隙：颈内动脉通过上环离开海绵窦，眼动脉穿过镰状韧带。1，左侧动眼神经；2，左侧眼动脉；3，左侧视神经；4，左侧颈内动脉；ACP，前床突

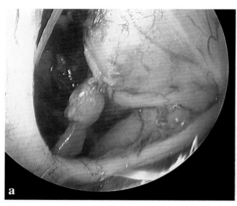
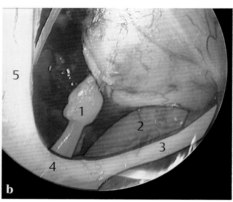

图 5.9　a、b. 将内镜进一步向中线推移，可以看到视交叉，在交叉前池可以看到被肿瘤侵犯的垂体柄。1，垂体柄；2，右侧颈内动脉；3，右侧视神经；4，视交叉；5，左侧视神经

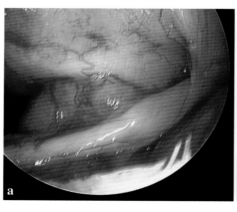
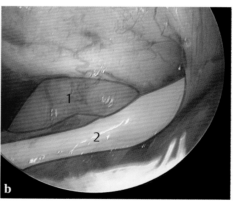

图 5.10　a、b. 到对侧可以看到右侧视神经穿出视神经孔。1，右侧眼动脉；2，右侧视神经

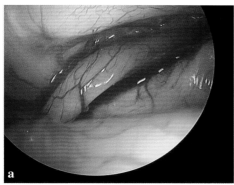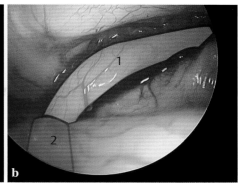

图 5.11 a、b. 沿颅底调整内镜，跨过筛板能看见嗅球。1，左侧嗅球；2，大脑前动脉分支

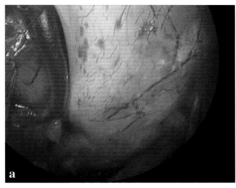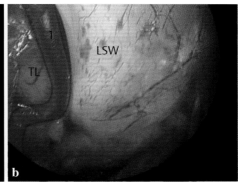

图 5.12 a、b. 侧方可见蝶骨小翼（LSW），另外也可见颞叶（TL）占据中颅底。1，大脑中静脉

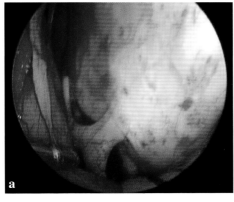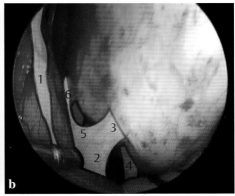

图 5.13 a、b. 右侧眶上开颅所见的视交叉。嗅束行走在直回和眶回间的嗅沟中。1，右侧嗅束；2，右侧视束；3，右侧视神经；4，右侧颈内动脉；5，视交叉；6，左侧视神经

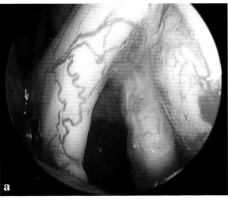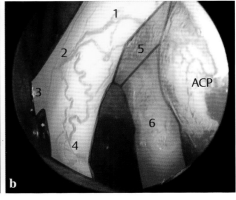

图 5.14 a、b. 右侧眼动脉起源于蛛网膜下腔。因为颅咽管瘤向交叉后和第三脑室侵犯，所以终板已经被打开（*）。1，右侧视神经；2，视交叉；3，左侧视束；4，右侧视束；5，右侧眼动脉；6，右侧颈内动脉；ACP，前床突

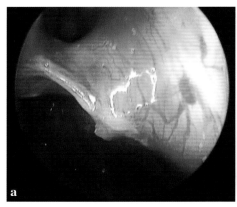
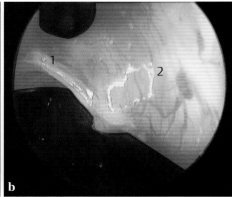

图 5.15　a、b. 该图显示将内镜通过视神经—颈内动脉间隙后看见的垂体。1，垂体柄（被肿瘤压薄）；2，垂体

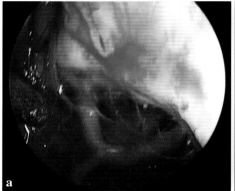
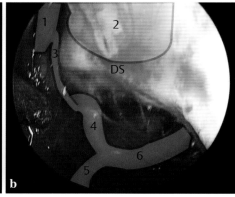

图 5.16　a、b. 调整内镜角度，能够看见基底动脉分叉以及Liliequist膜。1，左侧颈内动脉；2，垂体；3，左侧后交通动脉；4，左侧大脑后动脉P1段；5，右侧大脑后动脉P1段；6，基底动脉；DS，鞍背

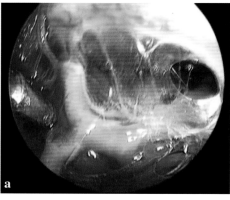
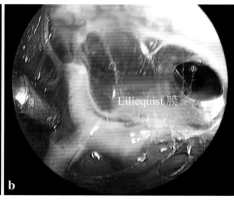

图 5.17　a、b. Liliequist膜由一层蛛网膜构成，将脚间池和鞍上池分开

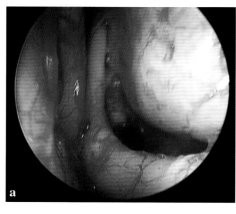
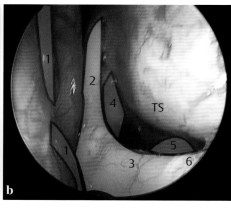

图 5.18　a、b. 将内镜从颈内动脉–视神经间隙退出后，通过交叉下间隙能看见垂体。1，左侧大脑前动脉（A2）；2，左侧视神经；3，视交叉；4，左侧颈内动脉；5，垂体；6，右侧视神经；TS，鞍结节

图 5.19 a、b. 通过之前第三脑室前壁和底所在的空间可以看到鞍背和脚间池，右侧大脑前动脉也能看到。1，右侧大脑前动脉（A1 段）；2，垂体柄；3，视交叉后缘；4，垂体；5，左侧后交通动脉；6，左侧大脑后动脉（P2 段）；7，左侧大脑后动脉（P1 段）

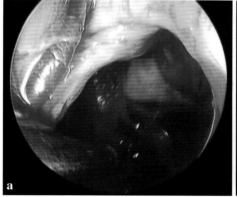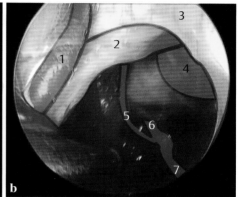

图 5.20 a、b. 通过右侧眶上开颅显微切除颅咽管瘤后，视交叉后部分肿瘤残留。置入内镜辅助切除残留部分的肿瘤。大脑中动脉进入侧裂池。1，左侧颈内动脉；2，左侧视神经；3，残留的肿瘤；4，视交叉；5，右侧视神经；6，右侧颈内动脉；7，右侧大脑前动脉（A1）；8，右侧大脑中动脉（M1）

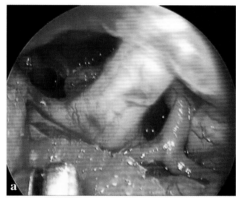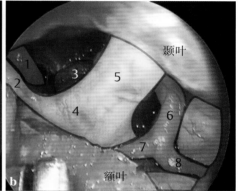

图 5.21 a、b. 将内镜顶端靠近视交叉，可以看见残留的肿瘤围绕垂体和漏斗。该部分肿瘤不在术者视线的范围，因为它藏在视交叉下方，因此需要在内镜视野下才能切除。1，左侧颈内动脉；2，左侧视神经；3，大脑前动脉；4，视交叉；5，残留的肿瘤；6，垂体柄

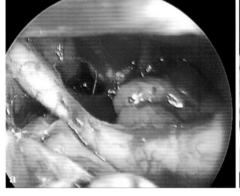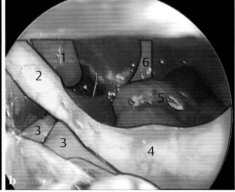

图 5.22 a、b. 右侧眶上开颅切除颅咽管瘤。该图显示视交叉下方视野。切除肿瘤的时候已经切除了垂体柄。1，左侧动眼神经；2，左侧视神经；3，右侧视神经；4，鞍膈开口；DS，鞍膈

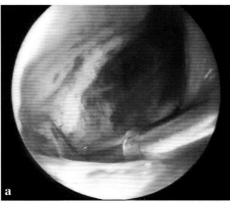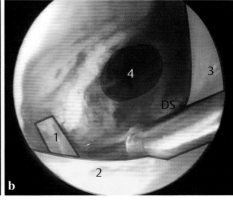

5

5

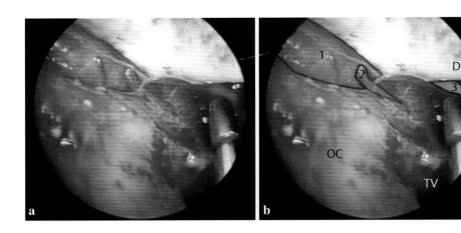

图 5.23 a、b. 从视神经 – 颈内动脉间隙，将带有角度的内镜头置入，并面向视交叉（OC）底部。切除颅咽管瘤后能看见第三脑室腔（TV）。1，左侧颈内动脉；2，左侧后交通动脉；3，左侧动眼神经；DS，鞍背

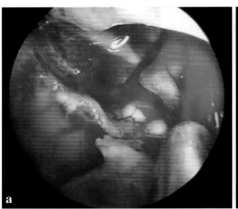
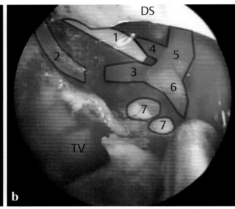

图 5.24 a、b. 进一步向后观察，可以看见脚间池区域。1，左侧动眼神经；2，左侧后交通动脉；3，左侧大脑后动脉（P1）；4，左侧小脑上动脉；5，基底动脉；6，右侧大脑后动脉（P1）；7，乳头体；DS，鞍背；TV，第三脑室腔

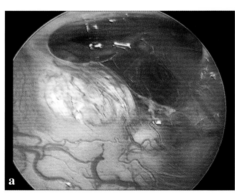
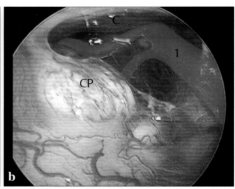

图 5.25 a、b. 内镜通过右侧眶上开颅植入，可见颅咽管瘤（CP）和乳头体粘连在一起。1，基底动脉及其分支；C，斜坡

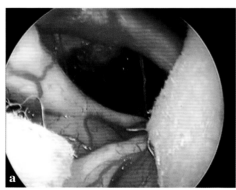
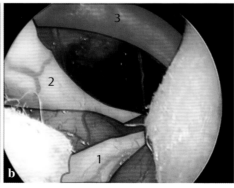

图 5.26 a、b. 肿瘤切除后，将内镜重新植入，看见右侧视神经—颈内动脉间隙。1，右侧嗅束；2，右侧视神经；3，右侧颈内动脉

图 5.27 a、b. 稍微向深部移动，可以看见 Heubner 返动脉。返动脉起源于大脑前动脉，然后返回侧裂供应前穿质。1，右侧视神经；2，右侧视束；3，右侧 Heubner 返动脉；4，右侧大脑前动脉

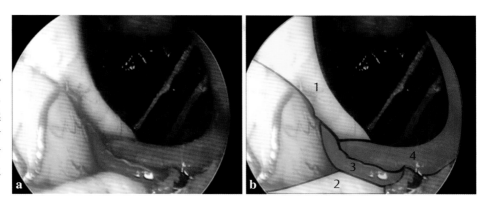

图 5.28 a、b. 该患者一个小的颅咽管瘤被切除后，第三脑室底（FTV）仍然保持完整。1，基底动脉；2，右侧大脑后动脉（P1）；3，左侧大脑后动脉（P1）；4，左侧小脑上动脉；5，左侧动眼神经

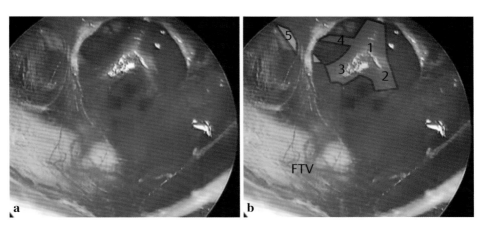

图 5.29 a、b. 向中线观察，可以看见视交叉、垂体，还有对侧嗅束。1，左侧嗅束；2，左侧视神经；3，视交叉；4，右侧视神经；5，垂体

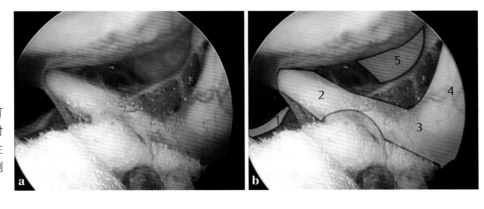

图 5.30 a、b. 右侧眶上入路切除蝶骨嵴脑膜瘤。1，右侧动眼神经；2，右侧后交通动脉；3，右侧大脑中动脉动脉瘤（M1）；4，右侧大脑前动脉（A1）；5，右侧颈内动脉；6，右侧眼动脉；7，右侧视神经；8，右侧嗅束；ACP，前床突

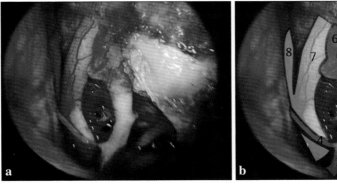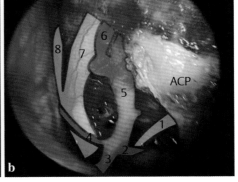

5

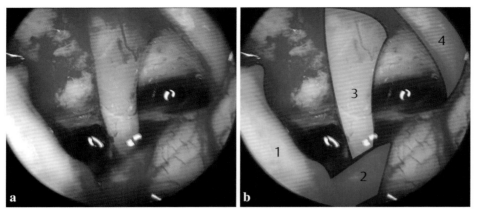

图 5.31　a、b. 动眼神经穿过动眼神经三角的脑膜进入海绵窦。岩骨床突前韧带组成了动眼神经三角的外侧边。1，右侧颈内动脉；2，右侧后交通动脉；3，右侧动眼神经；4，岩骨床突前韧带

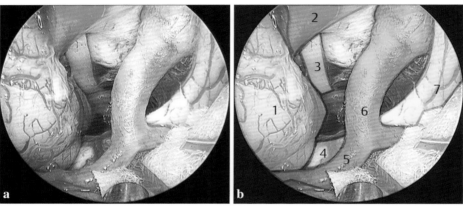

图 5.32　a、b. 左侧眶上开颅观察左侧脑神经Ⅱ、Ⅲ。1，颞叶钩回；2，岩骨床突前韧带；3，左侧动眼神经；4，左侧视束；5，左侧大脑中动脉（M1）；6，左侧颈内动脉；7，左侧视神经

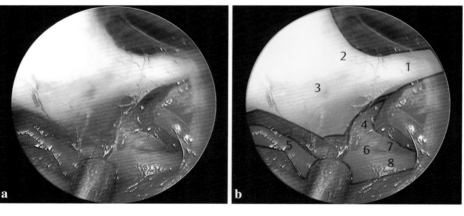

图 5.33　a、b. 终板、大脑前动脉以及相对前置的视交叉。1，右侧视神经；2，视交叉；3，终板；4，右侧大脑前动脉（A1）；5，左侧大脑前动脉（A1）；6，前交通动脉；7，右侧大脑前动脉（A2）；8，左侧大脑前动脉（A2）

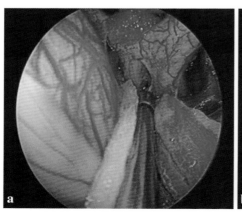
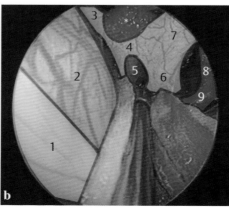

图 5.34　a、b. 右侧眶上入路切除下丘脑错构瘤。通过终板开口可以看见第三脑室。视交叉前方有一小片明胶海绵。1，右侧嗅束；2，直回；3，左侧视神经；4，视交叉；5，第三脑室；6，右侧视束；7，右侧视神经；8，右侧颈内动脉；9，右侧大脑前动脉

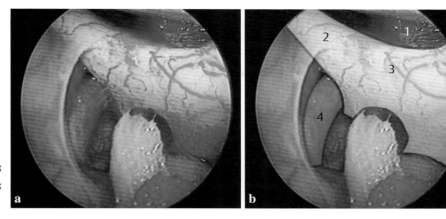

图 5.35 a、b. 在前置的视交叉下方可以看见垂体。1,垂体;2,左侧视神经;3,视交叉;4,左侧大脑前动脉（A1）

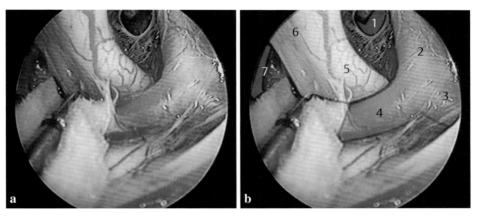

图 5.36 a、b. 该图显示右侧颈内动脉分叉部。1,基底动脉;2,右侧颈内动脉;3,右侧大脑中动脉;4,右侧大脑前动脉;5,右侧视束;6,视交叉;7,左侧大脑前动脉

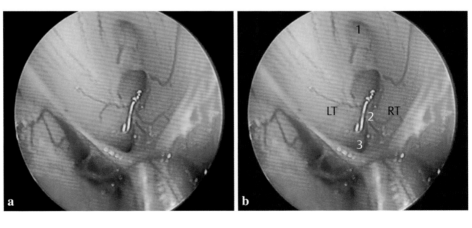

图 5.37 a、b. 向终板开口内看,可见第三脑室。第三脑室被下丘脑错构瘤挤压。1,漏斗隐窝;2,中间块;3,Monro 孔;LT、RT,左、右下丘脑

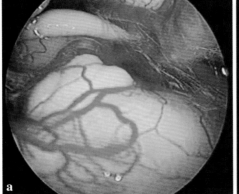
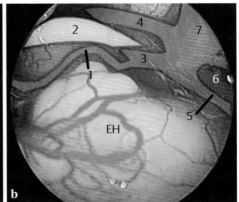

图 5.38 a、b. 通过视神经 – 颈内动脉隐窝,在脚间区域能看见很明显的错构瘤外突部分（EH）。1,左侧后交通动脉瘤;2,左侧动眼神经;3,左侧大脑后动脉;4,左侧小脑上动脉;5,右侧大脑后动脉;6,右侧小脑上动脉;7,基底动脉

5

5.3 经鼻内镜

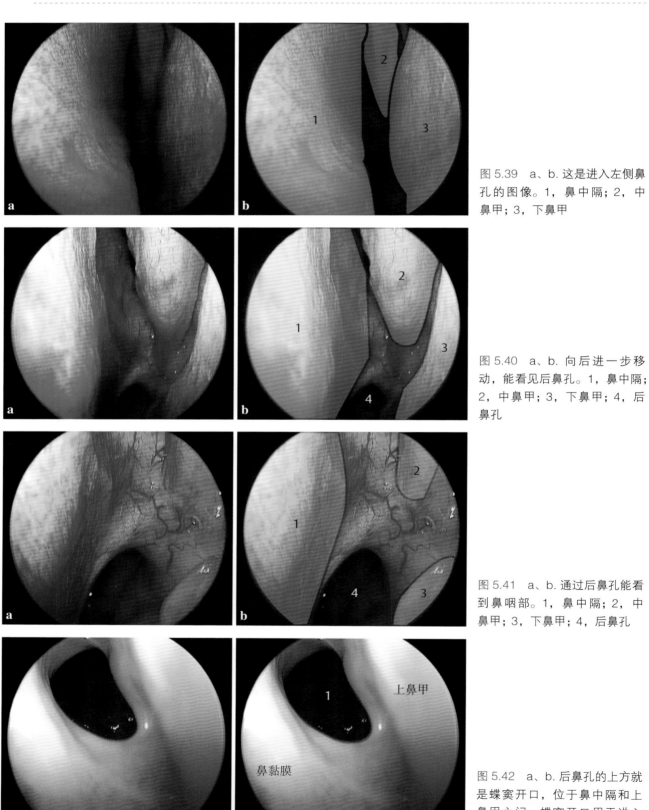

图 5.39　a、b. 这是进入左侧鼻孔的图像。1，鼻中隔；2，中鼻甲；3，下鼻甲

图 5.40　a、b. 向后进一步移动，能看见后鼻孔。1，鼻中隔；2，中鼻甲；3，下鼻甲；4，后鼻孔

图 5.41　a、b. 通过后鼻孔能看到鼻咽部。1，鼻中隔；2，中鼻甲；3，下鼻甲；4，后鼻孔

图 5.42　a、b. 后鼻孔的上方就是蝶窦开口，位于鼻中隔和上鼻甲之间。蝶窦开口用于进入蝶窦腔。1，蝶窦开口

图 5.43 a、b. 该图显示使用抓钳切除中鼻甲。切除中鼻甲能够给手术器械和内镜提供更大的空间。一般而言，一个鼻孔置入内镜，另一个鼻孔置入手术器械。为了获得更好的手术通道，一般鼻中隔也切除。如果上鼻甲阻挡了蝶窦开口，也可将其折断

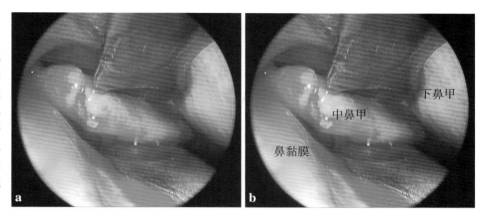

图 5.44 a、b. 这是进入右侧鼻孔的图像。1，下鼻甲；2，中鼻甲；3，鼻中隔；4，后鼻孔

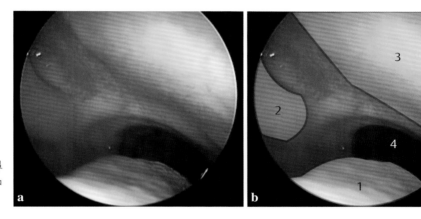

图 5.45 a、b. 通过后鼻孔可以看见鼻咽部（NP）和咽鼓管（ET）开口

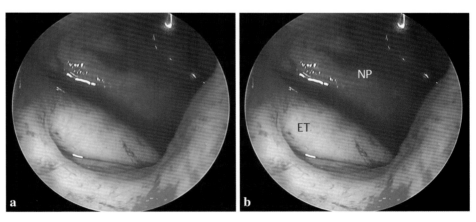

图 5.46 a、b. 左图（a）显示蝶窦开口未开放前，右图（b）显示蝶窦开口被吸引器撑大。这是切除蝶窦前壁、鼻中隔和在蝶窦内分离的起始步骤

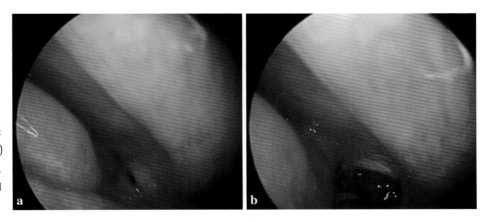

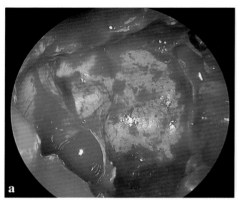
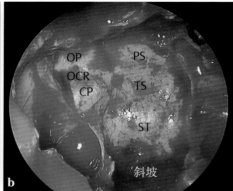

图 5.47　a、b. 蝶窦后壁。蝶窦分隔已经被切除，但是其残端仍可见。能够看见视神经（OP）、颈内动脉海绵窦段（CP）的骨性压迹，以及分离它们的视神经—颈内动脉隐窝（OCR）。右侧骨性突出是因为血块和分隔残留部的阻挡而不清晰。蝶鞍（ST）、鞍结节（TS）和蝶骨平台（PS）都能看见，所以这样的暴露能够到达鞍区、鞍上、鞍旁

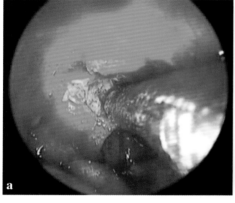
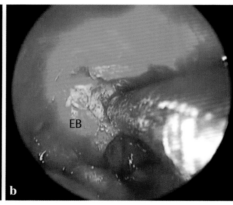

图 5.48　a、b. 该图显示打开垂直板和筛骨气房后所见的筛骨筛板（EB），嗅沟与此相邻。当开放筛骨气房后就能达到这部分的前颅底

5.3.1 经筛板入路

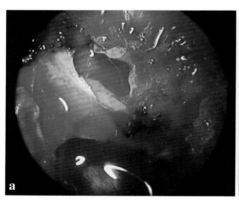
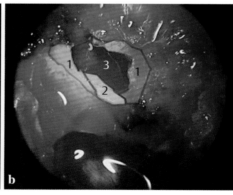

图 5.49　a、b. 该图显示经筛板入路切除嗅沟脑膜瘤。当磨除筛板、打开脑膜后，能看见右侧嗅束。1，脑膜；2，嗅束；3，肿瘤

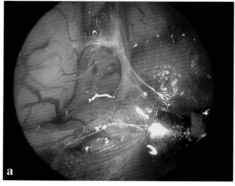
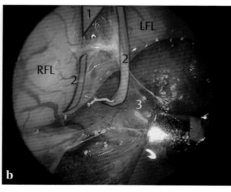

图 5.50　a、b. 切除部分肿瘤后，可以看见右侧额叶（RFL）和左侧额叶（LFL）。大脑前动脉 A2 的两个分支显露出来。1，大脑镰；2，A2 分支；3，肿瘤

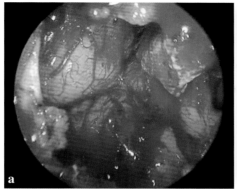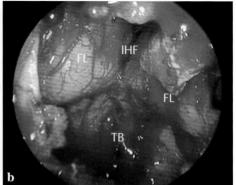

图 5.51 a、b. 该图显示肿瘤切除后的瘤床（TB）。FL，额叶；IHF，纵裂

5.3.2 经鞍结节入路

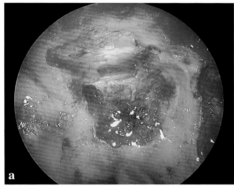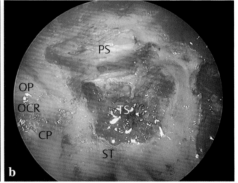

图 5.52 a、b. 该图显示经结节入路切除颅咽管瘤。这幅图显示鞍结节（TS）和近段筛板（PS）已经被磨除，显示切除颅咽管瘤需要暴露的区域。CP，颈内动脉隆起；OCR，颈内动脉视神经隐窝；OP，视神经隆起；ST，蝶鞍

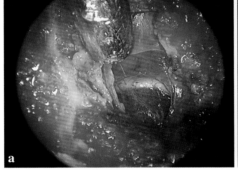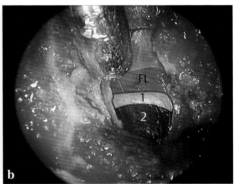

图 5.53 a、b. 切除硬脑膜后，可见颅咽管瘤的囊性部分，视交叉被推移到额叶（FL）。1，视交叉；2，颅咽管瘤的囊性部分

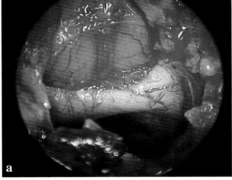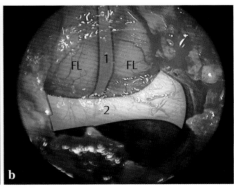

图 5.54 a、b. 颅咽管瘤囊性部分已经切除，更清晰地看见视交叉和其上方的前动脉。1，大脑前动脉（A2）；2，视神经；FL，额叶

5

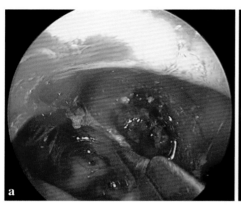
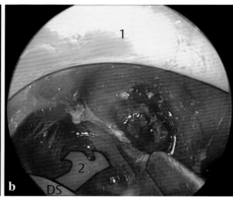

图 5.55 a、b. 这里内镜用来观察视交叉下方的已经长入第三脑室的颅咽管瘤的实体部分。1，视交叉；2，右侧大脑后动脉；DS，鞍背

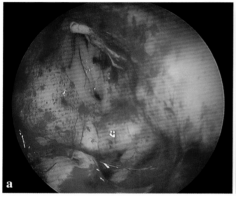
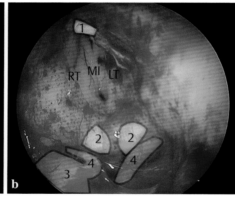

图 5.56 a、b. 切除肿瘤后，可以看见第三脑室。1，前联合；2，乳突体；3，右侧大脑后动脉；4，丘脑穿动脉；MI，中间块；RT，右侧丘脑；LT，左侧丘脑

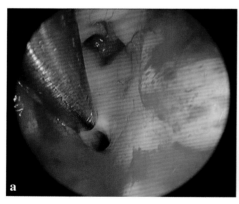
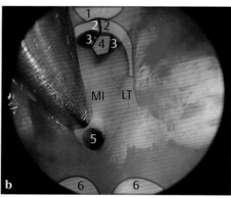

图 5.57 a、b. 这是另一位患者，内镜抵近第三脑室内观察。1，前联合；2，穹窿柱；3，Monro 孔；4，脉络膜；5，通向三脑室后部的开口；6，乳突体；MI，中间块；LT，左侧丘脑

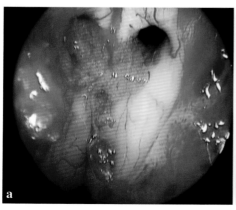
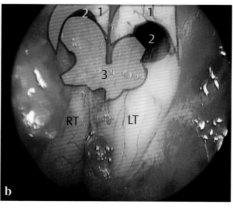

图 5.58 a、b. 这张第三脑室的图显示另一例颅咽管瘤切除后的情况。可见双侧 Monro 孔和穹窿柱比邻。该例患者两侧丘脑间没有中间块。1，穹窿柱；2，Monro 孔；3，脉络膜；LT，左侧丘脑；RT，右侧丘脑

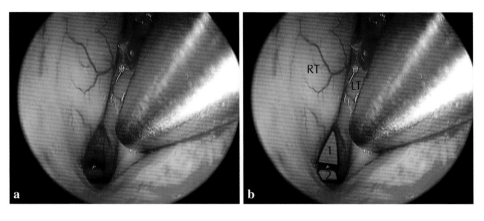

图 5.59 a、b. 分开丘脑后向下观察，第三脑室后部能看到。1，松果体上隐窝的脉络膜；2，缰联合；RT，右侧丘脑；LT，左侧丘脑

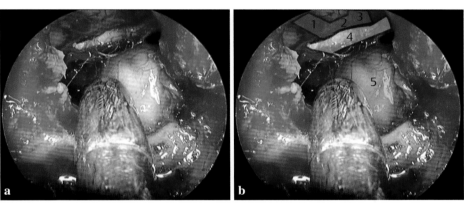

图 5.60 a、b. 经结节入路切除 Rathke 囊肿。1，右侧大脑前动脉（A2）；2，前交通；3，左侧大脑前动脉（A2）；4，视交叉；5，Rathke 囊肿

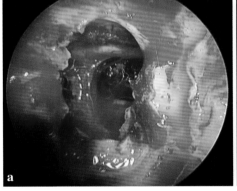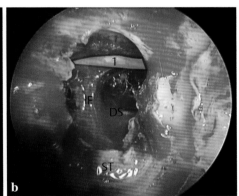

图 5.61 a、b. 切除 Rathke 囊肿后可以看见漏斗。1，视交叉；DS，鞍背；IF，漏斗；ST，鞍结节

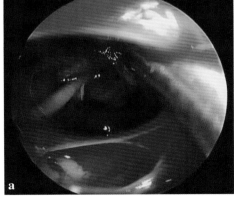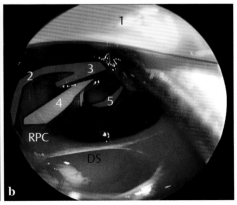

图 5.62 a、b. 向漏斗和鞍背后侧观察，能看见脚间池。现在我们观察右侧的脚间池。1，漏斗；2，右侧后交通动脉；3，右侧大脑后动脉；4，右侧动眼神经；5，右侧小脑上动脉；DS，鞍背；RPC，右侧后床突

5

5.4 乙状窦后入路

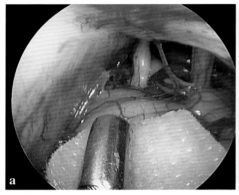 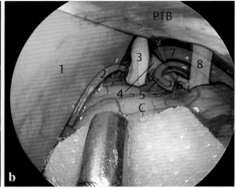

图 5.63 a、b. 三叉神经痛患者经右侧乙状窦后开颅行三叉神经减压。图中可见一个黄色的血栓性（粥样硬化的）小脑上动脉压迫三叉神经。1，小脑幕；2，小脑上动脉分支；3，三叉神经；4，小脑上动脉；5，小脑前下动脉；6，岩上静脉；7，基底动脉；8，面听束（脑神经Ⅶ、Ⅷ）；C，小脑；PTB，岩骨

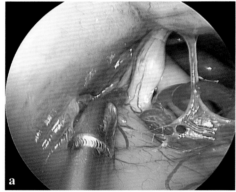 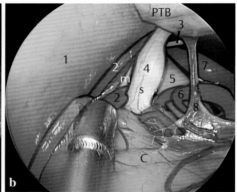

图 5.64 a、b. 内镜向深部推进一点，三叉神经的感觉根和运动根都能清晰辨认。1，小脑幕；2，小脑上动脉分支；3，滑车神经；4，三叉神经（m、运动根，s、感觉根）；5，小脑上动脉；6，小脑前下动脉；7，基底动脉；8，岩上静脉；C，小脑；PTB，岩骨

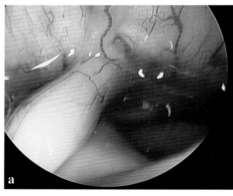 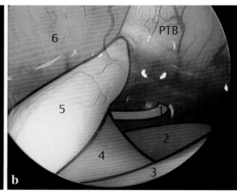

图 5.65 a、b. 内镜辅助微血管减压允许我们看到神经的所有情况，提供责任血管的一个更好视角。转动内镜，可以看到三叉神经进入 Meckel 腔。1，滑车神经；2，椎动脉；3，小脑前下动脉；4，小脑上动脉；5，三叉神经；6，小脑幕；PTB，岩骨

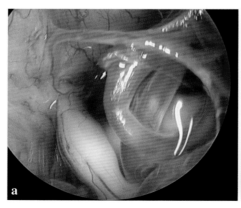 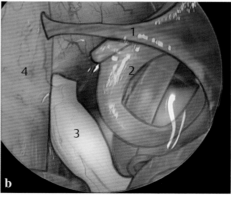

图 5.66 a、b. 该图显示小脑前下动脉的一些袢。小脑上动脉位于血管袢的后方，这幅图中未做标记。岩上静脉在岩骨和小脑幕交汇处汇入岩上窦。1，岩上静脉；2，小脑前下动脉袢；3，三叉神经；4，小脑幕

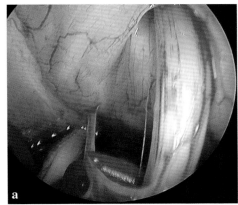 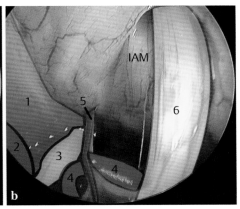

图 5.67　a、b. 在三叉神经下外侧，经脑神经Ⅶ、Ⅷ进入内听道（IAM）。1，小脑幕；2，小脑上动脉；3，三叉神经；4，小脑前下动脉；5，岩上静脉；6，面听神经束

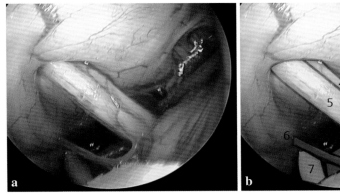 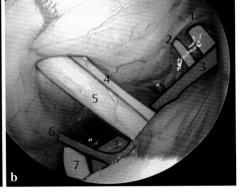

图 5.68　a、b. 进一步向下观察，可见脑神经Ⅸ进入颈静脉孔神经部，而脑神经Ⅹ、Ⅺ进入血管部。前下动脉位于面听神经和舌咽神经之间。1，迷走神经、副神经；2，舌咽神经；3，小脑前下动脉；4，前庭蜗神经；5，面神经；6，岩上静脉；7，三叉神经

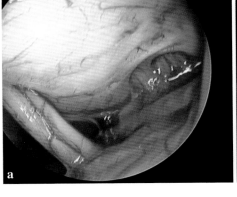 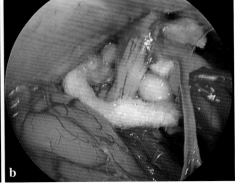

图 5.69　a、b. 手术结束时脑神经Ⅶ~Ⅺ的情况（a）。通过在小脑上动脉和三叉神经之间垫入 Teflon 来达到三叉神经加压的作用（b）

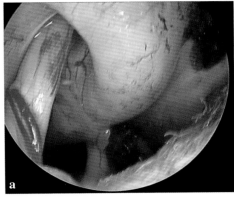 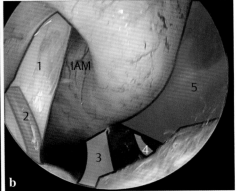

图 5.70　a、b. 一例三叉神经痛患者行左侧乙状窦后开颅。然而，术中未见三叉神经压迫。该图显示面听神经和迷路动脉进入内听道（IAM）。滑车神经颈内小脑幕。1，面听神经；2，迷路动脉；3，三叉神经；4，滑车神经；5，小脑幕

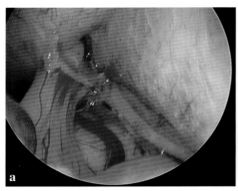
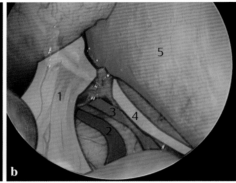

图 5.71 a、b. 该图显示三叉神经进入 Meckel 腔。没有发现三叉神经任何的压迫。1，三叉神经；2，脑桥横静脉；3，小脑上动脉；4，滑车神经；5，小脑幕下表面

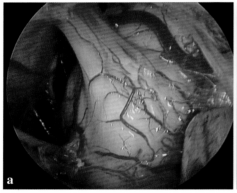
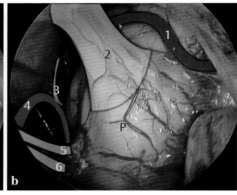

图 5.72 a、b. 旋转内镜角度，观察三叉神经穿出脑干区域，还是没有发现任何的压迫。1，脑桥横静脉；2，三叉神经；3，展神经；4，小脑前下动脉；5，面神经；6，前庭耳蜗神经；P，脑桥

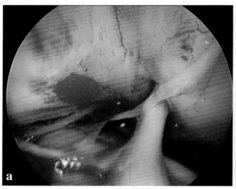
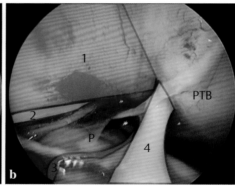

图 5.73 a、b. 该图显示三叉神经进入 Meckel 腔，三叉神经被一个标记为 3 的血管压迫。1，小脑幕；2，滑车神经；3，责任血管；4，三叉神经；P，脑桥；PTB，岩骨

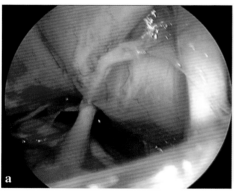
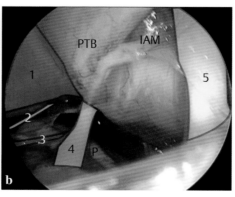

图 5.74 a、b. 这幅图可以看见面听神经进入内听道（IAM）。1，小脑幕；2，滑车神经；3，责任血管；4，三叉神经；5，面听神经；P，脑桥；PTB，岩骨

5

图 5.75　a、b. 可见扩张的基底动脉和展神经相邻。1，小脑幕；2，滑车神经；3，责任血管；4，三叉神经（m、运动根，s、感觉根）；5，小脑前下动脉袢；6，基底动脉；7，展神经；F，绒球；P，脑桥

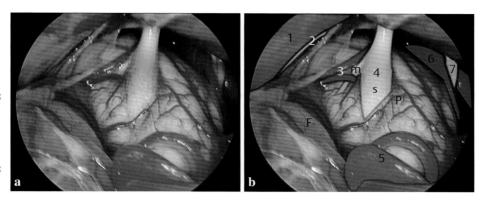

图 5.76　a、b. 该图显示左侧乙状窦后入路可见上方的静脉窦。1，乙状窦；2，横窦；3，岩上窦；4，小脑幕；PTB，岩骨

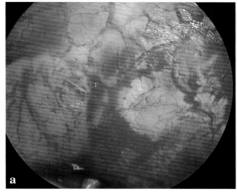
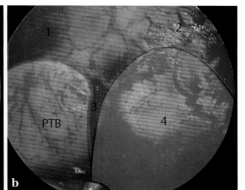

图 5.77　a、b. 向下调整内镜角度，可以看见乙状窦的走行。1，乙状窦；2，岩上窦；3，小脑幕；OB，枕骨；PTB，岩骨

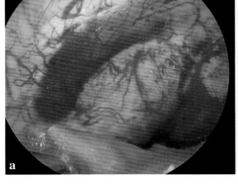
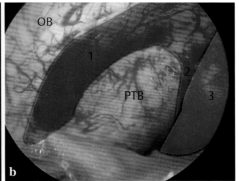

图 5.78　a、b. 该图是通过左侧乙状窦后入路切除室管膜瘤后，从下往上拍摄的。可以看见岩上静脉在岩骨和天幕交汇处汇进岩上窦。1，小脑幕；2，岩上静脉；3，三叉神经；4，面听神经；5，迷路动脉；6，展神经；IAM，内听道；P，脑桥

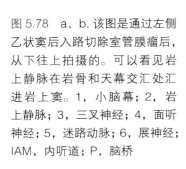
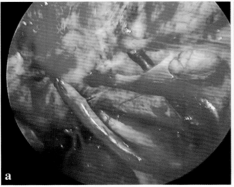
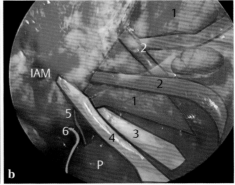

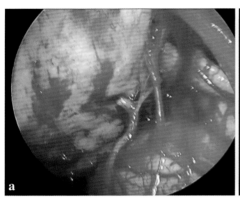
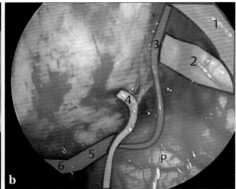

图 5.79 a、b. 近距离观察展神经，可以看见它穿过脑膜进入 Dorello 孔。迷路动脉向前进入内听道。1，面听神经；2，三叉神经；3，迷路动脉；4，展神经；5，基底动脉；6，椎动脉；P，脑桥

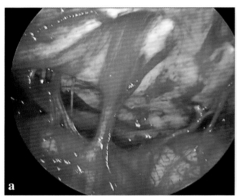
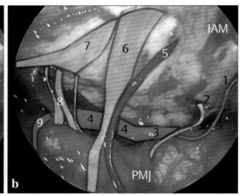

图 5.80 a、b. 在桥延沟处（PMJ），我们可以看见脑神经Ⅺ、Ⅻ。副神经的脊髓根进入颈静脉孔。内听道（IAM）位于该图的右上角。岩下静脉进入岩下窦（* 号标记）。1，迷路动脉；2，展神经；3，基底动脉；4，椎动脉；5，岩下静脉；6，脑神经Ⅸ~Ⅺ；7，副神经脊髓根；8，舌下神经；9，小脑后下动脉

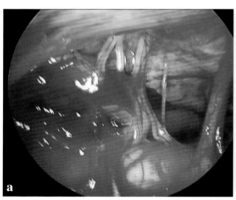
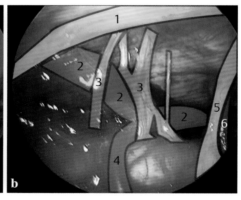

图 5.81 a、b. 向枕骨大孔方向观察，椎动脉进入颅后窝并在舌下神经前方通过。1，副神经脊髓根；2，椎动脉；3，舌下神经；4，小脑后下动脉；5，脑神经Ⅸ~Ⅺ；6，岩下静脉

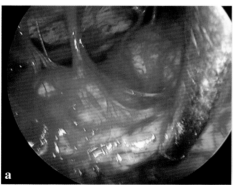
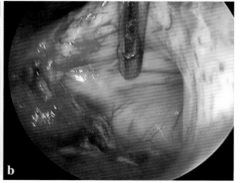

图 5.82 a、b. Luschka 孔位于舌咽神经和迷走神经的后方（a）。吸引器放进 Luschka 孔（b）。该图显示从 Luschka 孔进入第四脑室。该区域的肿瘤导致该孔扩大，就像我们所见到的

5

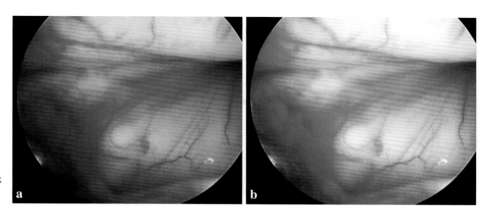

图 5.83　a、b. 在第四脑室，脉络膜位于闩附近。

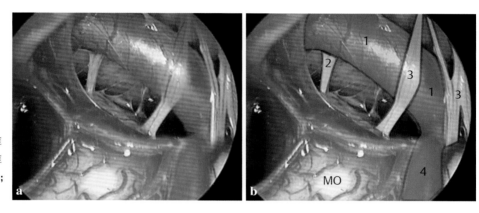

图 5.84　a、b. 向尾端观察，椎动脉穿过脑膜进入颅内。1，椎动脉；2，C1神经；3，舌下神经；4，小脑后下动脉；MO，延髓

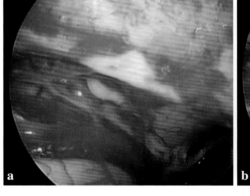
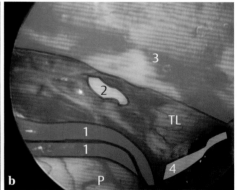

图 5.85　a、b. 移除蛛网膜后，滑车神经在环池内行走。颞叶（TL）和小脑幕紧邻。中脑和天幕间的空间能被肿瘤的占位效应占据。1，小脑上动脉；2，滑车神经；3，小脑幕；4，动眼神经；P，脑桥

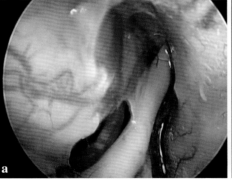
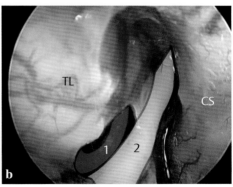

图 5.86　a、b. 动眼神经从天幕向上进入海绵窦（CS）外侧壁的上部。1，后交通动脉；2，动眼神经；TL，颞叶

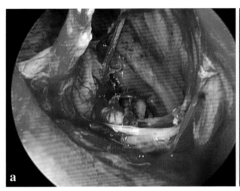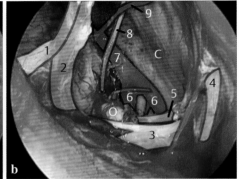

图 5.87 a、b. 通过开颅的下部分观察后组脑神经。1，前庭蜗神经；2，面神经；3，脑神经 Ⅸ～Ⅺ；4，副神经脊髓根；5，舌下神经；6，椎动脉；7，基底动脉；8，展神经；9，小脑前下动脉；C，斜坡；O，橄榄核

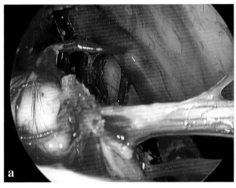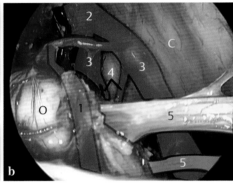

图 5.88 a、b. 在中线部位，脊髓前动脉从椎动脉上发出。1，小脑后下动脉；2，前庭蜗神经基底动脉；3，椎动脉；4，脊髓前动脉；5，舌下神经；C，斜坡；O，橄榄核

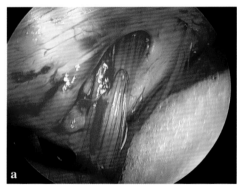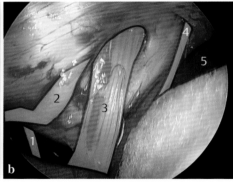

图 5.89 a、b. 左侧乙状窦后入路切除听神经瘤。图中能见到脑神经 Ⅸ～Ⅻ，脑神经 Ⅸ～Ⅺ 进入颈静脉孔而脑神经 Ⅻ 进入舌下神经管。1，舌下神经；2，副神经脊髓根；3，副神经、迷走神经；4，舌咽神经；5，听神经瘤

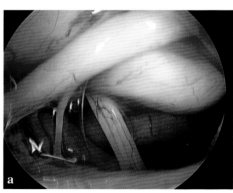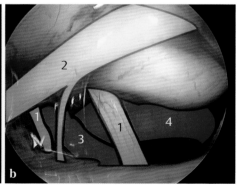

图 5.90 a、b. 向枕大孔方向能见到舌下神经进入舌下神经管，副神经脊髓根向上进入颈静脉孔。深部可见椎动脉。1，舌下神经；2，副神经脊髓根；3，左侧椎动脉；4，右侧椎动脉

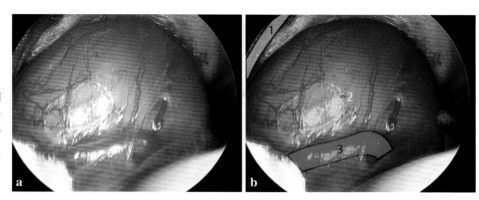

图 5.91　a、b. 位于左侧桥小脑角的肿瘤。肿瘤占据了大部分桥小脑角上部。它掩盖了内听道，让脑神经Ⅴ～Ⅷ无法看见。1，舌咽神经；2，听神经瘤；3，小脑前下动脉

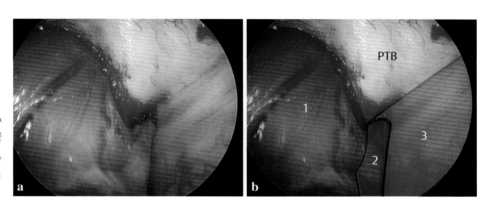

图 5.92　a、b. 肿瘤向上到小脑幕，与岩骨（PTB）相邻。岩上静脉在此联合处汇入岩上窦。1，听神经瘤；2，岩上静脉；3，小脑幕

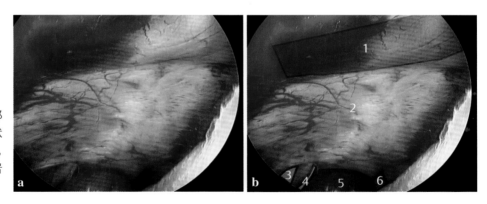

图 5.93　a、b. 透过脑膜可见部分乙状窦位于岩骨上。1，乙状窦；2，岩骨；3，迷走神经；4，舌咽神经；5，听神经瘤；6，岩上静脉

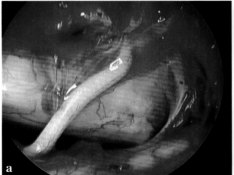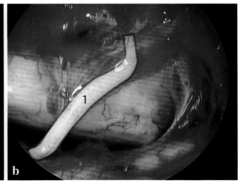

图 5.94　a、b. 显微镜下切除肿瘤后，再次放入内镜，可见展神经进入 Dorello 孔。1，展神经

5

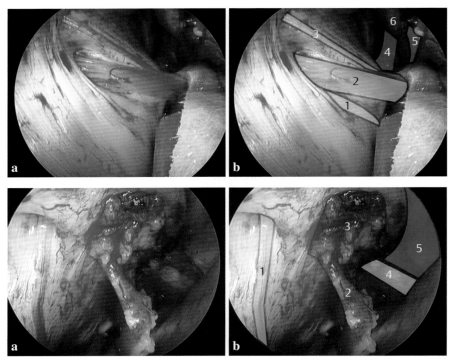

图 5.95　a、b. 肿瘤切除后能看见基底动脉和小脑前下动脉。也可看见部分残留肿瘤位于桥小脑角。1，副神经脊髓根；2，迷走神经、副神经；3，舌咽神经；4，基底动脉；5，小脑前下动脉；6，肿瘤

图 5.96　a、b. 次全切除后，残留肿瘤位于内听道和覆盖在面听神经上面。现在可以看见三叉神经位于桥小脑角上部。1，舌咽神经；2，包绕面听神经的肿瘤；3，内听道内的肿瘤；4，三叉神经；5，小脑幕

5.4.1 经斜坡入路

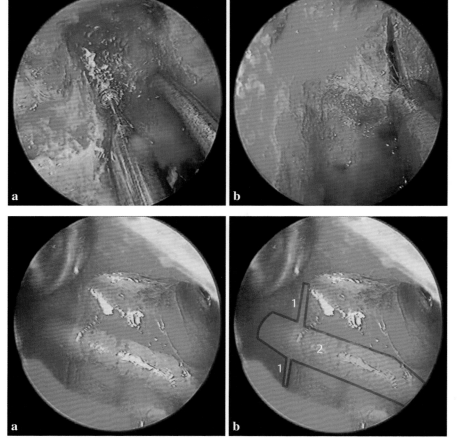

图 5.97　a、b. 经斜坡入路用于切除岩斜区脑膜瘤。图 a 显示磨除斜坡，然后切开硬脑膜，进入脑桥前方的蛛网膜下隙（b）

图 5.98　a、b. 切除脑膜瘤后，可以看见基底动脉行走于脑桥表面。1，脑桥动脉；2，基底动脉

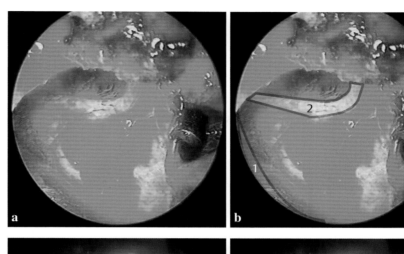

图 5.99　a、b. 将内镜置入桥前池，可见展神经向 Dorello 孔方向行走。1，基底动脉；2，展神经

图 5.100　a、b. 经斜坡入路切除岩斜区脑膜瘤。该图显示整个蝶窦，内镜头端位于鼻腔内。斜坡的开口和周围解剖结构关系非常清楚。1，基底动脉；CP，颈动脉隆起；ST，鞍结节

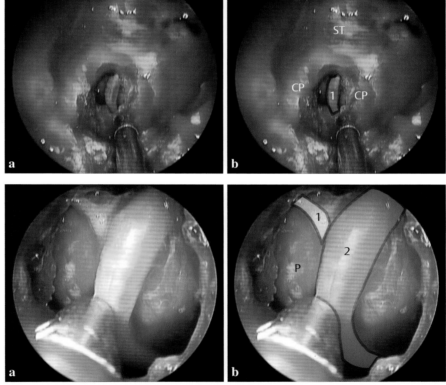

图 5.101　a、b. 靠近基底动脉观察，右侧展神经向 Dorello 孔方向走行。1，展神经；2，基底动脉；P，脑桥

5.5 经胼胝体入路

图 5.102　a、b. 显微镜下切除鞍上颅咽管瘤后，将内镜从右侧开颅的骨窗通过半球间、胼胝体植入侧脑室。1，左侧胼缘动脉；2，左侧扣带回；3，左侧胼周动脉；4，胼胝体体部；5，右侧胼周动脉；6，右侧扣带回；7，右侧胼缘动脉；8，右侧额上回；FM，Monro 孔；RLV，右侧侧脑室

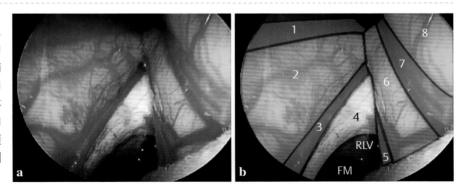

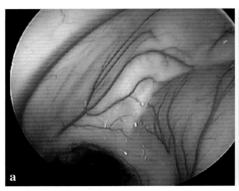
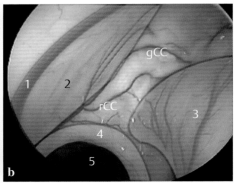

图 5.103　a、b. 通过胼胝体造瘘，可以看见右侧侧脑室的前角。1, 透明隔静脉；2, 透明隔；3, 尾状核头部；4, 穹窿柱；5, Monro 孔；gCC, 胼胝体膝部；rCC, 胼胝体嘴

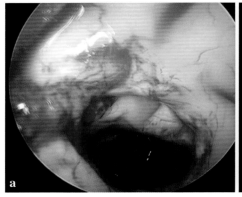
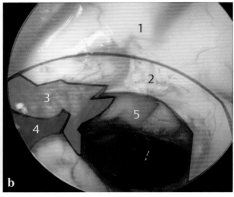

图 5.104　a、b. 通过右侧 Monro 孔可以看见对侧 Monro 孔。第三脑室底缺如，因为颅咽管瘤向上突入了第三脑室。1, 透明隔；2, 穹窿柱；3, 脉络膜；4, 丘纹静脉；5, 左侧 Monro 孔

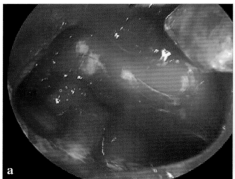
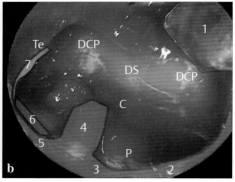

图 5.105　a、b. 内镜通过 Monro 孔，穿过第三脑室可以看见桥前池。可以看见残留的肿瘤，在内镜导航下切除。1, 肿瘤；2, 右侧后交通动脉；3, 右侧大脑后动脉（P1）；4, 基底动脉；5, 左侧大脑后动脉（P1）；6, 左侧小脑上动脉；7, 左侧动眼神经；C, 斜坡；DCP, 后床突；DS, 鞍背；Te, 天幕缘；P, 脑桥

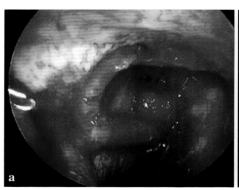
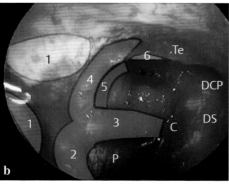

图 5.106　a、b. 旋转 90°，能看见乳突体。1, 乳突体；2, 右侧大脑后动脉；3, 基底动脉；4, 左侧大脑后动脉；5, 左侧小脑上动脉；6, 左侧动眼神经；C, 斜坡；DCP, 后床突；DS, 鞍背；P, 脑桥；Te, 天幕缘

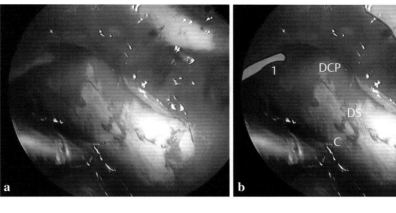

图 5.107　a、b. 向鞍背上移动，在该图上可以看见视交叉。1，左侧动眼神经；2，视交叉；C，斜坡；DCP，后床突；DS，鞍背

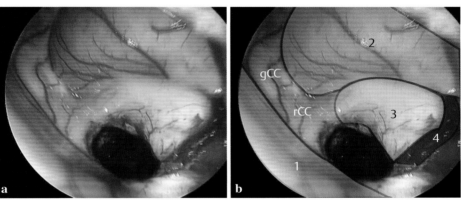

图 5.108　a、b. 将内镜更靠近中线，前角的更多解剖结构能被显露。1，透明隔；2，尾状核；3，丘脑；4，丘纹静脉；gCC，胼胝体膝部；rCC，胼胝体嘴

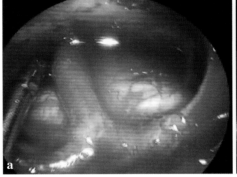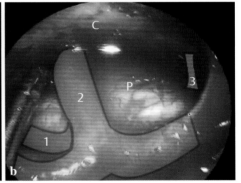

图 5.109　a、b. 30° 内镜向前观察，内镜通过第三脑室，可以看见桥前池的三叉神经。1，小脑上动脉；2，基底动脉；3，三叉神经；C，斜坡；P，脑桥

5.6 经枕下入路

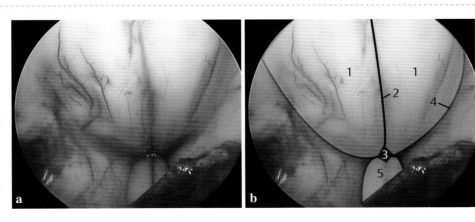

图 5.110　a、b. 该图能看见导水管的尾端。中央沟也清晰可见。界沟位于外侧，它标出了第四脑室正中隆起的范围。1，正中隆起；2，中央沟；3，导水管尾端；4，界沟；5，上髓帆

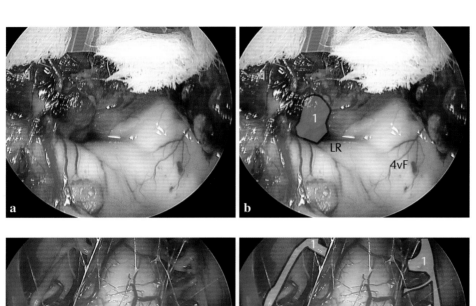

图 5.111　a、b. 向侧方观察，侧隐窝（LR）的脉络膜能看见。1，脉络膜；4vF，第四脑室底

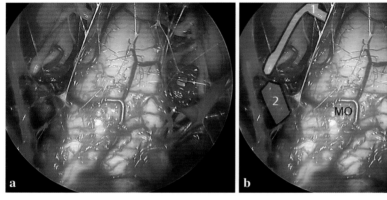

图 5.112　a、b. 向第四脑室下方观看，可见延髓背侧静脉丛。1，副神经脊髓根；2，右侧椎动脉；MO，延髓

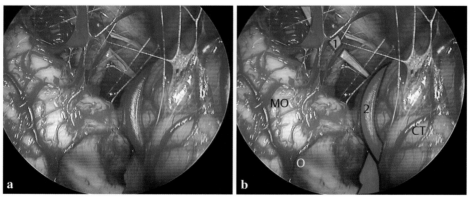

图 5.113　a、b. 将内镜聚焦于右侧小脑延髓裂。可见小脑后下动脉沿该裂行走。能看见第四脑室底的下部终止于闩（O）。第四脑室底包含迷走三角和舌下三角。1，副神经脊髓根；2，小脑后下动脉；CT，小脑扁桃体；MO，延髓

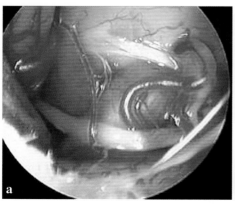
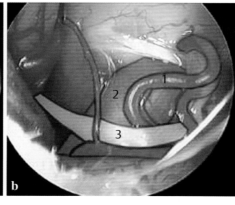

图 5.114　a、b. 向枕大孔观察，可见椎动脉穿过脑膜发出脊髓后动脉。1，脊髓后动脉；2，椎动脉；3，C1 神经

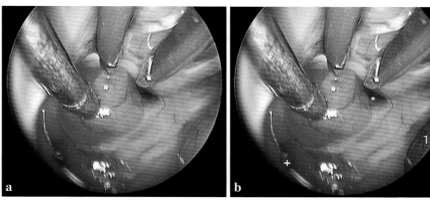

图 5.115 a、b. 该图取自一位第四脑室室管膜瘤患者。图中显示的肿瘤覆盖于隐窝（＊）上方并且毗邻中脑导水管（＋）。下方能看见第二个肿瘤。1，第四脑室

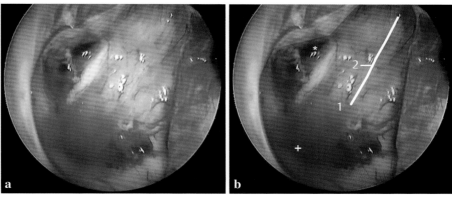

图 5.116 a、b. 切除肿瘤后，在这里我们能看见菱形的第四脑室底。中间沟被标记为白色。1，第四脑室底；2，中间沟；＊，外侧隐窝；＋，导水管

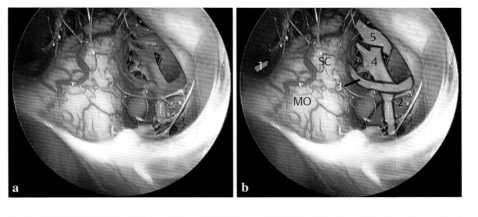

图 5.117 a、b. 向下观察，枕大孔因为肿瘤的原因扩大，所以我们能通过它贯穿延髓脊髓交界的后方和环绕的脑池。1，右侧C1神经；2，左侧椎动脉；3，左侧C1神经；4，左侧副神经脊髓根；5，左侧C2神经；MO，延髓；SC，脊髓

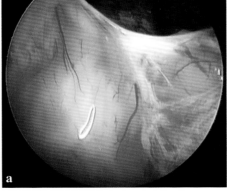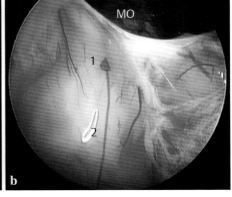

图 5.118 a、b. 第四脑室的尾端能看见闩。1，闩；2，中央沟；MO，延髓

（王林 译）

第 6 章

常规锁孔手术入路步骤

常规锁孔手术入路步骤

Michael E.Sughrue and Charles Teo

6

6.1 引言

相较于大骨瓣开颅来说，锁孔手术最为重要的特点之一就是即便对实际操作的技术要求较低，但在手术规划方面，至少在其起始阶段，需要花费更多的心力。因此，我们所进行的锁孔手术主要依赖于简易的全能型入路，并强调使用内镜来观察之前需要通过费时费力的颅底磨除才得以显露的区域。显而易见，创造入路所需步骤越少，发生错误或并发症的机会就越小，而颅骨修复越简单，开颅和关颅所费时间就越短。另外，外科医生在施行他们的常用入路时表现更为得心应手。因此，比起偶尔为了查看某一特定区域而选用不熟悉的入路，选取一系列熟悉的全能型入路并保持其简便易行，最终对患者来说更为有利。

本章从技术方面描述我们常用的锁孔入路，概述其基本步骤，并提供一些利于操作的小技巧。需要指出的是，这些入路的潜在适用范围十分广阔，尤其是在充分使用内镜的情况下。本书的剩余章节将涉及这些改良入路中的一部分，并讨论其适用情况。

6.2 基本大脑凸面锁孔入路

(图 6.1)

本入路是目前最为常用的锁孔入路，神经外科医师对其基本概念和步骤均十分熟悉。但是，大部分神经外科医师并未就如何选择开颅的最佳位置接受过正规训练。大脑凸面锁孔入路的应用建立在手术病变并未累及大脑表面或侵袭范围极小的基础之上，也就是说，该入路的初衷在于通过打开的小骨瓣经皮质或沟回到达深部病变。

大脑凸面锁孔入路取头皮直线切口（约3.5 cm），下方所需骨瓣大小约为 2 cm × 1.5 cm，其大小形状类似于多数医生引流慢性硬膜下血肿或进行开颅活检时所用的骨瓣。当最初并不习惯于通过小骨瓣手术时，该入路会显得别扭。但若是规划合理，锁孔技术能够轻松安全地提供到达深部病变的充足空间。本书第 2 章的"锁孔入路手术计划制订的原则"以及第 3 章的"锁孔开颅手术的技术原则"将对此进行介绍。

6.2.1 基本步骤

皮肤切口直达颅骨，将牵开器（偶尔使用皮肤拉钩）伸入骨膜层之下，以便充分牵开头皮与骨膜层，最大限度提供操作空间。颅骨钻孔并剥离脑膜后，最大限度利用切口所暴露的空间铣开骨瓣。通常需要一位助手向外牵开皮肤，以保证充分利用切口铣开足够大的骨瓣，并避免伤及皮肤。常见的错误是未能充分牵开切口转角处的皮肤，从而导致此处的骨瓣开放不充分。在切口转角处使用头皮拉钩可以使小切口更接近于四方形并得到充分利用。

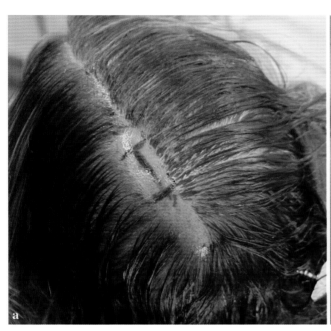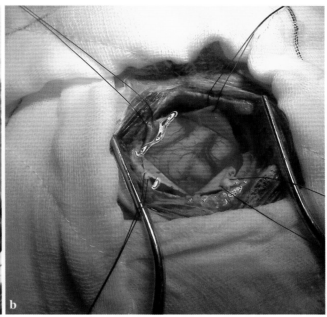

图 6.1　a、b. 照片展示基本大脑凸面锁孔开颅的必要特征。头皮切口较短且呈直线（a），骨瓣尽可能利用皮肤切口，硬膜呈放射状剪开（b），并使用缝线牵开以便减少空间占用

脑膜的打开方式根据解剖情况而定。但是，十字形剪开最为简便，而且对于小骨窗来说，其缝合所需时间较少。使用 4-0 缝线及血管钳将剪开的脑膜叶片向切口四周牵开固定。在此类入路开颅时，发生症状性硬膜外血肿的概率极小（根据我们的经验，每 2 500 例未悬吊锁孔入路中发生 1 例），因此我们从不进行脑膜悬吊。关颅步骤与常规大骨瓣入路相同且更为简单。

即便由于病变累及范围或既往手术的原因，所需的暴露范围较大，我们开颅的步骤仍然相同，取较大的直线切口和骨瓣。若是骨瓣非常大，我们偶尔会进行脑膜悬吊。

6.3　眉弓（眶上）开颅

出于多种原因，本入路用途广泛。首先，在具有一定操作经验后，本入路较为简便易行，而通过额部的显露途径将对颞肌和面神经额支（位于入路的下外侧）的损伤降到最低。最重要的是，本入路可用于显露多种重要结构，例如视觉通路、颈内动脉、前交通复合体、下丘脑等。本入路能够提供

前后方向的手术通道，而许多外科医生通常需要打开眶缘才能获得这一途径。必要情况下，可以通过打开侧裂近端来获得更大空间，这一操作比前外侧入路中所需要的侧裂全程分离更为迅捷简便。在内镜辅助下，本入路可以到达深部的脚间池，且不需要打开海绵窦、牵拉内侧颞叶或像其他入路一样进行各种复杂的操作。在病变侵袭程度不大的情况下，可以使用内镜显露嗅沟、纵裂、第三脑室及中颅凹。同样，通过本入路可以探及额叶下方，从而针对额叶下方病变提供沿长轴方向的锁孔视野。最后，操作得当情况下，本入路可获得良好的外观及功能预后（图 6.2）。因此，即便不能适用于所有患者，经眉弓入路在许多情境下仍是我们的首选入路。

6.3.1　基本步骤

（图 6.3~ 图 6.6）

患者取头过伸位以便额叶从眶顶垂落，同时略向对侧偏转使得额叶与相对固定的颞叶分离。在手术侧进行临时眼睑缝合，以便在皮肤消毒时保护角膜，并避免术中角膜干裂。皮肤切口位于眉毛之内、接近其上缘，并由眶上切迹内侧延伸至眉尾。

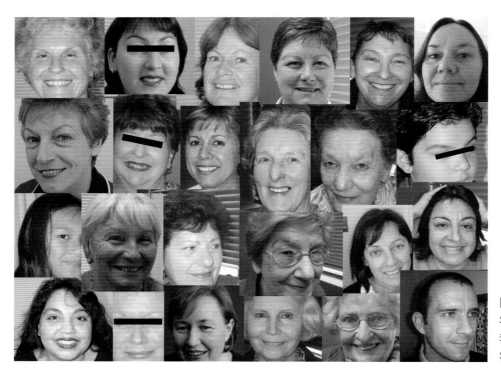

图 6.2 对于关注眉弓入路美容效果的人来说，本图展示了我们使用眉弓入路所获得的美容效果

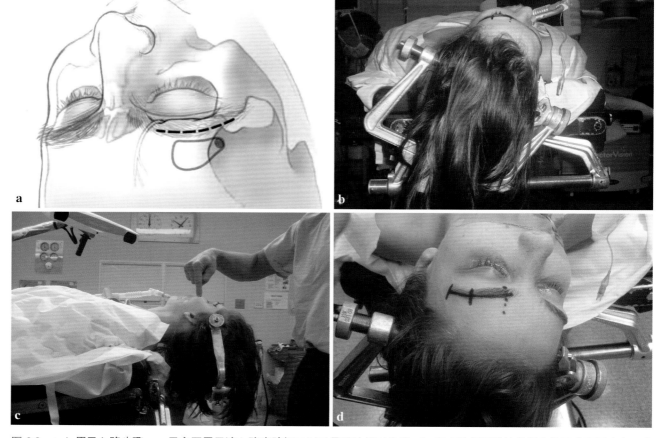

图 6.3 a~j. 眉弓入路步骤。a. 示意图展示该入路皮肤切口以及骨瓣的相对位置。b. 患者头部摆放使得颧突位于术野最高点；此处需要将头部向对侧进行一定旋转。固定时头钉位于双侧耳后，以免头架影响锁孔的使用。c. 头部后伸，使得额叶在重力作用下离开眶顶。d. 皮肤切口位于眉毛之内，从眶上切迹稍内侧延伸至眉毛外侧缘，当眉毛较为浓密时，切口尽量接近其上缘

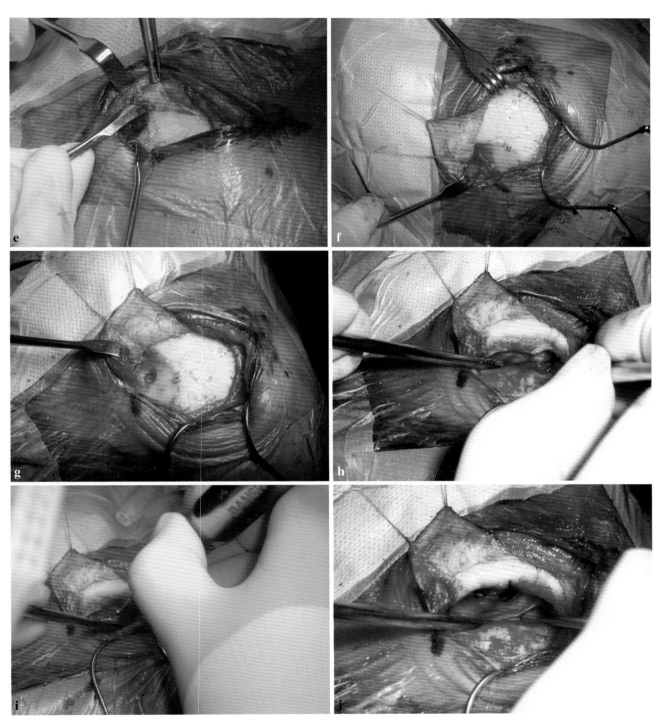

图 6.3 （续）e. 软组织的分离旨在暴露眶外侧缘。本图片中可见被切开的额肌边缘，以及沿皮肤切口上缘切开、连同小片颞肌一起向前牵开的骨膜瓣。软组织分离需要暴露眶外侧缘直至额颧缝，并触及眶上缘的外侧边界。f. 显示软组织分离完成时状态。额部皮肤使用头皮拉钩牵开，骨膜瓣使用缝线向下方固定，以免铣开骨瓣时受到破坏。g. 在关键孔下方颞肌处钻一孔。h. 尽量靠近额底部铣开骨瓣，之后将额部硬膜从眶顶分离，为磨平眶顶骨性凸起做准备。i. 磨除该处骨性突起，直至与蝶骨翼平齐，以便提供更大空间，且利于在手术早期释放脑脊液。j. 展示充分磨平的眶顶。注意额骨内侧壁也进行了磨除，以改善通往颅底的视线

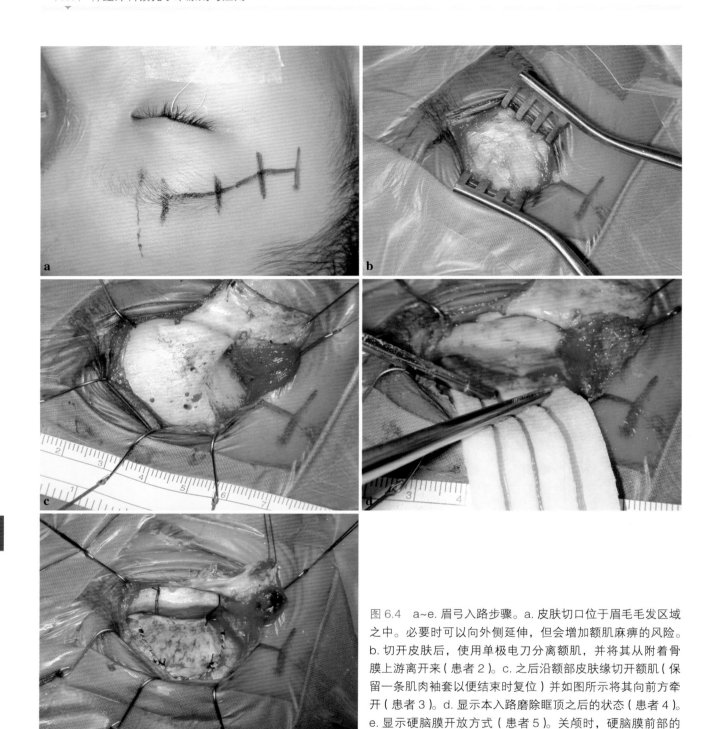

图 6.4　a～e. 眉弓入路步骤。a. 皮肤切口位于眉毛毛发区域之中。必要时可以向外侧延伸，但会增加额肌麻痹的风险。b. 切开皮肤后，使用单极电刀分离额肌，并将其从附着骨膜上游离开来（患者 2）。c. 之后沿额部皮肤缘切开额肌（保留一条肌肉袖套以便结束时复位）并如图所示将其向前方牵开（患者 3）。d. 显示本入路磨除眶顶之后的状态（患者 4）。e. 显示硬脑膜开放方式（患者 5）。关颅时，硬脑膜前部的悬吊十分重要，通常将其悬吊于骨膜层

小心电凝离断额部肌肉后，沿切口额侧分离骨膜，并向前方分离形成筋膜瓣，用于术终缝合。通常不需要分离内侧的眶上切迹／孔来进行神经减压，基本上也不需要切开骨质来游离神经，因为开颅所需骨瓣并不如此靠内。向眼眶方向游离骨膜直到暴露

眶上缘。需要将部分覆盖关键孔的颞肌与该骨膜瓣一同掀起，但是，眉弓入路最主要的优势在于尽可能地减少了对颞肌的分离。继续沿眶侧壁分离骨膜直到显露颧额缝且能够触摸到眶缘起始部。使用缝线将该骨膜瓣向前方牵拉固定，并用弹簧拉钩将

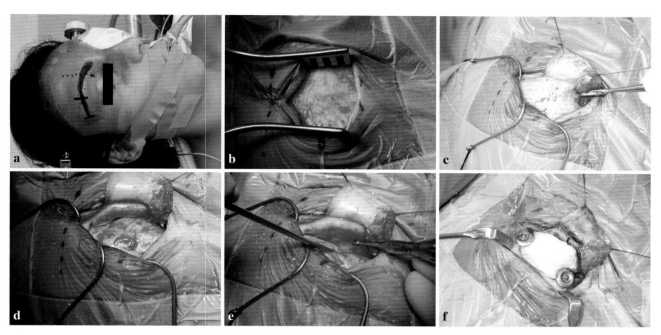

图 6.5　a~f. 眉弓入路步骤。该系列图片显示：皮肤切口（a）、骨膜瓣（b）、骨瓣（c）以及磨平后的眶顶（d）。骨瓣需回纳，并靠近骨窗上缘固定（e），且将骨缝隐藏于眉毛之中（f）

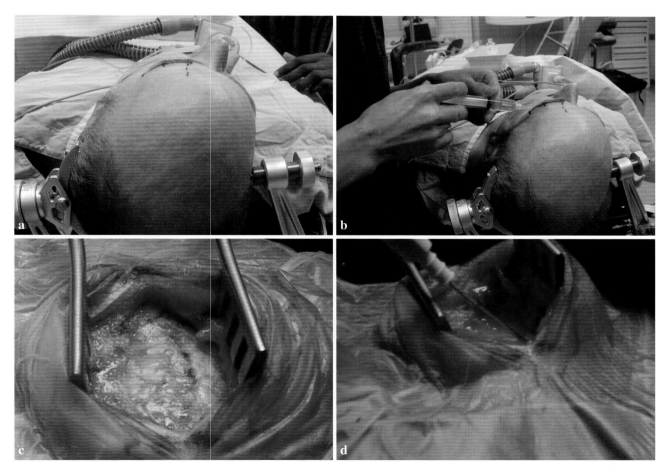

图 6.6　a~n. 眉弓入路步骤。a. 头部位置。b. 术区准备，包括利多卡因和肾上腺素浸润，以及同侧眼睛所进行的临时眼睑缝合。c. 使用剪刀将骨膜瓣与额肌分离开来。d. 使用单极电刀从额部一侧切开骨膜瓣，保留关颅时用于缝合的筋膜套

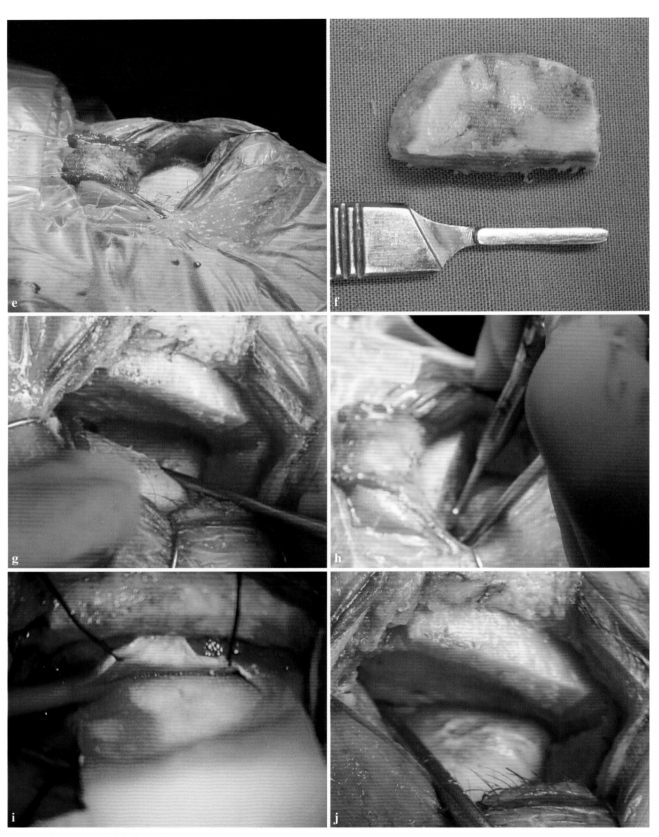

图 6.6 （续）e. 向前方牵开的骨膜瓣。f. 骨瓣的大小对照。g. 硬膜外分离眶顶。h. 磨平眶顶。i. 打开硬膜，并使用一片特福龙敷料覆盖脑表面，以便在手术前期释放脑脊液时对其加以保护。j. 完工时状态

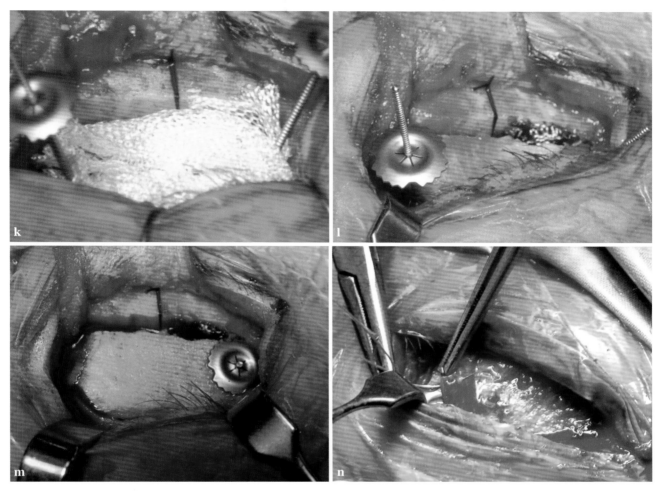

图 6.6 （续）k. 额部硬膜悬吊，以及覆盖于硬膜表面的速即纱。l. 缝合硬膜后骨瓣回纳，硬膜加以悬吊。悬吊线应固定于骨膜瓣基底部，从而将颅底硬膜拉向前方。该操作有助于消除眶顶磨除后硬膜分离所造成的死腔。m. 骨瓣向上方"移位"，以便将骨缝隐藏于眉毛之中。n. 将骨膜瓣与其留在额部皮肤之下的袖套缝合，使用聚乙烯缝线间断缝合额肌，使用尼龙缝线皮下缝合皮肤

额部皮瓣向上方拉开。不需要将皮肤切口向眶部牵开，因为该部分已经随同骨膜瓣一同被向下拉开。在关键孔处钻孔，此处小片颞肌已经被掀开。使用术前影像或术中立体定向定位并尽量避免开放额窦。尽可能利用皮肤切口打开额部骨瓣，铣刀于眶上神经及额窦外侧处转向前方，之后尽可能沿眶缘平滑行进。

此时需注意将硬膜从眶顶分离，并尽可能将额骨下方的内板以及眶缘磨平。该步骤可以增加数毫米空间，并在极小幅度脑牵拉的情况下显露鞍上池以释放脑脊液。之后弧形剪开硬脑膜并折向下方。

6.3.2 关颅

由于切口位于面部，对美容细节的关注是获得良好预后的关键。关闭硬膜时应尽可能做到水密缝合并向前方悬吊于眶骨膜，这一点十分重要。如果额窦开放，需要用骨蜡进行密封，且将游离骨瓣上的黏膜去除干净。避免使用骨蜡填充额窦，但是小块明胶海绵可以用于额窦填充。我们认为额窦并不需要完全开放，许多研究也报道过相同的经验。

回纳骨瓣时通常需要"掩饰"其上部（参见第8章中"幕上颅内肿瘤的锁孔手术"的原则八中关于"欺骗性行为"技术的详细介绍），以便将铣刀

造成的缝隙隐藏于眉毛之内。必要时可以使用骨水泥填充骨缝，但为了减少内植物，我们通常选用氧化纤维素进行填充，尤其是额窦开放时。

将位于皮瓣之下的骨膜瓣与其上缘缝合复位。间断缝合额肌后，使用 4-0 尼龙缝线皮内缝合皮肤，在切口两端将缝线引出而不打结。术后 7 天时，可以通过牵拉其中一端拆除缝线。

6.3.3 获得最佳美容效果的 4 点建议

（图 6.7）

我们经常遇到试图使用经眉弓入路，但是无法像我们一样获得良好美容效果的医生。通常，失败的原因在于伤口细节处理不到位，因此，我们在此提供 4 点有助于提高成功可能性的关键建议。

技巧 1：反复牵拉滑动缝合线。当完成皮内缝合并将缝线两端从切口引出之后，确保 7 天之后能够轻易将其拆除至关重要。为此，需要反复牵拉缝线，使其在伤口中可以顺畅滑动。

技巧 2：缝合线交叉打结。牵拉调整缝线之后，需要将其两端跨过切口相互打结，施加适当张力使得切口略皱缩。这样可以保证对合准确、伤口按照预期一期愈合。

技巧 3：缝合线固定。保证切口缝线两端之间存在适当张力十分重要，但是若平行于伤口的两条缝线拉力过大，会增加缝线切割伤口的危险。为此，我们在缝线下方垫入长方形的特福龙片，以免缝线与切口直接接触。在特福龙垫片两端剪开小口供缝线穿过，以固定缝线并避免敷料移位。

技巧 4：伤口加压。经眉弓入路常见的并发症之一就是假性脑膜膨出。通常，这种异常的脑脊液聚集是由于麻醉复苏时咳嗽或挣扎所致，一旦出现难以根除。为防止其发生，需要一位助手在完成缝合后直到患者充分复苏，离室期间保持伤口加压。如果需要，我们会对伤口进行为期数日的加压包扎

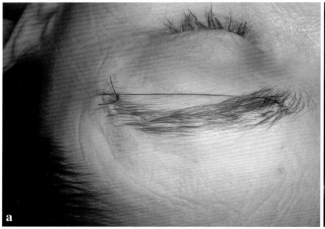

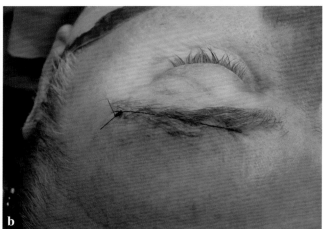

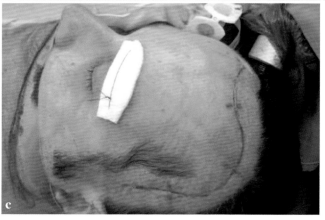

图 6.7 a~c. 眉弓入路中提升美容效果的新方法。a、b. 两幅照片，显示将缝线两端跨过切口打结，以便保持缝合张力。注意需使伤口略微皱缩。c. 将一片特福龙敷料置于缝线下方以免其切割伤口边缘。注意将特福龙两端剪开嵌入，以免其移位

作为进一步保护，以便皮瓣与头骨贴合。

6.4 迷你翼点开颅

　　翼点开颅是神经外科经典入路之一，广泛适用于多种复杂颅内操作。它最大的缺点在于其创伤大小。经典的 C 形切口长度较大，而且标准入路中几乎需将颞肌从颞骨鳞部完全游离。不论医生操作技术如何，总会有患者出现颞肌萎缩，极易出现咀嚼痛且恢复期较长。

　　迷你翼点开颅法通过显著缩短皮肤切口长度、减少颞肌游离以及尽可能缩小骨窗来避免这些问题。迷你翼点入路的关键之处在于蝶骨小翼的暴

露，更准确的说，在于通过磨除蝶骨小翼获取工作通道。所以，应尽量简化任何与获取该通道无关的分离操作。

6.4.1 基本步骤

（图 6.8、图 6.9）

　　于颞部发际线后取长约 3 cm 的弧形皮肤切口。该 C 形切口被垂直于蝶骨嵴的直线等分。切开皮肤后，将头皮从颞肌筋膜上分离开几厘米，直到显露颞肌脂肪垫。通过筋膜下分离技术保护面神经额支。以沿基底向后的 L 形切口切开颞肌筋膜，并将其与肌肉分离，与皮瓣一起通过拉钩向前方翻折固定。从后上方边角处切开肌肉直至蝶

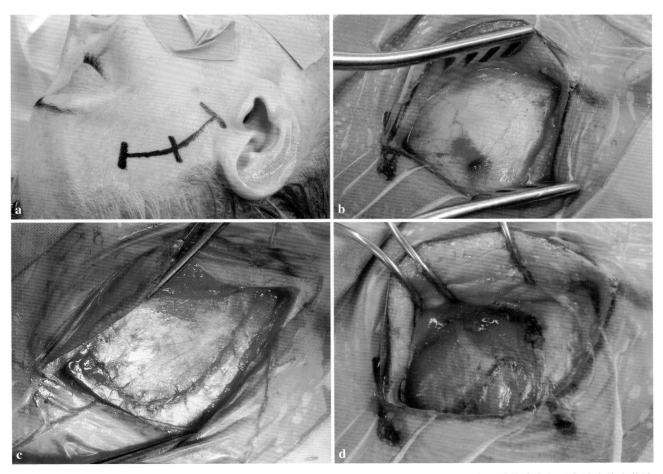

图 6.8　a~j. 迷你翼点入路步骤。a. 稍有弧度的 C 形皮肤切口位于颞部发际线后方。垂直于蝶骨嵴指向后方的直线应将该 C 形切口等分。头部摆放应使颧弓位于术区最高点。b. 切开皮肤后，将其与颞肌筋膜分离直到显露颞肌浅部脂肪垫。c. 此时应转为筋膜下分离以保护面神经额支。如图所示，将颞肌筋膜按照基于后方的 L 形切口切开。d. 如图所示将筋膜与颞肌分离并向前方牵开

6

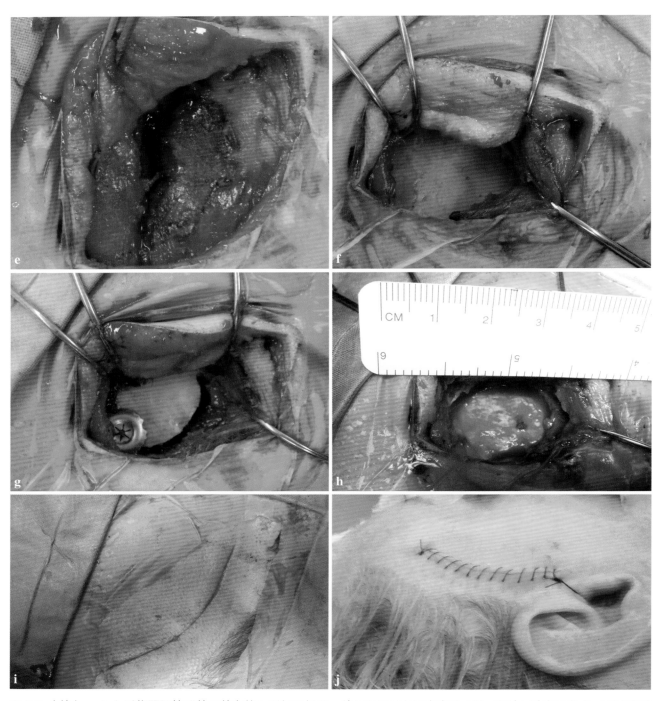

图 6.8 （续）e、f. 之后将颞肌按照基于前方的 L 形切口切开，并如图所示向后方牵开（f）。通过此种牵开方式，可以将颞肌主体部分从显露蝶骨嵴的视野通道中移开。g. 此处展示骨瓣的大致大小及位置，注意骨瓣完全隐藏于颞肌之下。h. 此后，磨除蝶骨嵴并磨平眶顶，与传统翼点开颅法相同。i. 分层缝合。j. 切口的最终外观

骨嵴，亦将其向前牵开。这样可以减少对颞肌的损伤，并尽可能多的移除其对蝶骨嵴的遮挡。上述对于开颅方式的改进可以在皮肤切口较短的情况下，避免大块肌肉遮挡通往蝶骨嵴的工作角度。

通常并不需要向下过多暴露颞骨鳞部，除非肿瘤累及脑表面，而且对于该类患者，开颅方法还需做出其他相应调整。骨瓣较小且完全肌下行化，即其低于颞上线、整体位于颞肌下方。开颅仅需

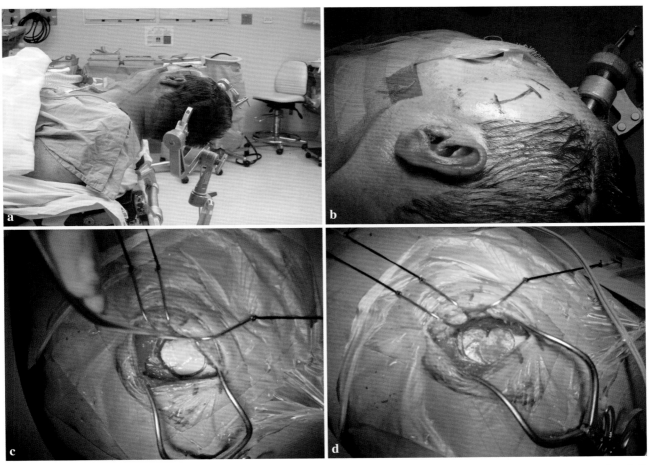

图 6.9　a~d. 迷你翼点入路步骤。a. 该入路的患者体位。b. 皮肤切口。c. 肌肉分离后的切口。d. 去除骨瓣、暴露蝶骨嵴并准备进行磨除

一个骨孔。接下来暴露蝶骨嵴并将其磨平，直到270°骨骼化显露脑膜眶缘韧带且眶上壁平整。关颅方法与标准翼点入路相同。

6.5 迷你颞下开颅

当翼点入路与颞下入路效果相同时，迷你颞下开颅优于迷你翼点开颅，因为其更为简便、快速，而且对于颞肌的损伤更小。这并不意味着要在翼点入路明显更为适合时去强求颞下开颅，而是说仅当两者效果相近时，我们倾向于选择颞下入路。

6.5.1 基本步骤

（图 6.10、图 6.11）

颞下入路至少有两种基本变式：前侧颞下（针对位于中颅凹和小脑幕切迹前方的病变）以及后侧颞下（针对位于小脑幕、中脑侧方以及小脑幕切迹中部的病变）。需要注意的是，入路开口必须恰好位于通往病灶且沿肿瘤长轴方向走行的有效路径上，如无法同时做到，至少务必保证操作路径通往肿瘤中心。累及脑表面的肿瘤需加以暴露，且应参考影像学资料正确定位骨瓣。患者体位摆放应利于颞叶在重力作用下离开颅底。

前侧颞下开颅（图 6.10）采用长约 2 cm 的直线切口，冠状走行，向下延伸直至颧弓。后侧颞下开颅形式多变，但皮肤切口通常位于耳廓后上方、对角线走行（图 6.11）。在后侧入路中，骨瓣需尽量靠近横窦 – 乙状窦转角或中颅凹。

两种入路中，均需沿皮肤切口方向平行肌肉纤维切开颞肌，将其剥离并使用自动牵开器牵

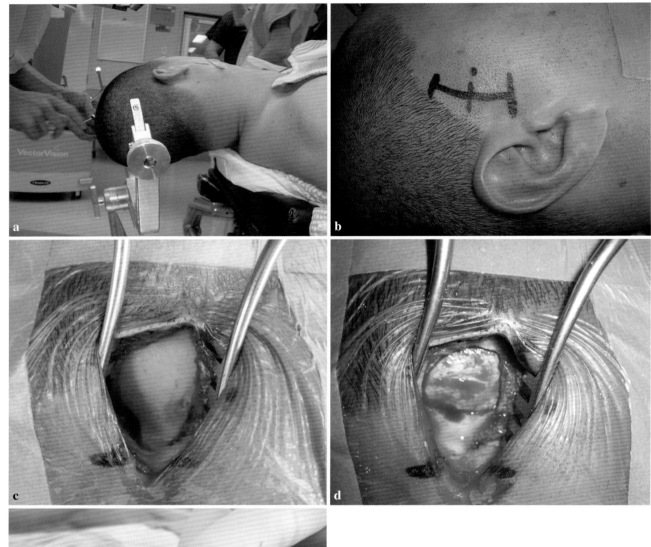

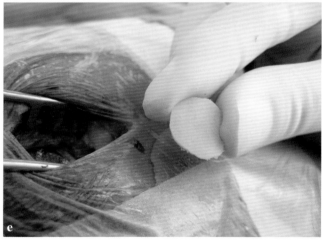

图 6.10　a~e. 前侧迷你颞下入路步骤。a. 该入路的患者体位，患者头部进行旋转并向下方伸展，以便颞叶坠离中颅底。b. 皮肤切口位于颧弓根稍上方。c. 直线形切开并剥离颞肌直到显露颧弓根（照片右侧），并保证没有软组织遮挡通往中颅底的手术通路。d. 骨瓣很小，且紧靠中颅底。之后磨除骨窗边缘直至开口与中颅底平齐。e. 该入路所需骨瓣的大致大小对照

开。之后铣开约 2 cm 骨瓣。取前侧入路时需磨除颞骨鳞部直至与中颅底平齐。乳突气房开放较为常见，需用骨蜡密封。在后侧入路中，如果骨瓣不够低，亦需进行磨除，以保证与中颅底或小脑幕平齐。在两种入路中，硬脑膜均需以下方为基底剪开。在后侧颞下入路中，注意避免损伤 Labbe 静脉十分重要，需要在术前计划时加以考虑。

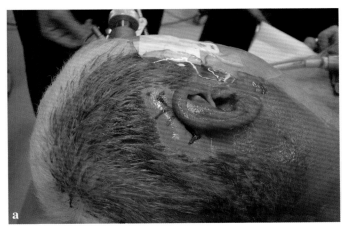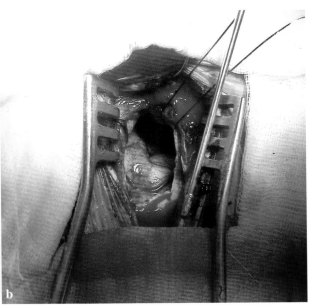

图 6.11　a、b. 后侧迷你颞下入路。a. 皮肤切口呈直线，位于耳廓后方对角线走行。b. 该入路需精心规划以确保 Labbe 静脉不受损坏

6.6 乙状窦后入路

锁孔乙状窦后入路与大多数神经外科医师所熟悉的标准入路相似。根据我们的经验，除非肿瘤累及脑表面，几乎任何位于后颅凹腹侧、脑桥或小脑外侧的病灶均可通过迷你骨窗及皮肤小切口加以切除。

6.6.1 基本步骤

（图 6.12）

对于锁孔乙状窦后入路来说，体位摆放至关重要。先令患者平卧，并移至同侧床缘。不应垫高肩膀，因为这样会限制某些操作角度、增加该区域锁孔入路的难度。头部抬高并在颈部活动度允许的情况下尽可能转向对侧。头部转动不足时，可以通过旋转手术床来获得满意的角度，而非使用侧卧体位。

应根据影像学资料定位横窦及乙状窦，骨瓣直径约 2 cm，并恰好位于横窦 – 乙状窦转角处（针对位于桥小脑角及颈静脉孔区病变），或稍低于此（针对 Meckel 腔 / 岩斜区病变）。皮肤切口呈缓 S 形或弧形，指向手术目标区域。此时，自动牵开器叶片或头皮拉钩需与入路方向平行，避免干扰操作。之后的软组织分离旨在尽可能利用有限的皮肤切口，暴露星点及横窦 – 乙状窦转角部。骨瓣打开方式与经典乙状窦后入路相同。需要注意的是，除非操作者对此入路特别熟悉，否则需将骨瓣开放至横窦 – 乙状窦转角直至两者充分暴露，这一点至关重要。另外，注意后方骨瓣不能过小，否则会影响初始阶段脑脊液间隙的开放，从而增加向前方暴露小脑外侧面至岩骨外侧部分的难度。针对特定病例开颅的精确体位摆放将在第 13 章中进一步讨论。

硬脑膜瓣呈 V 形，且明显小于传统开颅。这样可以一定程度上支撑小脑，避免其在开放脑池之前向外膨出。基底朝向前方的 V 形硬膜瓣用于显露桥小脑角。基底朝向上方的 V 形硬膜瓣用于小脑上入路。而在原 V 形硬膜瓣基础上加以延长，形成 T 形硬膜瓣，则可以用于三叉神经或岩斜区手术。避免完全打开硬膜，因为保留的硬膜可以为小脑提供额外支撑以避免其向外疝出。

刚刚打开硬膜时，操作需要耐心。由于小脑不会通过较小的开口膨出，所以会有充分的时间来缓慢释放脑脊液并松解脑池。通常我们会直接尝试显露目标区域，但是，如果无法释放脑脊液，我们则向下寻找枕大池并剪开该处蛛网膜。不论何种情

6

6

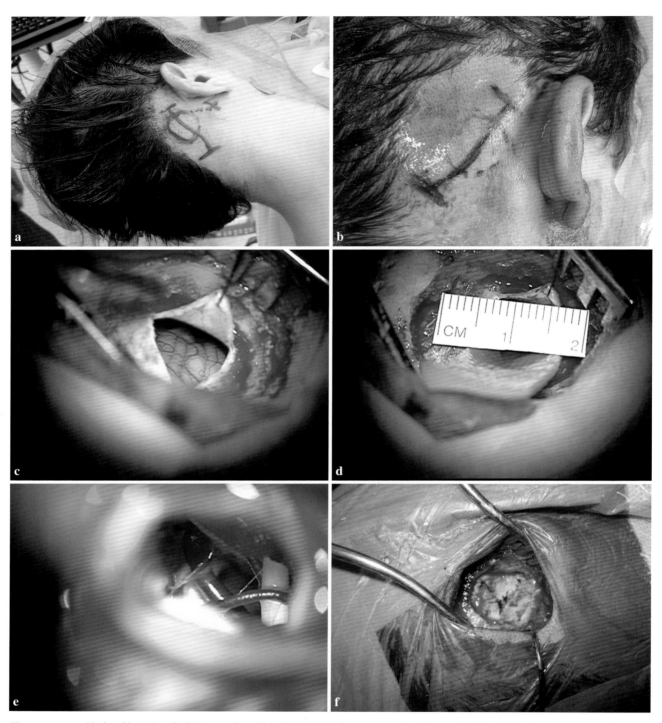

图 6.12 a~f. 锁孔乙状窦后入路步骤。a. 该入路中患者取平卧位，最大限度转动、小幅度抬高并伸展头部。b. 皮肤切口呈缓 S 形，并与手术通道方向成角，以免自动牵开器遮挡入路。c. 按照 1~2 个 V 形切口剪开硬膜。这种小开口可以避免释放脑脊液过程中小脑向外疝出。此处，基底位于前方的硬膜瓣适用于显露桥小脑角，基底位于上方的硬膜瓣适用于小脑上入路，例如 Meckel 腔及岩尖部的显露。如果上述两部区域均需显露，则应同时制作上方及前方基底的硬膜瓣。但是，我们并不建议打开后部硬脑膜，因为该处硬膜可以帮助固定小脑。d. 骨瓣的大小对照。继续扩大骨窗直至乙状窦 – 横窦转角（必要时）得以显露。e. 释放脑脊液后，该入路可以显露后颅凹腹侧面的神经血管结构。f. 硬膜缝合后的外观

况，我们均能通过释放脑池中的脑脊液来获得足够的操作空间，而并不需要行腰大池引流或通过扩大开口来获得足够空间。

6.7 经纵裂入路

该入路应用广泛，可以用于显露包括扣带回、第三脑室、侧脑室、松果体区、丘脑、尾状核以及枕叶额叶内侧面在内的一系列病变。

6.7.1 基本技术

（图 6.13）

入路精确定位于手术左右侧的选择较为复杂，将在后续章节中详细讨论。将手术侧置于下方有助于利用重力加以牵引。但是，我们发现对于多数患者来说，头部处于中立位可以避免中线偏移。

头皮上取平行于矢状窦的旁正中直线切口。骨瓣呈细长形，长轴平行于矢状窦。该骨瓣使得术者在遇到桥静脉时能够调整角度进行避让，同时避免过多暴露大脑表面。影像学导航有利于选择合适的手术途径来避开大静脉，但最好做好术前规划。骨瓣边缘位于矢状窦内缘，不要跨窦。

经纵裂的蛛网膜分离能够逐渐松解大脑。由于双侧扣带回常常粘连紧密，从而看上去与胼胝体相似，术者需要注意加以区分，避免分离时错沿扣带沟进入大脑。当大脑前动脉的血管结构得到确认并看到胼胝体之后，可根据需要行胼胝体切开术。

6.8 枕下入路

对于该类患者，我们的入路与传统方式并无显著区别，仅仅在于规划开颅时尽量避免暴露非手术所需的小脑组织。必要时，内镜的使用对于该入路下观察术区极有帮助，而传统情况下往往需通过扩大开口、切除脑组织或用力牵拉来获取视野，例如病灶向侧方延伸进入 Luschka 孔时。

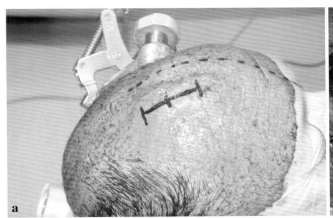

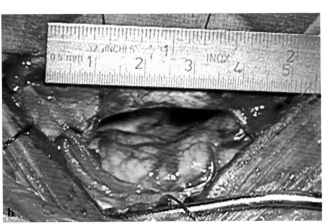

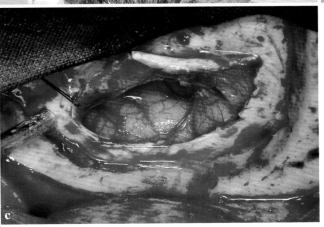

图 6.13 a~c. 锁孔经纵裂入路。a. 前侧经纵裂入路的皮肤切口呈直线，并位于旁正中。后侧经纵裂入路的切口设计理念与此类似（参见第 15 章"顶盖区及松果体区的锁孔手术"）。b、c.2 例经纵裂入路骨瓣的示意图。理想的骨瓣应较窄，但适当偏长，以便遇到粗大桥静脉时提供足够的空间加以避让

6.8.1 限制性旁正中枕下入路

（图6.14）

该类旁正中入路避开了中线骨嵴，且利于显露单侧小脑半球病变。皮肤切口取垂直方向，位于旁正中。与通常情况相同，受累脑表面需加以暴露。该入路可广泛应用于大部分小脑病变，在充分规划下，能够满足手术所需并尽量减少肌肉损伤。

6.8.2 限制性经蚓部入路

取中线小切口、中线经骨嵴骨瓣可以暴露小脑蚓部，而不需打开枕骨大孔或大范围分离颈部肌肉。皮肤切口呈垂直位、经中线。骨瓣起始于枕外隆突下方，保留枕骨大孔。对于该类小骨瓣开颅，我们常取基底位于侧方的C形硬膜瓣，因为相较于传统Y形切开法，该类硬膜瓣在小骨瓣开颅时更便于折叠牵开。

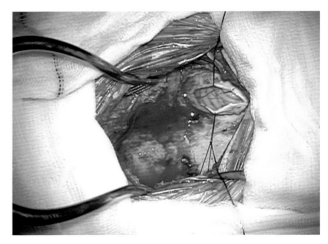

图6.14 旁正中枕下入路。该图片显示了暴露小脑半球侧方肿瘤所需入路

6.8.3 迷你经髓帆入路

（图6.15）

皮肤切口呈直线，取垂直位、经中线，但必须

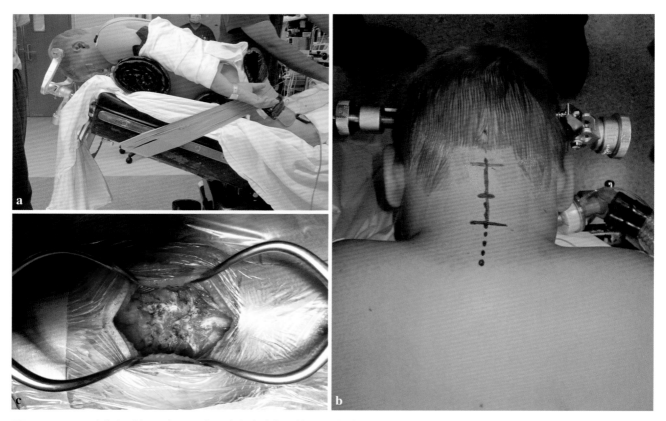

图6.15 a~e.迷你经髓帆入路。a.该入路患者体位摆放。b.皮肤切口略向下"移动"（参见第8章"幕上颅内肿瘤的锁孔手术"中的原则八）。图中虚线标记从枕外隆突直至椎体棘突的中线位置。皮肤切口略偏下，以枕骨大孔为中心，以避免皮肤组织遮挡经髓帆入路中由下指向上方的工作通道。c.分离软组织之后，暴露小部分枕骨下部及C1椎体

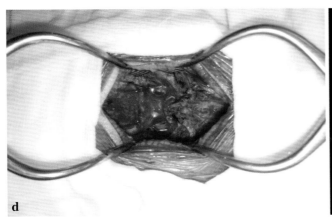
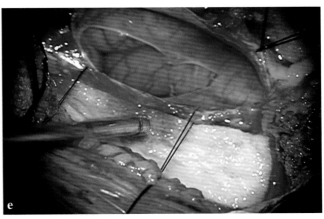

图 6.15 （续）d. 骨瓣较小，C1 被部分削除，但该入路中不需要完全切除 C1。e. C 形剪开硬膜，并如图所示向侧方折叠牵开。此时，可见被一处神经节细胞瘤撑开的延髓组织

向下延伸至颈部，以免皮肤组织阻挡朝向上方的手术通道。骨性开颅范围包括枕骨大孔，且 C1 也可加以切除。通常内镜的使用可以减少完全切除 C1 的需要。

迷你经髓帆入路需要根据肿瘤的解剖特点加以设计。设计入路时，一项较为有用的观念是将手术开口视为一架梯子。第四脑室的开放需要打开枕骨大孔，但是并非所有患者均需完全暴露小脑半球。随着病灶在第四脑室中位置上移，骨瓣上缘的

位置也需随之上移，以免骨窗上缘阻挡对第四脑室上部的显露。该类肿瘤位置深在，而且对于第四脑室内病灶来说，扩大开口及小脑半球的暴露范围并无助益。

C 形硬膜开口在此处十分有益，较 Y 形开口更易于折叠牵开。我们不进行骨瓣回纳，迄今并未发现术后颅性头痛症状。在我们看来，这与我们在该病例中所开放的骨瓣较小有关。

（王林 译）

第 7 章

内镜手术及其在现代神经外科中的作用

内镜手术及其在现代神经外科中的作用

Michael E.Sughrue and Charles Teo

7.1 引言

毫无疑问，近年来经鼻切除脑肿瘤的技术得到了应有的重视。这本书不是细述经鼻手术，因为在这个方面已有无数的好病例，可以仔细描述这些手术，但这会大大增加这本书的篇幅。鉴于经鼻内镜方法是我们治疗特定疾病的实践方法的一部分，我们必须简要介绍这些方法，并在适当的时候讨论它们。

7.2 经鼻入路的简单介绍

经鼻治疗某些颅底疾病的想法已经建立了一段时间，长期以来一直是脑垂体病和脑脊液漏的标准治疗方法，取得了很好的效果，并发症也很低。在过去的 20 年中，许多外科医生逐渐扩大了经鼻手术的适应证，包括鞍旁疾病，如颅咽管瘤和斜坡肿瘤。随着内镜技术和手术器械的改进，基本上任何中线或中线外肿瘤（硬膜内或硬膜外）都可以通过经鼻入路，借助功能性鼻窦镜手术技术，以蝶窦为中心的一些入路取得满意结果。尽管改良的脑脊液闭合技术减少了这些患者先前认为禁忌的硬膜修补问题，在脑脊液瘘得到彻底解决之前，这始终是一个值得关注的因素。

7.3 经鼻内镜入路的适应证

目前已清楚的是，它是有可能清除中线和轻微中线的病变，预后良好。目前尚不清楚的是，这是否是实现最好效果的最佳方法。当选择经鼻内镜入路和锁孔开颅术时，这些事项的考虑尤其重要。

首先，虽然尽可能避免皮肤切口是可取的，但很明显，目前进行的鼻内镜手术并不完全是微创的。大量的鼻腔解剖操作是必要的，通常包括鼻甲切除术、鼻中隔黏膜切除（尤其是使用鼻中隔瓣）、鼻窦操作和广泛的骨钻术，这些都会导致一些鼻腔疾病，需要积极的鼻部护理。虽然这些问题并不是令人望而却步的，特别是与大型病态的跨面或经口入路相比，在许多患者中，它们比计划良好的锁孔开颅手术更具有挑战性。在我们的经验中，这些患者一般都只有轻微的疼痛，术后第二天回家，不需要积极的术后护理，而且很少发生脑脊液漏。因此，即使是鼻内镜手术的拥护者，我们也不清楚是否所有的经鼻内手术都比经颅锁孔手术具有更小的侵入性，这很可能取决于个人情况。

其次，虽然最近几年经鼻技术得到了显著的改进，但是用显微镜通过锁孔比经鼻更容易进行有难度的操作。例如，在大多数患者中，使用经颅技术从中、大型脑膜瘤中解剖包裹的小动脉相对容易和安全。这种局面将保持一段时间，除非有重大的技术创新。

7.4 何时使用经鼻入路

鉴于在锁孔手术方面的经验，我们认为使用鼻内镜入路的最佳情况是该入路比经颅入路更具有特定的解剖学优势。具体例子如下：表 7.1 提供了一个粗略的指南，说明何时我们采用鼻内入路而不是经颅入路。

7.4.1 鞍区病变

这个例子对大多数神经外科医师来说是显而易见的，这里是为了完整性而提供的。虽然对于简单的鞍上腺瘤，大多数外科医生会倾向于经鼻入路，但一旦明显地延伸到第三脑室或颞窝，确定更好的手术入路的标准就不那么明确了。成角内镜所提供的额外视野帮助我们扩大了经鼻入路的指征。此外，蝶鞍内的其他疾病，如脑膜瘤，曾经被认为超出了经蝶鞍显微手术的能力，现在被认为适合于鼻内镜入路。

7.4.2 颅咽管瘤

在许多患者中，经鼻途径提供了比经颅入路更早发现垂体柄的机会，在我们的经验中，这降低了术后尿崩症的发生率。虽然，我们不能通过经鼻入路治疗所有颅咽管瘤，但只要有可能，这是我们的首选。经鼻入路的相对禁忌证有：蝶窦气化不良，鼻孔小，单纯脑室内肿瘤，"亲吻"颈动脉限制了入路的大小，肿瘤的长轴位于冠状面而非矢状面的罕见情况，当视交叉前间隙较大时可采用额下入路，而经鼻经鞍结节 / 经垂体窗入路则空间非常有限。

7.4.3 内侧海绵窦病变

我们认为，安全显示经海绵窦内侧到外侧壁的能力是经鼻入路对神经外科的最大贡献之一。

7.4.4 斜坡病变

没有直接和简单的经颅入路可像经鼻入路一样进入斜坡中线部位。神经和颈内动脉在这个入路的外侧，因此会更容易和更安全。我们在许多硬膜外病变的患者中采用这种手术方法，现在可以轻松地处理硬膜内肿瘤，甚至颅内肿瘤（图 7.1，视频 7.1、视频 7.2）。

7.4.5 岩尖病变

对于这一具有挑战性的区域，没有单一的完美

表 7.1　鼻腔内入路与经颅入路的决策

经颅好	经鼻好	不定
·脑神经Ⅶ / Ⅷ	·蝶鞍	·简单的嗅沟瘤
·蝶骨翼 / 前斜坡	·斜坡	·简单的鞍结节肿瘤
·颞骨外侧	·蝶窦 / 筛窦累及	·鼻癌 / 成感觉神经细胞瘤
·肿瘤包绕血管	·蝶腭窝	·颅咽管瘤
·脑神经外侧	·颞下窝	·Meckel 洞
·边界较宽	·颈总动脉下岩尖部	·岩尖病变
·需要复杂的美容 / 皮瓣重建	·内侧海绵窦	
·侵犯面部皮肤	·齿突上部	
·血供丰富 / 无法栓塞		

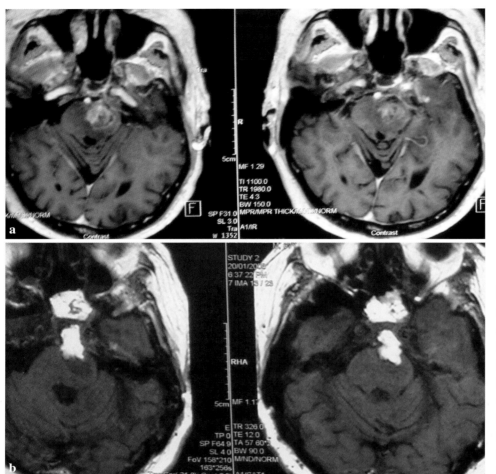

图 7.1　a、b. 在视频 7.1 所示的病例中，术前（a）和术后（b）影像显示了侵犯脑桥的复发性软骨肉瘤。经鼻入路在此是有用的，因为它解决了残留的骨侵犯和沿肿瘤长轴的脑桥受累问题。在术后的图像中，注意雪人状脂肪移植物的在位情况（参见第 11 章有关这一关闭技术的更多细节）

方法可供选择。在许多患者中，经鼻入路是最佳选择。这一点将在后面的章节中更详细地讨论。

7.4.6 颞下窝 / 颈静脉区病变

常规入路对该区域的并发症很高，而经鼻入路提供了很好的途径，不需要劈开下颌骨，切断 V3 神经，或其他常规入路进入该区域所需的侵入性操作。因此，使用这种方法来处理岩骨外侧的病变是有价值的（图 7.2 和图 7.3，视频 7.2、视频 7.3 和视频 7.4）。然而，我们承认，采用经上颌 / 经翼腭入路 V2 神经移位确实会带来相当麻烦的并发症。

7.4.7 嗅沟病变

对于通过嗅沟侵入大脑的鼻部病变来说，经鼻入路是相当容易理解的。对于位于嗅沟的颅内病变，经鼻入路仍有一些优势。对于锁孔入路，例如眶上（眉弓）开颅，这一区域可能具有挑战性，因为它相当的靠前（即锁孔切口的后面），而且在某些患者中位置较深，使一些患者更容易经鼻完全切除肿瘤累及的颅骨。经鼻入路提供了其他优势，如脑膜瘤早期去血管化和最小或无脑牵拉（参见第 9 章）。经鼻入路对嗅部病变的缺点是嗅觉黏膜的固有损伤，进而带来的嗅觉丧失。

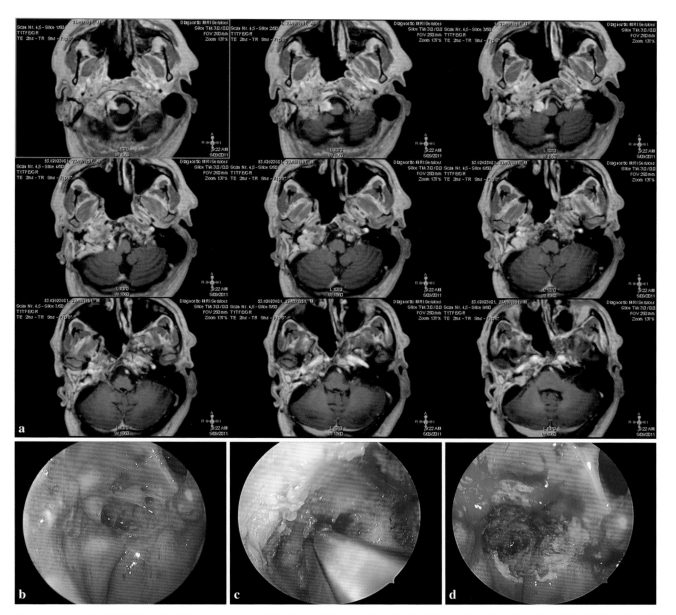

7

图 7.2 a. 术前图像显示多个复发软骨肉瘤，广泛涉及右侧岩尖和颈内动脉下岩骨。注意先前的经鼻入路和乙状窦后开颅术。这一手术的目的，是基于患者避免另一次大手术的愿望，是在预期辅助治疗的情况下减少瘤负荷。b. 经鼻入路对这些患者的好处之一是肿瘤的再进入是简单的。这对于容易局部复发的颅底软骨样肿瘤是有用的。在这种情况下，导航有助于确定被黏膜覆盖的残余肿瘤。c. 使用 Coblator® 设备，我们能够明显地去除肿瘤。d. 最后切除侧方延伸至颈动脉和颈静脉孔残腔。经鼻内入路使我们能够达到手术的目的，并在手术当天出院

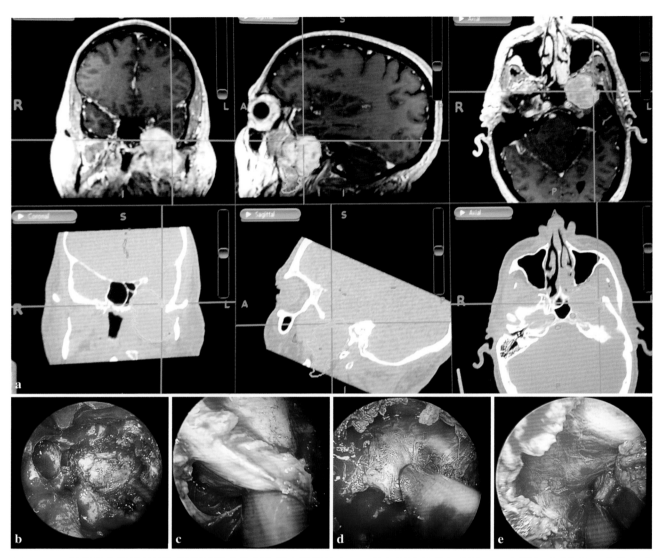

图 7.3　a. 导航设备拍摄的画面显示了鼻内镜经上颌入路到达大三叉神经鞘瘤的横向范围。b. 上颌窦后壁切除、上颌内动脉牺牲、肿瘤解剖及部分肿瘤切除后的肿瘤内镜观察。卵圆孔已经打开，哑铃部分向内延伸至左上角。在图像右下方可见肿瘤延伸至颞下窝。c. 从内部切除后，肿瘤从翼状肌和颅中窝硬脑膜向内折叠。d. 肿瘤随后从颅中窝硬脑膜处剥离。e. 肿瘤累及颈内动脉颈段，可见肿瘤进入海绵窦硬脑膜

（吴群　译）

第 8 章

幕上颅内肿瘤的锁孔手术

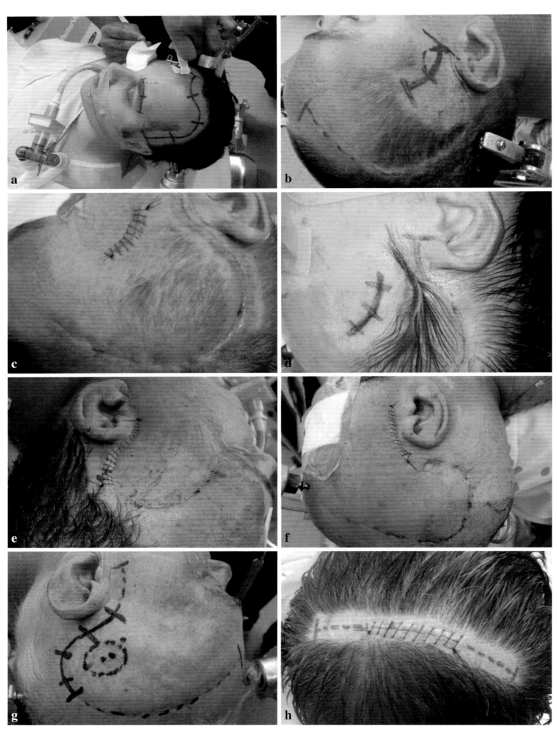

图 8.1　a~h. 我们在二次开颅手术中使用了一系列方式，来避开之前的切口，要么是因为以前的伤口出现了并发症，要么是因为我们不喜欢以前切口的位置。a. 使用经眉入路避免重新打开大的额颞部切口。这是一个很好的方法，以避免再次打开之前较大的切口，特别是在低额、低岛叶、颅底存在病变的情况下。b、c. 这两幅图展示了避开前一个切口的方法，在上一个切口的右边做一个我们喜欢的曲线切口，使之几乎与上一个切口相连。通常这是不可取的，但由于切口很小，我们已经做过很多次了，没有任何皮肤坏死或感染。d. 该病例的切口开在先前的马蹄形切口处，这并不符合我们的设想，它也可以通过锁孔手术来完成。e、f. 在一些患者中，之前的切口离我们想要的入路不远，就像图中的颞叶肿瘤一样，在这些病例中，我们需要使用一个稍微大一点的但仍然小于之前切口长度的一半的标准切口。g、h. 在其他情况下，我们可以从中间重新打开先前的切口，暴露所需要的部分，特别是当先前的医生使用不合理的大切口进行了开放活检时

例如，计划解剖切除内囊和中脑是不明智的。然而，只要有可能，解剖切除是可取的，因为与试图沿边缘切除相比，解剖切除不太可能留下供肿瘤浸润的空间。在许多患者中，这些巨大而广泛的浸润性肿瘤可以通过较小的锁孔入路切除。偶尔潜在的病变需要范围更广的开颅手术，但使用范围最大的锁孔手术也要比目前标准开颅手术小。局灶性病变，如转移性肿瘤、WHO Ⅰ级胶质瘤（包括毛细胞星形细胞瘤和多形性黄色星形细胞瘤）、海绵状血管畸形和其他定义明确的非浸润性病变更适合手术治疗，因此也更适合使用小开口、小入路，利用脑沟进入病变的手术入路来从内部切除肿瘤。因此，在这些情况下，应使用小开口，因为很少要用到需要大开口才能暴露出来的手术入路。一些诊断明确的小的胶质瘤最好做病灶切除，而其他的则做解剖学切除。

以下是规划锁孔手术治疗幕上胶质瘤的 8 个指导原则。

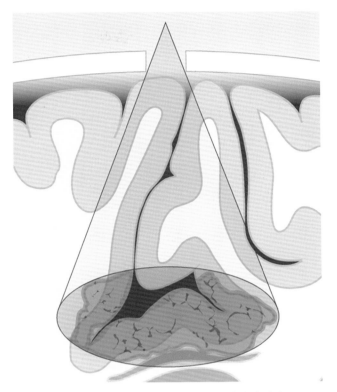

图 8.2　锁孔手术的概念及其在深部肿瘤中的应用

8.4 原则一：确定进行锁孔手术需要的空间大小

锁孔概念的一个要点是，小的开口能为深部病灶提供一个比表面病灶更多的操作自由度（图 8.2）。这和通过钥匙孔看门背面一样难。此问题如图 8.3。因此，虽然通过常规的锁孔可以很容易地找到深部肿瘤，但当肿瘤大部分位于表层时通常需要暴露肿瘤的整个浅表部分，或至少要切除所侵犯的皮质。一般情况下，如果肿瘤的深度小于 2 cm，则需要加宽手术切口。因此，如果肿瘤最浅表的部分位于皮质表面 2 cm 以下，即使体积非常大，也可以用标准的锁孔手术切除。当肿瘤浸润脑组织浅于该深度时，通常需要在颅骨水平完全暴露肿瘤，才能更充分地进行手术切除。

8.5 原则二："两点法则"

让"两点法则"如此重要的根本原因是，当你

在内部切除肿瘤时，肿瘤周围的大脑会随着重力向下挤压。通过主要入路沿肿瘤最长轴向下分离，可以减小切除肿瘤所需的操作角度。此外，通过直接上下定位肿瘤的长轴，你可以像香蕉皮从香蕉上垂下来一样，利用重力把大脑从操作区域分离出来。这样，宝贵的空间就不会被固定的脑牵开器叶片所占用，观察肿瘤体积也很方便。

"两点法则"是神经胶质瘤锁孔入路的主要关注点。图 8.4 描述了它的应用。简而言之，理想的锁孔开颅位置是通过沿着肿瘤最长轴上的两个点画一条线，然后沿着这条线向外延伸到骨头。理想的锁孔被放置在这一点上，通过调整患者的体位使两点连线更接近平行于地表垂直线。

"两点原则"为我们提供了理想的锁孔位置，通常这是在设计手术入路之前需要考虑的唯一因素。然而，也有一些例外情况迫使外科医生使用一个不太理想的位置作为切点，下面将对此进行讨论。

8

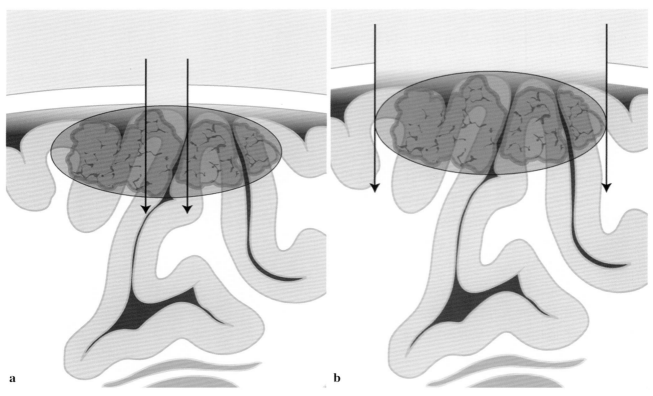

图 8.3　a. 做小骨瓣来治疗浅表性肿瘤的局限性。b. 骨瓣的大小必须与位于表面的肿瘤一样大

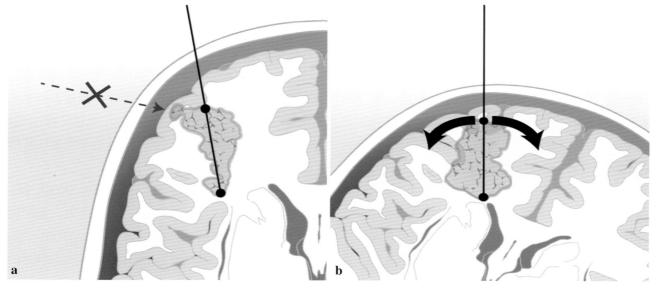

图 8.4　a. 用于确定锁孔开颅手术位置的两点法。b. 调整患者的体位，使两点轴更好地垂直于水平面

8.6 原则三：在明确的大脑区域中设计理想的锁孔位置

在许多患者中，理想的入路是建立在一种经过明确或推测的脑实质的轨迹之上的。显然，为了避免这种情况，必须移动锁孔。在这些患者中，我们通常设计一个略低于理想的入路，以避开大脑，然后利用内镜切除肿瘤，而用显微镜是较难进行的，如图 8.5。

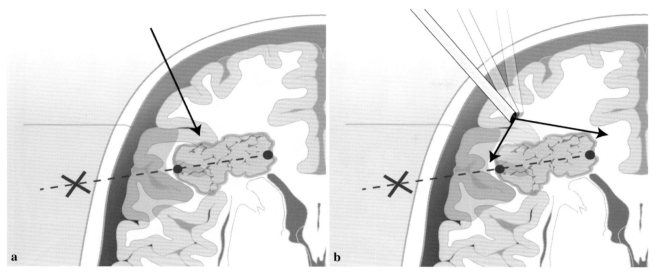

图 8.5　a. 根据两点法来调整手术入路，来避免损伤过多的皮质（蓝色部分）。b. 值得注意的是，内镜在两点法不适合时，却是非常有用的

8.7 原则四：在大脑裂中设计理想的锁孔位置

在一些患者中，"两点原则"将引导术者沿着一个大的、便于定向的脑裂，经皮质通向大脑实质。为了减少对正常大脑的损伤，在蛛网膜下隙中尽可能长时间的操作是可取的，因此在某些情况下，锁孔最好位于脑裂的一部分，这将助你接近理想的入路。内镜可以应用于这些患者，以解决肿瘤远远超出手术入路的部分（视频 8.1）。这些通常适用于岛叶肿瘤、扣带回肿瘤和位于间脑结构内的肿瘤，如丘脑。

8.8 原则五：手术目标与合适的锁孔

大多数胶质瘤的最佳治疗方法是根治性切除。无论是在什么阶段，这通常是不可能或不可取的，见图 8.7。在这种情况下，肿瘤在某一个阶段是不可能被完全切除的，因此肿瘤被视为 3 个独立的部分。在每一阶段，我们都要为肿瘤的相应部位设计一个锁孔入路，并对该部位绘制相应的"两点原则"轴。然后分 3 个阶段成功切除肿瘤。

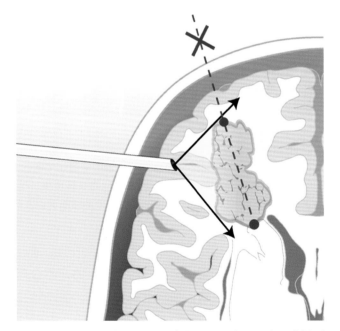

图 8.6　如图所示使用内镜通过脑组织间隙，如沟、外侧裂或半球间裂。使用脑组织间隙来减少脑实质损伤是可取的，但这往往会使你偏离肿瘤的长轴，在这些情况下，内镜可以起到巨大的辅助作用

8.9 原则六：只要有可能，坚持使用简单和熟悉的手术方法

任何对神经外科稍有了解的人都知道，在头

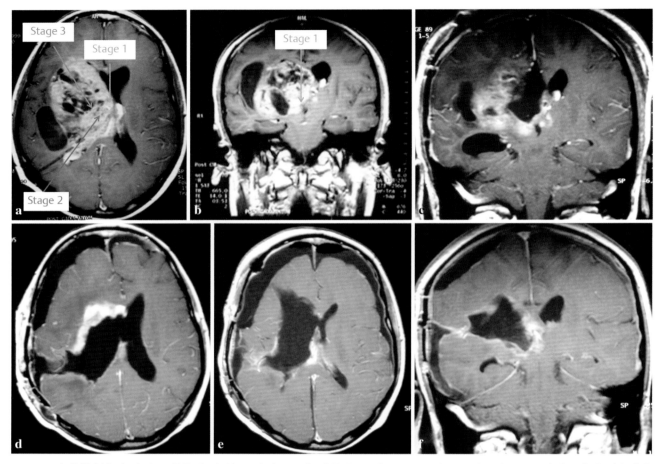

图 8.7　术前横断位（a）和冠状位（b）的 T1 加权磁共振成像（MRI）显示了一个巨大的丘脑星形细胞瘤。考虑到该肿瘤的大小和复杂性，故非常具有挑战性，我们从一开始就认为，要分多次切除肿瘤。这使得我们能够分别三次通过不同两点轴的锁孔开颅术来切除这个肿瘤。前两幅图像显示了每次手术的两点轴。冠状位图像描绘了第一次手术的两点轴，即半球间经胼胝体入路。c. 第一次术后的冠状位磁共振成像。d. 从后方向切除肿瘤的第二次术后的横断面磁共振成像。e、f. 用这种方法切除肿瘤的第三次术后磁共振成像的横断面以及冠状位

部的某些部位应用"两点原则"是不合适的。通过颧骨弓，或上矢状窦指向面部的两点入路是不合理的，而其他微创入路，如眶上眉弓入路、翼点锁孔入路和纵裂胼胝体入路，虽然是间接的，但更适合，见图 8.8。大多数神经外科医师都很熟悉这些简单灵活的解剖学，并且经验丰富的术者很少发生与微小入路相关的并发症。

8.10 原则七：平行于脑神经的切口

　　沿皮下神经方向走行的切口增加了切断神经纤维的数量，增加了术后疼痛和麻木的风险。因

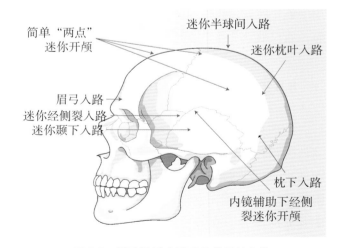

图 8.8　锁孔胶质瘤手术的常用的入路

此，只要可能，切口应该与这些神经平行。这些神经的位置以及开颅手术中不同锁孔切口的理想方向可见图8.9。

8.11 原则八："合理应用"欺骗性行为""

我们在这本书中主要强调的原则是当肿瘤沿着大脑表面生长时，或者换句话说肿瘤就位于骨瓣下方时，有必要制作一个骨瓣暴露被侵犯的表面组织。虽然这常是正确的，但在某些情况下，我们可以避免暴露整个表面，也可以获得较好的结果。我们将这种技术称之为"欺骗性行为"。锁孔手术中这种"欺骗性行为"，是基于承认尽管肿瘤的实际范围可能会沿着大脑表面广泛扩大，但在许多情况下，在颅骨下进行手术是安全的，不会让患者面临不必要的风险。这使得我们可以在不牺牲疗效和安全性的前提下，大幅度减小切口和骨瓣的大小。最常见的进行"欺骗性行为"的情况是我们计划在手术中进行胶质瘤外侧叶切除时。我们认为完全没有必要暴露整个枕尖的表面来完全切除枕叶内的肿瘤。取而代之的是，我们在"操作区"上做一个锁孔式颅骨窗口，而肿瘤正好处于我们计划处理的区域，我们只需要利用显微器械进入该脑组织下，进而切除肿瘤。当我们认识到对将要被切除的大脑进行精细的处理是没有意义的，我们不需要对手术步骤进行完美的暴露，也不需要精细的显微解剖时，用类似的技术来进行额叶和颞叶切除术可以大大限制开颅骨瓣的大小。

8.12 在特殊位置的锁孔开颅手术

上述准则概括了一般锁孔手术设计的关键概念，特别是对于颅内肿瘤。经验丰富的外科医生在尝试应用这些技术后将很快注意到，这种方式有一些限制，或者更具体地说，在头部的某些部位，这些技术的应用并不多。本章的其余部分将详细描述如何将锁孔开颅术应用于整个大脑范围的肿瘤。

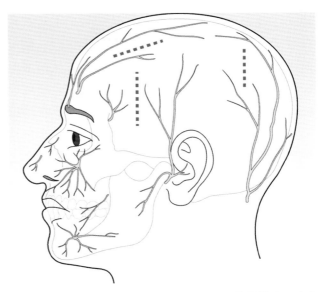

图 8.9 头皮的神经分布以及在头皮不同部位能够避开这些神经的理想切口

8.12.1 额叶肿瘤

额叶肿瘤患者尤其受益于外科医生将锁孔原理纳入他们的手术中。由于想要将切口隐藏在发际线后面，传统的用于接近额叶肿瘤的切口通常都很大，因为需要将大片头皮向前折叠以暴露额叶。相比之下，在发际线后面做一个短的线性切口和一个小骨瓣就足够看到肿瘤，并可以将整个额叶移向蝶翼和脑室，如果需要，可以使用锁孔式。虽然刚刚打开时的视野似乎不够，但在短时间内，缩小皮质和皮质下白质大大改善了视野，允许精确和广泛地解剖中线血管结构和室周的深核，这非常适合使用锁孔术式（参见第 3 章"锁孔开颅手术的技术原则"）。熟悉操作后，小开颅手术和大开颅手术并没什么不同。

任何额叶肿瘤的手术方案，无论大小，都需要考虑如何将切口隐藏在头发之内（有眉毛或毛发的头皮）以及避开前额。仔细思考上述原则实施的可能性，在前额开一个切口显然不是最优的，应该设法解决，避开这些问题，同时使开颅手术切口尽可能小。对于长在表面的肿瘤尤其如此。

首先，计划手术切除方式是很重要的。如果手术是针对广泛的额叶胶质瘤，最好是通过额叶

8

切除，那么在发际线后面的锁孔开颅手术通常就足够了。在手术切除部分额叶减小体积后，就可通过改变显微镜的视角，在额叶内几乎任何部位轻松进行操作。位于前额叶下方的皮质表面可以压缩到这个区域而被切除。当其后方的所有脑组织都被切除时，接下来的手术操作就不需要很精细。因此，当整个额叶计划被切除时，就没有必要暴露整个手术区域，不需要符合前述锁孔手术的基本原则。

对于没有计划全切的病灶切除手术来说这有些棘手。当然，在一些患者中，可以在发际线后方进行类似的微创开颅手术，以追求经皮质或额叶至病灶的手术入路。在许多前额位置的病灶切除术中，经眉入路可以使用通过额下皮质或额极的手术路径。在某些情况下，对于位于这两种入路之间的肿瘤病变，也偶尔利用头皮牵开器辅助牵开的弧形切口以获得理想的手术路径。

8.13 具体病例

8.13.1 岛盖部未侵袭的简单凸面肿瘤

如图 8.10 所示，该患者病变小、表面积小、无包膜受累。对这些患者而言，锁孔手术的设计很

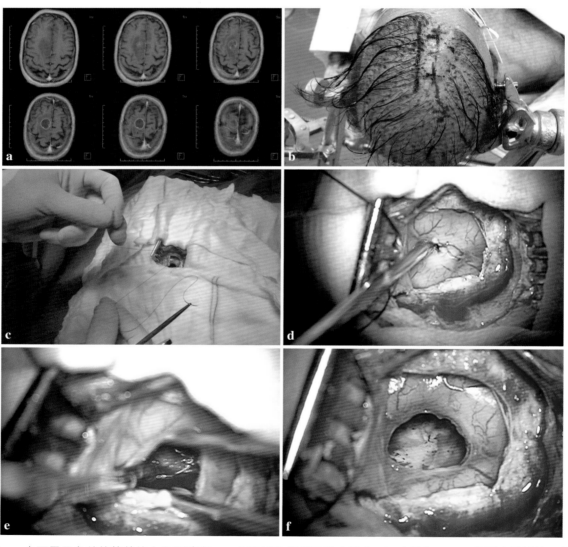

图 8.10　一个不累及岛盖的简单的小凸面肿瘤。a. 术前 MRI 所显示的小肿瘤。b. 皮肤切口。c. 使用小骨瓣的开颅手术。d. 暴露的皮层区域。e. 切除肿瘤。f. 切除到最后的空腔

简单：前后走向的线性切口，而且手术是微创的，经皮质入路或在某些情况下经沟入路。

8.13.2 额深部肿瘤

如图 8.11 所示，这位患者因肿瘤较大而出现偏瘫。尽管肿瘤很大，但仅有少量的浅表皮质受累。骨瓣略大于上一个案例，但不明显，因为较深的肿瘤很容易通过锁孔进行操作。

8.13.3 经眉入路切除额下胶质瘤

如图 8.12 所示，该病例展示了一个典型经眉切除的病灶。该病灶部位较低，大部分累及额叶前叶及下叶。重要的是，肿瘤的长轴直接进入眉骨所在区域。尽管先前的外科医生会用一个很大的开口，仍无法通过前外侧入路来治疗这个肿瘤。

8.13.4 广泛侵犯额面的肿瘤

如图 8.13、图 8.14 所示，广泛侵犯额面的肿瘤需要更大的骨瓣和更大的切口。如图 8.13 患者的内侧额上叶及对侧丘脑有大量转移性肿瘤。本例的骨瓣需要暴露额叶肿瘤的表面以及包括通过对侧半球间经胼胝体入路接近丘脑肿瘤的两点轴，这需要比位于表面的肿瘤稍微多一点侧位的暴露和前切口。

图 8.14 展示了一个更直接的例子：肿瘤内侧的表面受累。对于这些患者来说，用一个可以暴露肿瘤表面的线性切口就足够了。

8.13.5 额叶切除术：岛盖未侵袭或岛盖侵袭

额叶切除（图 8.15、图 8.16）易于通过小开口来完成。操作中可以通过"欺骗性行为"适当缩小

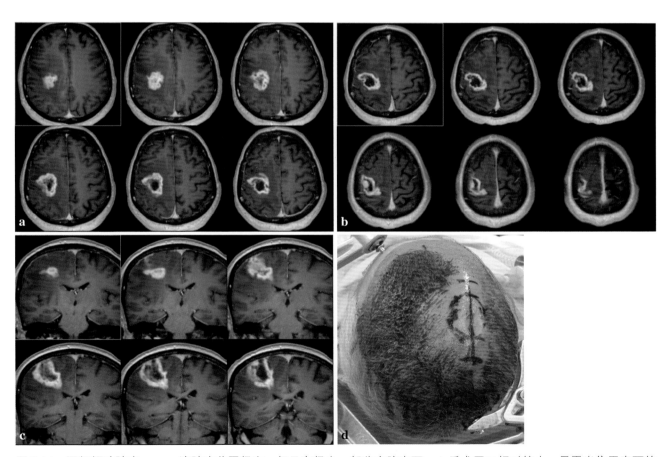

图 8.11　深部额叶肿瘤。a~c.该肿瘤范围很广，但只有很少一部分在脑表面。d.手术开口相对较小，暴露出位于表面的肿瘤即可

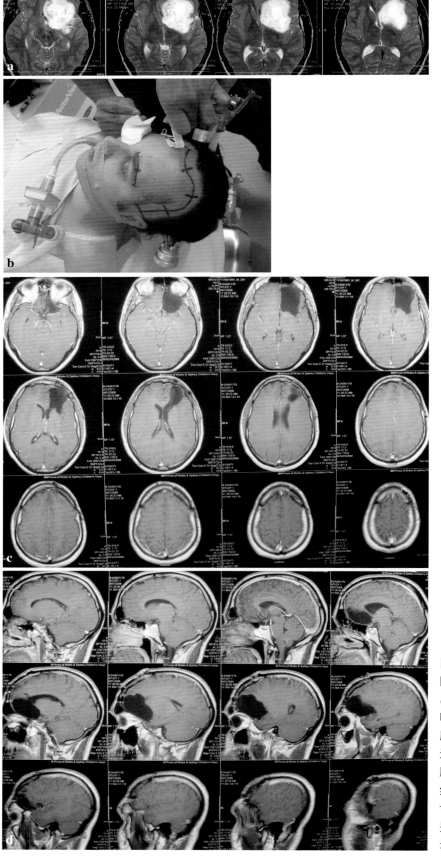

8

图 8.12 低位额岛叶肿瘤经眉入路切除。a. 术前影像表明这是一个较大的额岛叶肿瘤，主要累及眼窝前额皮质和岛叶。肿瘤没有向上延伸得太远，使额叶脑表面受累较少，额叶皮质受累也较少，这些都使得经眉入路成为可能。并且该肿瘤在矢状面和轴向面上的长轴都指向经眉入路的位置。b. 该图是之前的手术切口，我们后来做了经眉入路。c、d. 分别是横断位和矢状位的术后磁共振，展示了使用该方法的良好手术效果

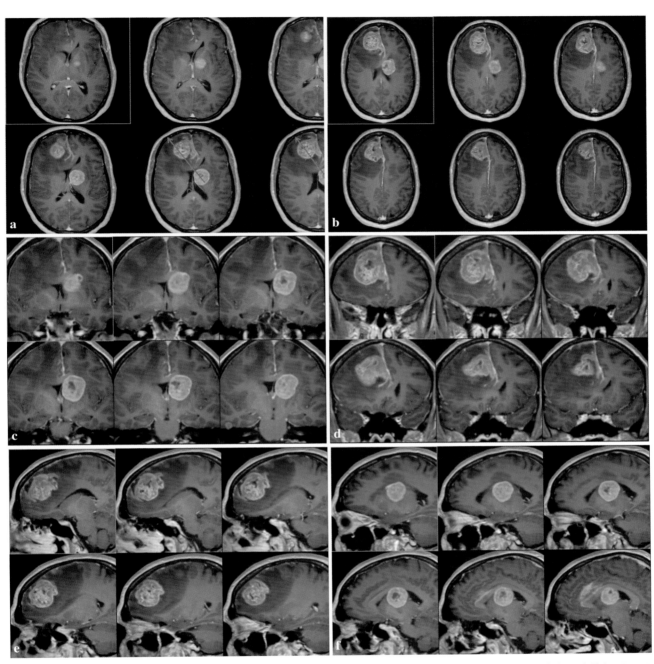

图 8.13　a~j. 广泛侵犯额表面的肿瘤，伴对侧丘脑经胼胝体肿瘤。该病例反映了许多关于设计额部肿瘤入路的问题。图 a~f 展示了肿瘤侵犯了右侧额叶的内侧表面和硬膜，并转移至左侧丘脑。为了用同一入路处理这两种肿瘤，我们需要同时暴露右侧额叶表面的肿瘤，并对准左侧。如图 a 中的红色箭头所示，这需要稍微宽一点的骨瓣，因为丘脑肿瘤的长轴比额叶肿瘤更偏向外侧

骨瓣并在骨边缘下方操作以去除内侧和前部额叶区域来限制开口的大小。开颅手术应以"操作区"为中心，该操作区主要包括术者计划切除的最后侧的一个脑回以及最外侧的一个脑回。对于这一区域，你需要将侧重点放在判断需要切除哪些、保留哪

些，也是为何需要完全暴露该区域的原因所在。额尖和内侧脑可以在该区域颅骨下进行切除，而骨瓣的前侧及中部区域需要达到一定范围，以免颅骨下方的操作区域过度极端狭小，导致手术操作具有不必要的挑战性。但完全没有必要移除上矢状窦附近

8

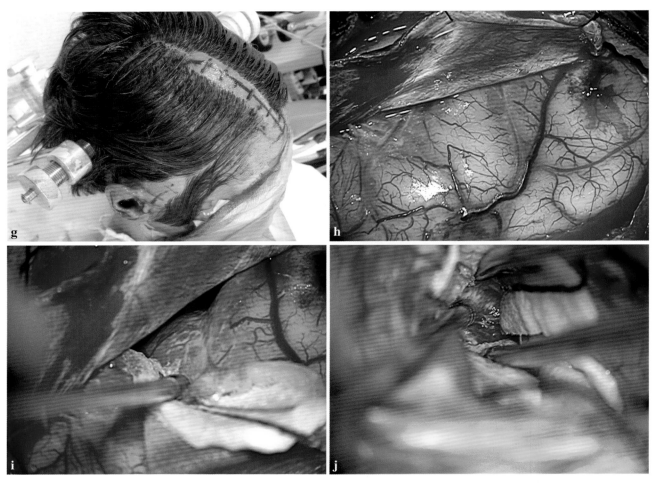

图 8.13 （续）g. 这使得该切口比单独处理额表肿瘤时要长一点。h. 术中开颅照片。i. 肿瘤侵犯皮质表面。j. 切除额叶肿瘤后，再经胼胝体入路切除丘脑肿瘤

或前额上方的颅骨。

与所有的锁孔程序一样，定位是至关重要的。患者仰卧位，头部放正、抬高、轻微弯曲。这就防止了手术入路偏离中线，意味着手术入路是垂直于朝向蝶翼和视神经方向的。切口是线性的，骨瓣是用来处理受累的后上额表面（如上所述，不需要暴露额叶表面）。因此，皮瓣从发际线向后延伸至患者头皮的最后方，这使得外科医生可以直接从上方接近并处理肿瘤的后缘。如果皮瓣没有向后放置得足够远，就很难充分处理这个边缘。虽然没有必要暴露中线，重要的是，如果肿瘤侵犯到岛盖的皮质，那么皮瓣应该被放置在外侧，来提供一个向下直接到外侧裂的手术入路，因为如向内折叠前额皮质，那样是不明智的。相反，最好的方法是向下切

开这个区域，直到发现裂隙为止。如有必要，可在岛叶后方进行向下剥离。

骨瓣打开后，首先要做的就是快速额叶减容，从皮质后缘开始，向前下操作，以腾出空间。接下去的显微手术步骤在视频 8.2 中概述。一旦你有了操作的空间，就可以用显微镜解剖内侧额叶，然后向后追踪，找到中线，最后是大脑前动脉（ACA）复合体和胼胝体周围动脉。一旦中线清晰，额极减容并向内折叠，露出眼眶顶，眼眶顶随后向后，直到确定视神经和颈动脉，以确保额叶切除术的根治效果。如有必要，需要将额叶岛盖减容，直到看到裂隙为止。此时，进入同侧侧脑室，来识别穹隆、尾状核和胼胝体。尾状核可以通过白色的斑点和条纹辨认出来，这些斑点和

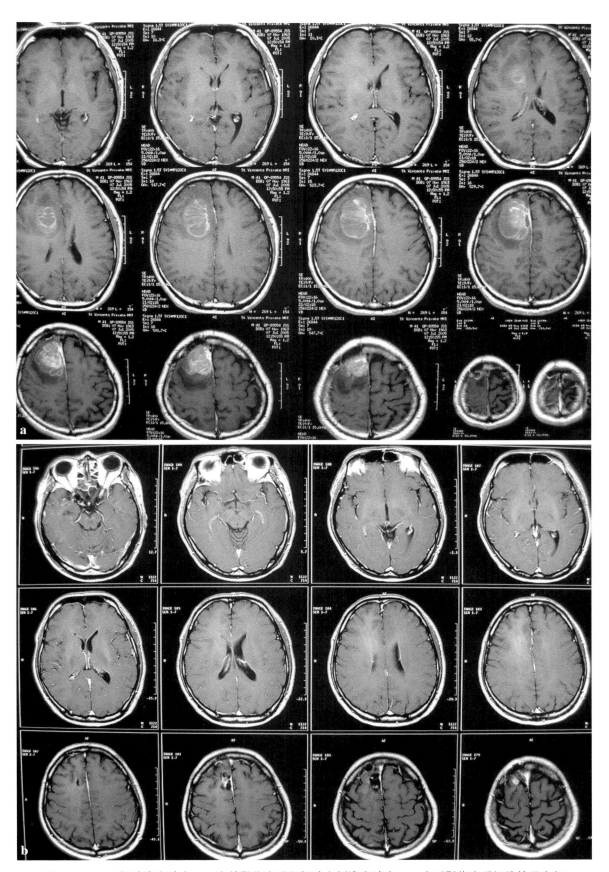

图 8.14　a~f. 额叶浅表肿瘤。a. 术前影像表明是额叶内侧浅表肿瘤。b. 术后影像表明切除效果良好

8

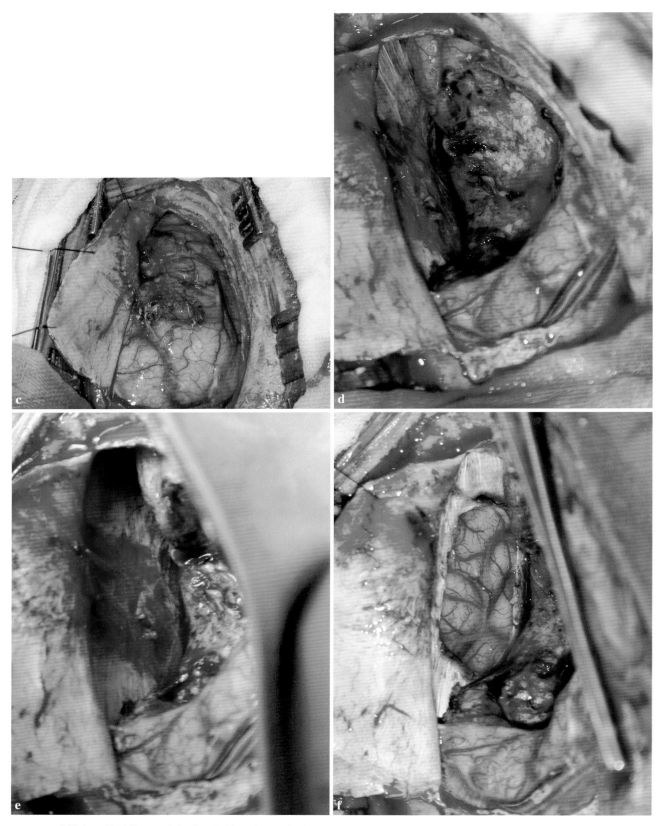

图 8.14 （续）c. 骨瓣的开口和部分暴露的照片。d. 切除后的照片；注意暴露肿瘤时的后缘是沿着肿瘤表面的后缘进行的，并且从肿瘤的后边缘开始切除。e. 通过显微镜观察术后空腔的内侧能看到肿瘤所侵犯的大脑镰。f. 大脑镰切除后的图像表明通过对侧入路进入内侧大脑半球表面，能获得极好的视野

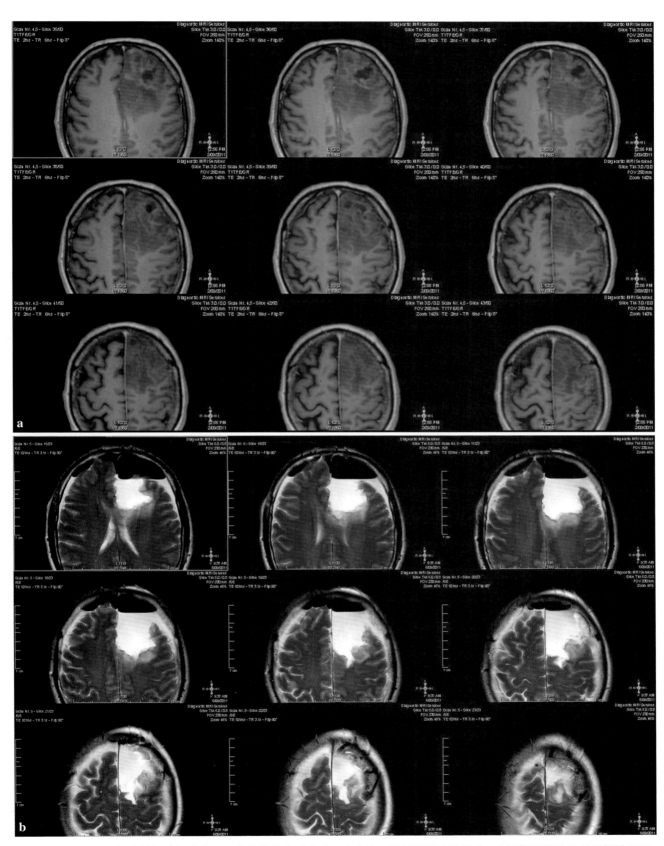

图 8.15　a~h. 保留岛盖的额叶切除术。a. 术前影像表明这是一个大的、低级别额叶胶质瘤，它不侵犯额叶岛盖和额叶眶面。
b. 术后影像

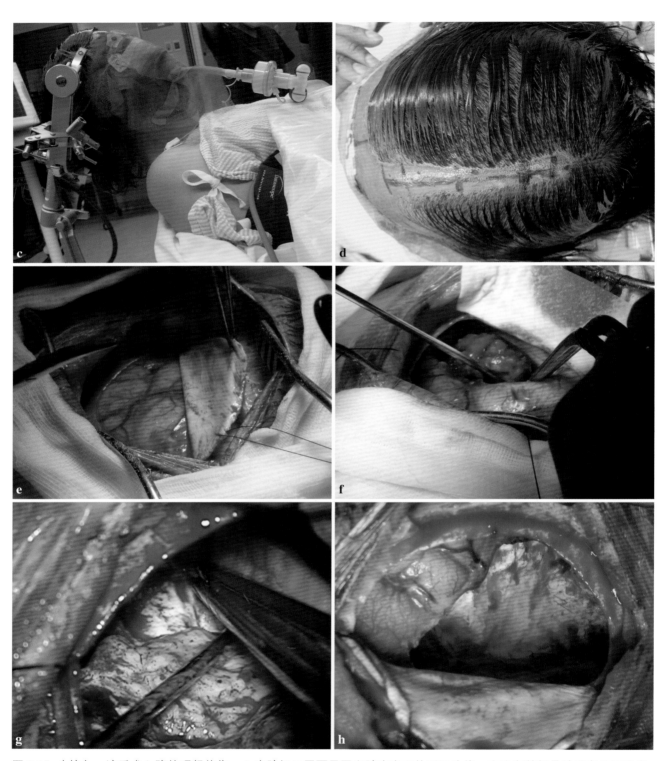

图 8.15 （续）c. 该手术入路的理想体位。d. 皮肤切口需要暴露出肿瘤表面的后回边缘。应注意前额骨并没有暴露出来。e. 该手术入路从这个切口开始。f. 首先要从明确的肿瘤后缘开始，从暴露出来的后缘直接向下切除。随着肿瘤的切除，操作空间也逐渐变大。g. 前额骨下的额叶病灶可以通过从骨瓣下方向内推开大脑来进行切除。h. 肿瘤切除后的照片。值得注意的是，手术很容易切除到中线，可以在手术早期切除内侧额叶来识别大脑前动脉

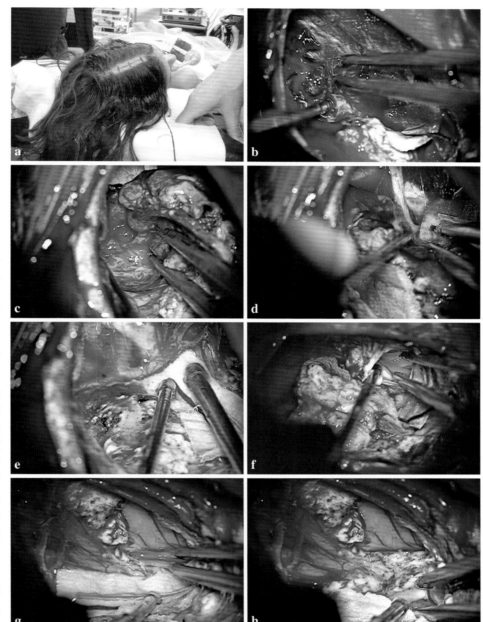

图 8.16 a~h. 保留岛盖的额叶切除术。这是一个完整的额叶切除手术,切除的肿瘤未侵犯岛盖,但侵犯了额叶眶面皮质和胼胝体,并环绕尾状核。a. 皮肤切口,允许暴露出后回,但不暴露中线、前额和岛盖。b. 肿瘤减容后的第一个任务就是找到中线并在后方切除额叶,直到找到并分离出大脑前动脉为止。c. 然后切除前额部分肿瘤并向内拉。d~f. 在切除额叶眶面皮质的肿瘤后,可见到嗅束向后延伸至视神经和颈动脉分叉处(e)。确定颈动脉分叉处的下后方后,打开脑室(f)来识别尾状核和胼胝体。g. 通过进入对侧脑室,可以识别并切除胼胝体的端部和膝部。h. 通过识别尾状核头将很容易找到岛叶

8

条纹类似于切开的肉豆蔻,遇到这种情况时,最好不要无故进入尾状核,因为这会导致偏瘫。如有必要,一旦穹隆被发现和施加保护,胼胝体和透明隔可被切除。完整额叶切除的图像可见视频8.4 和视频8.5。

8.13.6 颞叶和岛叶肿瘤

颞叶肿瘤锁孔手术的暴露存在与额叶肿瘤相似的问题,就是许多两点路径从头部出发,出现在不利于美观的位置。通常,必须对理想的方法作一些改善。当计划做一个颞叶前部切除术时,可以把切口相对地放在后面,缩短切口长度和减轻颞肌操作,并在大量减容后将颞尖向内折叠,这也是因为颞尖没有附着在后面的任何部位上。

根据两点原则,大部分颞叶的病灶切除术可以通过一个小的线性切口和最小的开颅手术来完成。颞后皮质表面受累应移除骨瓣来暴露。颞前区病灶切除应根据"两点原则"来设计,并根据翼点的指

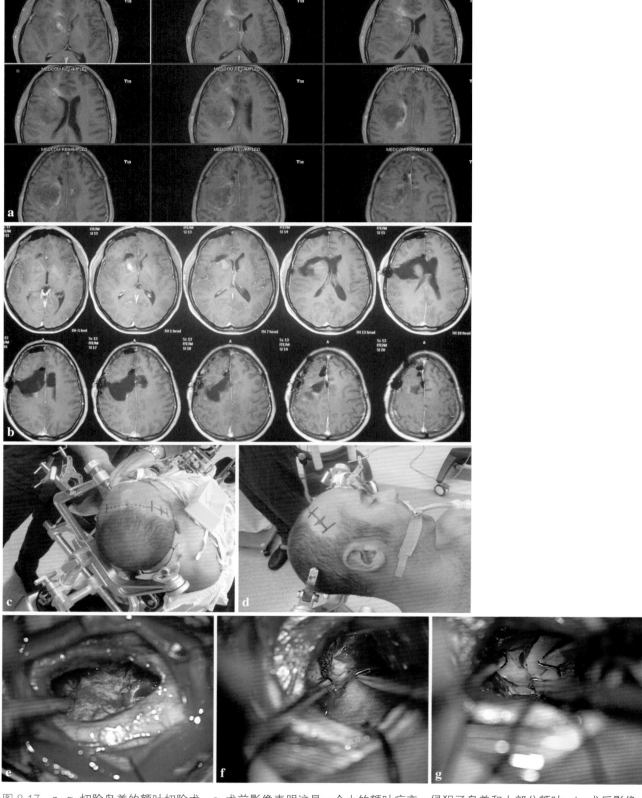

图 8.17　a~g. 切除岛盖的额叶切除术。a. 术前影像表明这是一个大的额叶病变，侵犯了岛盖和大部分额叶。b. 术后影像。c、d. 展示了患者体位和用来执行开放活检的一个更大的切口。e. 切除受累的岛盖。f、g. 进一步从肿瘤内部切除，最终暴露出脑室和内侧表面的尾状核头部（g）

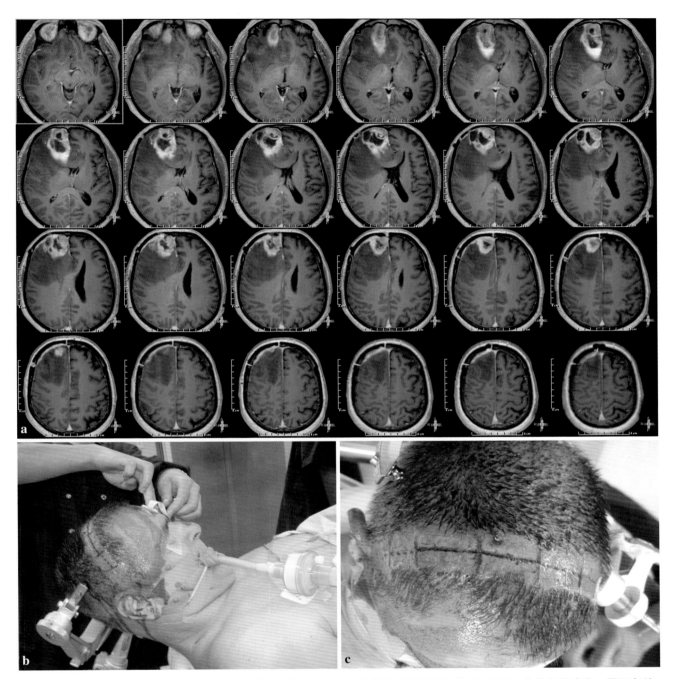

图 8.18 a~p. 切除岛盖的额叶切除术。a. 术前影像表明这是一个大的额叶胶质母细胞瘤，其 T2 信号发生改变，累及岛盖。先前用了一个大的手术入路来进行组织活检以及额叶切除术。b. 展示了患者的体位。c. 在之前的切口内设计此次手术的切口

示，在发际线后方用一个短的曲线切口暴露病灶，抬高到达该区域所需的最小颞肌。

在手术设计过程中涉及一个重要的问题就是是否需要暴露外侧裂。有明显岛叶受累的肿瘤需要暴露于裂隙两侧；然而，如果侵犯颞上回，在前后

方向的暴露长度不必太长，因为岛叶深度的关系，可以通过一个小的开口就能很好地看到，正如锁孔原理所讲的那样。考虑到牵拉颞上回时，大脑中动脉（MCA）有损伤的风险，故应暴露所侵犯的颞上回。

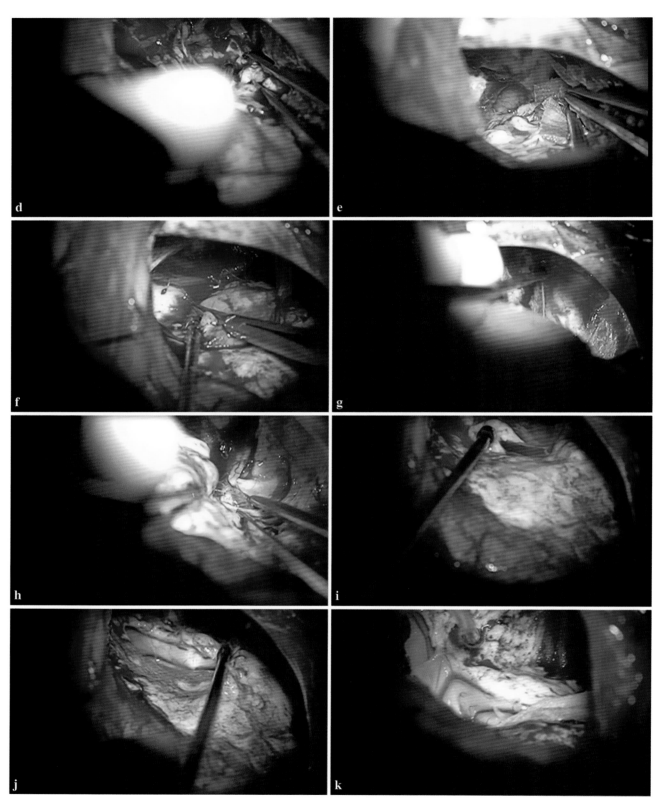

图 8.18 （续）d. 在切除一部分肿瘤后，我在显微镜下拍摄了暴露出来的脑组织。首要的任务就是确定中线位置。e. 明确大脑镰。f. 沿着大脑镰向后，识别并分离出大脑前动脉复合体。g、h. 然后将肿瘤移出眼眶底，向后识别（h）并分离出嗅束、视神经和前循环。i. 下一步是识别并打开侧脑室的前角。j、k. 切除累及的胼胝体

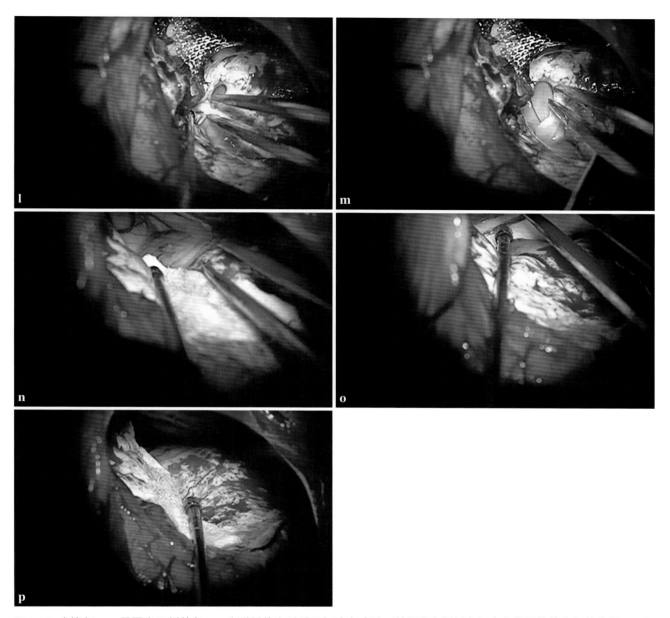

图 8.18 （续）l、m. 暴露出双侧前角。n. 当胼胝体和透明隔切除完成后，利用脑室解剖来初步定位尾状核头部的位置。o. 尾状核看起来像豆蔻，呈淡红色，有白色斑点。p. 如果有需要可以通过部分切除尾状核，找到肿瘤的后缘并向后进入岛叶

8.14 特殊病例

8.14.1 局限性颞部肿瘤

（图 8.19、图 8.20）

在许多情况下，对于局限于颞叶的肿瘤，开颅手术可以保持较小的规模，因为即使是颞前叶表面受累的大脑，也可以安全地减容并向内拉。因此，皮肤切口长度可以较短以及位于后方的发际线。

如果未侵犯额盖或顶盖，可以通过最小的开颅手术来完成规划好的单纯颞叶切除术，如图 8.20、视频 8.6。这只要在耳屏前面做一个 3 cm 的线性切口，并延伸到颧骨根部就足够了。这个手术最困难的部分是在骨边缘的前方操作，来对颞叶减容，并将顶端向内折叠。这可能需要一些刁钻的角度，直到尖端被充分减容，以确定桥静脉，并将之分离。接下来，手术的其余部分与通过较大的入路进行颞叶切除术没有什么不同。

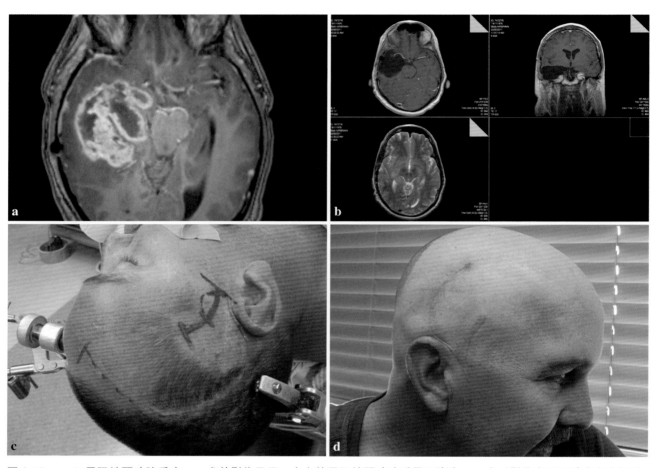

图 8.19　a~d. 局限性颞叶胶质瘤。a. 术前影像显示一个大的局限性颞叶胶质母细胞瘤。b. 术后影像表明了肿瘤完全切除。c、d. 该手术入路的皮肤切口，以及术后切口的长期愈合情况（d）

8.14.2 局限性岛叶肿瘤

主要位于岛叶内的肿瘤易于通过小的骨瓣开口来切除，这是由于通过显微镜角度微小的变化，就可容易地暴露位于裂隙深处的完整的岛叶长度（如图 8.21）。皮瓣应直接做在病灶中心的裂隙上方，切口应微微弯曲，以保持在发际线后方，并露出 2 cm 的皮瓣。同样，虽然一开始暴露程度很小，但在打开大脑外侧蛛网膜并分离裂缝之后，曝光量就足够了。整个裂隙不需要分开，只需要让裂隙自然地打开，并尽可能小地移除岛盖来观察岛叶。这就是为什么在一个有限的操作区域内使用宽尖、绝缘双极钳是很重要的，因为它们可以防止在这个区域深处操作时损伤视野内的血管，并且当分离时它们可以减少岛盖被损坏的风险（视频 8.7、视频 8.8）。我们要识别所有的动脉，并在牺牲前追寻它们的来源以及目的地。对于通过岛叶进入正常大脑的旁路血管应该加以保护。然而，终止于岛叶的动脉可以安全地切除。通过标准显微外科技术切除岛叶肿瘤中央部分后，我们进行了止血（视频 8.9），以及使用有特定角度的内镜来定位肿瘤边缘。使用内镜是有必要的，因为为了穿过更少的脑组织，这里选择的是经外侧入路，而不是理想的两点入路，该入路无法看到肿瘤较深的部分。注意，从额叶入路进入岛叶，例如切除额叶神经胶质瘤的一部分，在一些案例中，你需要沿着两点入路走。

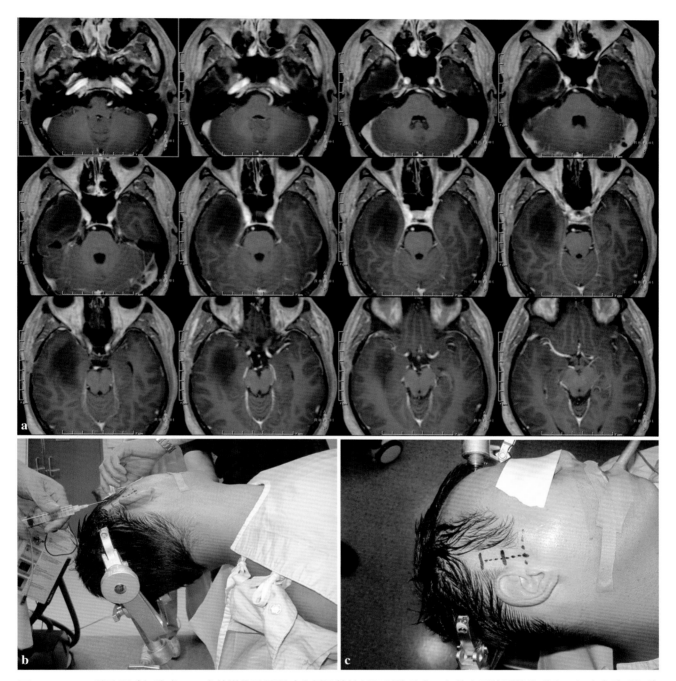

图 8.20　a~s. 锁孔颞叶切除术。a. 术前影像显示颞叶内侧局灶性低级别胶质瘤，之前在别处活检发现为 2 级少突胶质细胞瘤。我们计划做完整的前颞叶切除术来完整切除病灶。b. 在本例中，患者取仰卧位，头部旋转，直到颞窝与地面平行。并使头部向下倾斜，以促进颞叶向内下降，远离颅中窝底。c. 切口向下延伸到颧骨根部尤为重要

8.14.3 岛盖肿瘤

（图 8.23、图 8.24）

岛盖肿瘤是一种位于表面的肿瘤，通常通过暴露大脑表面来切除。岛盖皮质通常富含功能性结构，计划手术入路时，需要考虑这些功能性皮质结构的位置，如有可能，还要避免损伤大脑。暴露岛盖肿瘤时应十分小心，明确脑沟的位置，并保留在

8

8

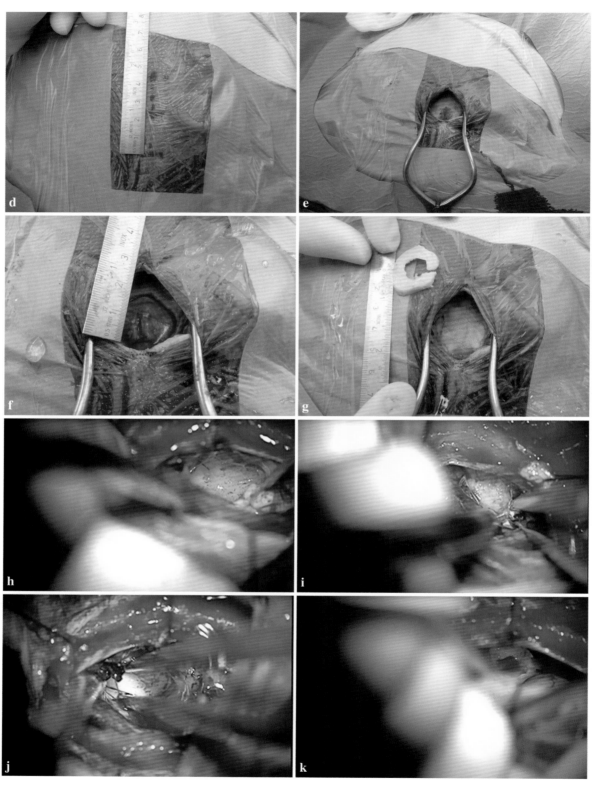

图 8.20 （续）d. 用尺测量切口长度。e. 软组织剥离后可以发现之前钻洞活检的位置就在切口的中间。f. 用尺测量开口的大小。g. 切口与骨瓣的大小比较。注意，开颅手术仅略大于钻孔活检。h. 硬膜内手术的第一步是减容中央颞叶。i. 这可以让你找到颞底。j、k. 然后切除颞叶上部以识别位于外侧裂上的软脑膜（k），接着向前直至到达位于骨瓣前表面下方的前颞尖

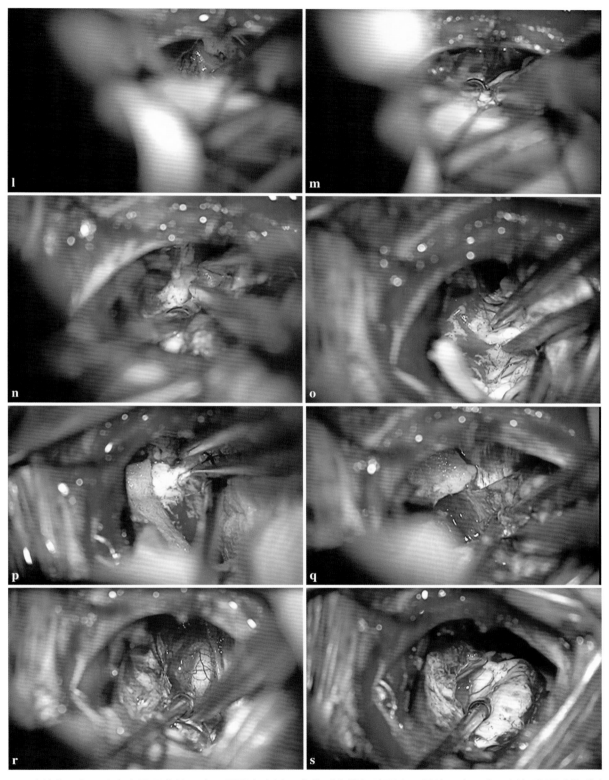

图 8.20 （续）l. 这是手术中最困难的一步，需要在皮瓣下非常耐心地切除颞尖。最终，在下方可以切除颞叶的前上角。m. 与桥静脉分离，使颞尖向内折叠。n~q. 然后将颞部肿瘤的深面划分为前缘和后缘（o）。然后将颞叶肿瘤的深面分开，连接前、后边界，并逐渐向深部切除（p），直到颞叶中下部的软脑膜（该图吸引器的左边）暴露在颅中窝底（q），并将之与颞叶分开。r. 在大部分颞叶被切除后，利用软脑膜平面去除钩回和杏仁核，通过剩余的软脑膜边界暴露脑神经Ⅲ和前脉络膜动脉。s. 如果需要的话，也可以移除海马

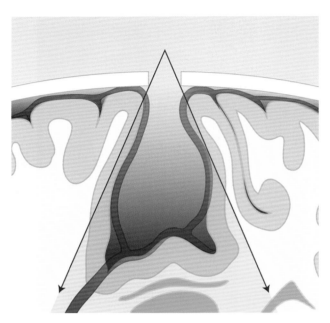

图 8.21　图示将锁孔原理应用于岛叶手术

脑沟中走行的大脑中动脉。

8.14.4 累及岛叶的多叶肿瘤

（图 8.25～图 8.28）

这些肿瘤的潜在变异似乎是无穷无尽的，然而，对于手术的基本步骤是很常见的。假设需要进行颞叶前部切除术，一般只需要在耳屏前方开颅暴露颞叶（做线性切口，颞肌以线性方式切开），并且通过一个小的线性切口，做一个小骨瓣来暴露颞上回和前外侧裂。颞叶内减容，颞上回下减容，来寻找裂隙和岛下区域。当充分减容时，颞极可折叠入视野，这时要小心烧灼和分离任何进入海绵窦的桥静脉。软脑膜下解剖可保护内侧结构，前后探查来确定和切除海马钩回，并找到主要血管。只要暴露了合适的表面组织，颞叶切除术可以很容易地向后延伸到海马、颞角，以及最远的后部（如锁孔原理所阐述的那样）。一旦识别了颞角，就为识别基底神经节和内囊提供了一个参照物，它们分别位于颞角和大脑脚的上方。沿着颈内动脉，我们可以辨认出被包裹在肿瘤中的中脑干和豆纹动脉。此时，在岛叶中所有安全操作的标志都已经得到定位，使得岛叶可以安全切除。

8.14.5 顶叶肿瘤

（图 8.29～图 8.31）

大多数情况下，由于肿瘤周围有丰富的脑功能组织而充满危险，故顶叶肿瘤的手术方式是十分明确的。上述原则可以充分指导大多数顶叶肿瘤的手术，如果肿瘤的长轴平行于垂直位，在这个区域内，操作会比较容易。而当功能皮质使你操作偏离两点之间的轨迹时，使用神经内镜会对手术操作有所帮助，值得考虑应用。

8.14.6 扣带回肿瘤

扣带回肿瘤是"两点原则"的典型例外。通常这个区域的两点入路会使你损伤大量的脑组织。虽然偶尔会有沟回帮助你找到这些肿瘤，但大多数情况下，最好的手术入路是半球间入路。大约前 3/4 的扣带回肿瘤可以通过前半球间入路切除（图 8.32、图 8.33，视频 8.10），而后半球间入路可用于后 1/4 和峡部病灶的切除（图 8.34）。中间 1/3 的病灶也可以通过半球间入路切除，但由于静脉解剖以及一些患者需要移除静脉，使静脉梗死的风险更大。当手术区域有两条静脉时，切除其中一条可能是安全的，但当只有一条主静脉时，这可能会使该入路变得更困难。幸运的是，在需要时线性切口很容易扩大。虽然同侧半球间入路更安全（没有两边受伤的风险），但它很难从扣带回向外侧手术。这可以通过对侧半球间入路来解决，这种入路可以很好地显示外侧表面，但有可能造成双半球损伤（视频 8.11），也可以使用内镜，通过同侧入路进入外侧部分（视频 8.12）。

良好的半球间入路是又长（3～4 cm）又窄的。与鼻窦平行的手术入路使你可以根据静脉解剖改变入口，而狭窄的皮瓣则可以避免过多的脑组织从侧面暴露。应从术前影像学中判断静脉解剖。

一般来说，当你切除肿瘤的时候（例如通过颞下入路从颞叶基底切除肿瘤，通过后半球入路从枕叶内侧切除肿瘤，或者通过前半球入路从扣带回切除肿瘤），明智的做法是不要直接从病灶边缘进

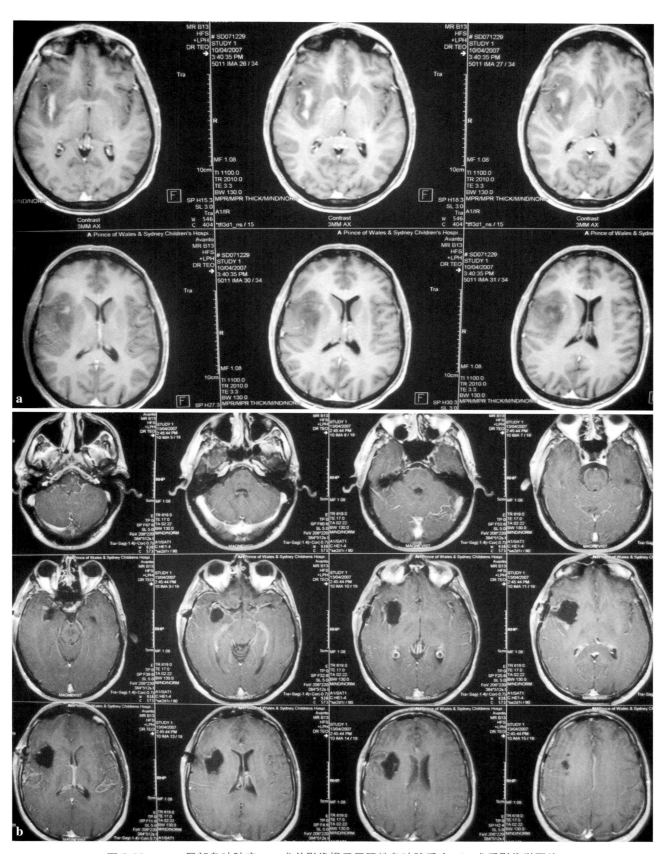

图 8.22　a~g. 局部岛叶肿瘤。a. 术前影像提示局限性岛叶胶质瘤。b. 术后影像学图片

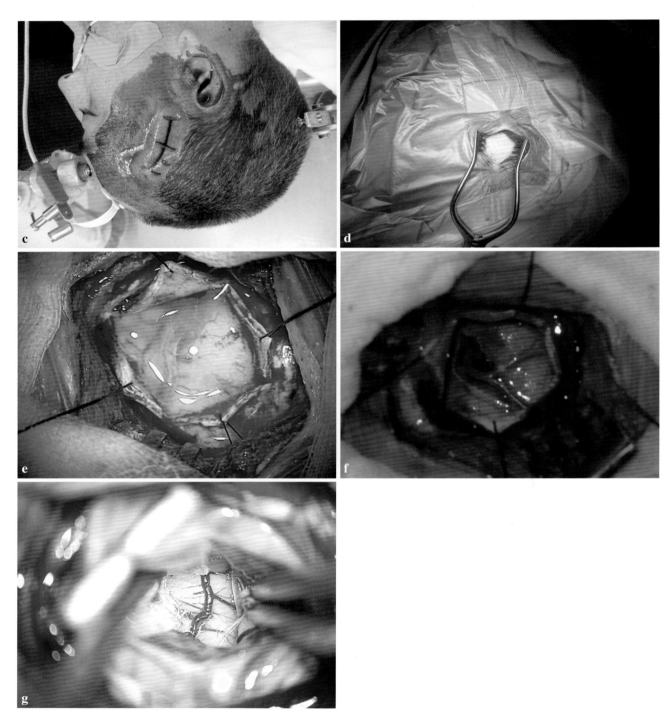

图 8.22 （续）c. 入路切口小，呈弧形，可直达外侧裂。d. 暴露的软组织相对大小。e. 暴露皮质表面，包括外侧裂。f. 外侧裂剥离的长度。g. 通过这种方法，使在裂缝深处的岛叶暴露出来

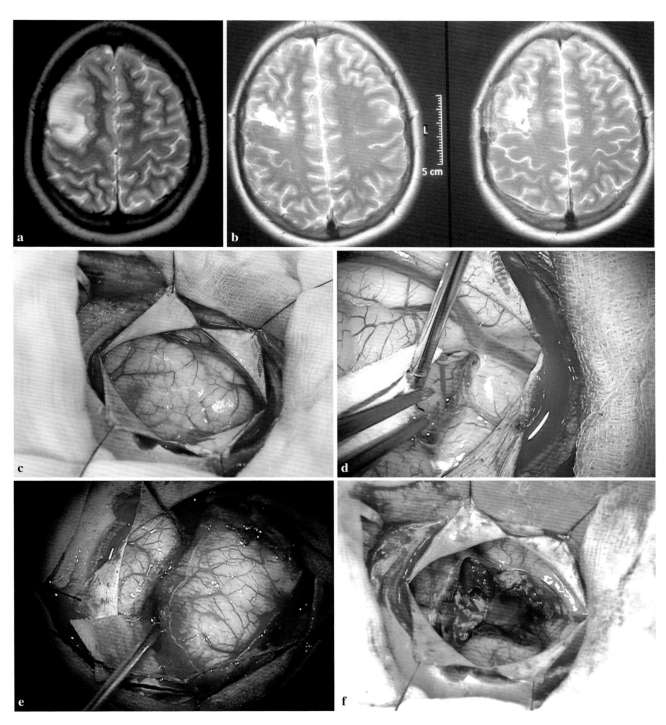

图 8.23　a~f. 额叶额盖肿瘤。a. 术前影像提示额盖低级别胶质瘤。b. 术后影像。c. 该开口虽然暴露了所累及的皮质表面，但与小型自固定牵开器相比，其大小适中。d. 在这些病例中，第一步是剥开脑沟蛛网膜来暴露脑沟，以便确定所有通过脑沟的大脑中动脉，如果它们并未终止于肿瘤，则予以保存。e. 切除受侵犯的脑回边缘和脑组织。f. 最终切除后的腔

8

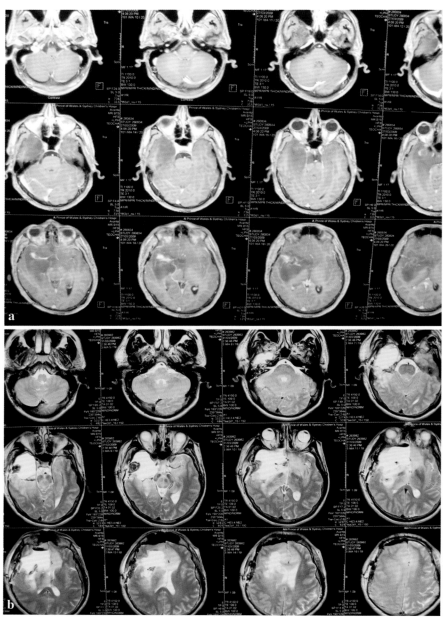

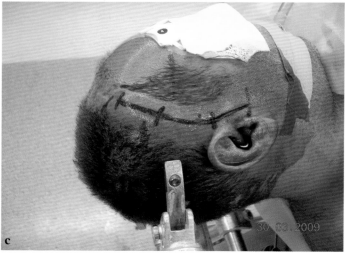

图 8.24　a~c. 广泛的岛盖肿瘤。术前（a）、术后（b）影像学提示广泛的岛盖胶质瘤。在这种情况下，需要更大的切口来暴露出位于表面的肿瘤（c），切口和传统的切口相似

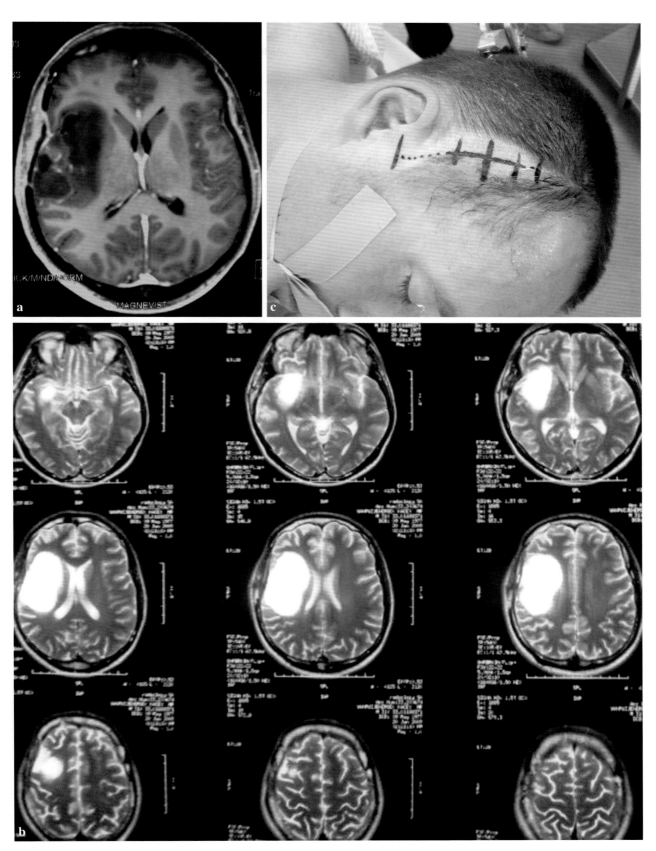

图 8.25 a~c. 岛盖 – 岛叶肿瘤。a. 此肿瘤广泛累及岛叶，然而，较少累及脑表面。b. 术后影像。c. 切口。我们并没有切开虚线部分，因为脑组织表面受累较小，在内镜的帮助下，可以通过一个小的开口切除较深的肿瘤

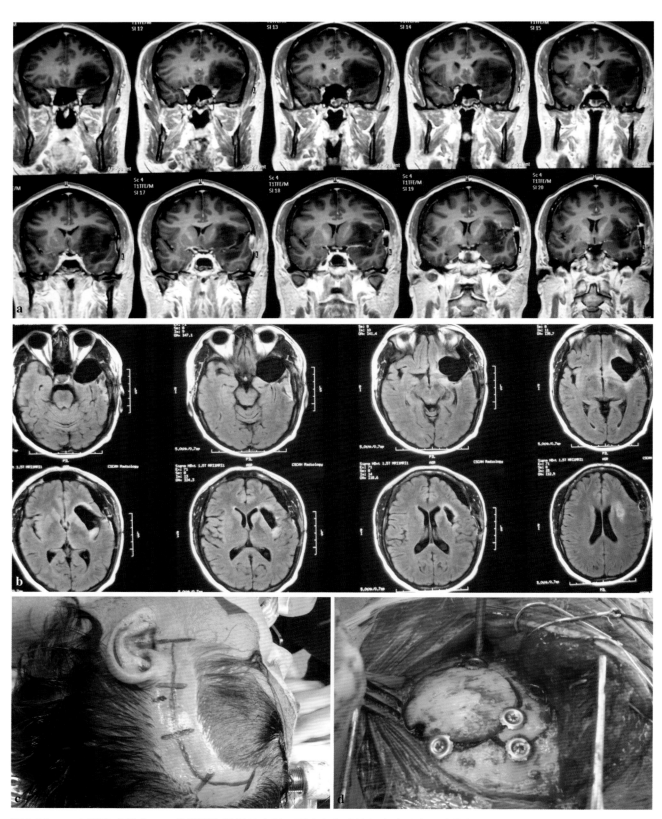

图 8.26　a~d. 颞岛叶肿瘤。a. 术前影像学提示为累及颞叶和岛叶的低度胶质瘤，并伴有明显的脑表面累及。b. 术后影像。
c. 用中等大小的曲线切口来暴露脑表面的肿瘤。考虑到我们需要暴露的表面积大小，我们不能忽视之前为活检做的切口，
并利用了其中一部分。d. 暴露后的图片

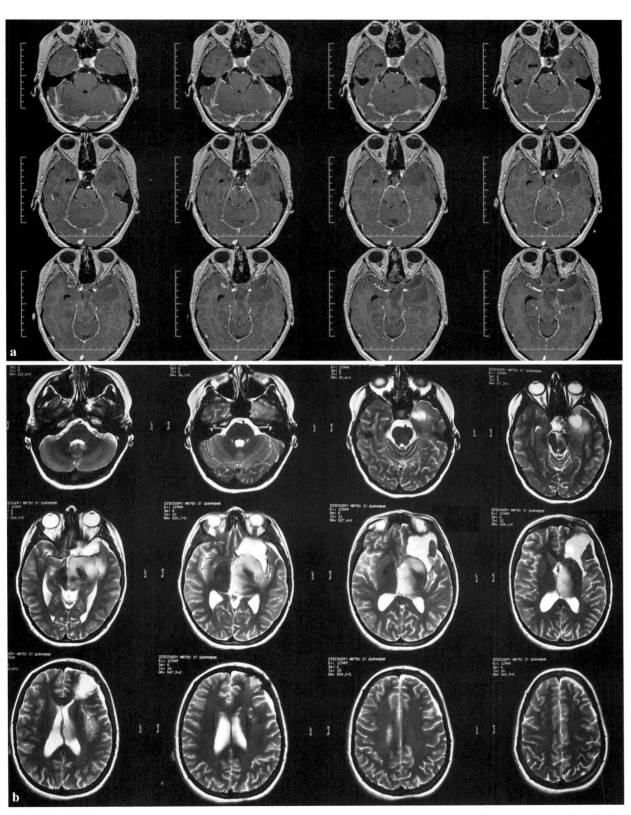

图 8.27　a~e. 经眉入路治疗额岛叶肿瘤。a. 患者表现为低级别岛叶胶质瘤并侵犯额叶。考虑到这个肿瘤明显地延伸到下额叶，肿瘤的长轴有助于使用经眉入路。b. 术后影像

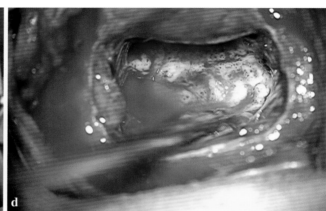

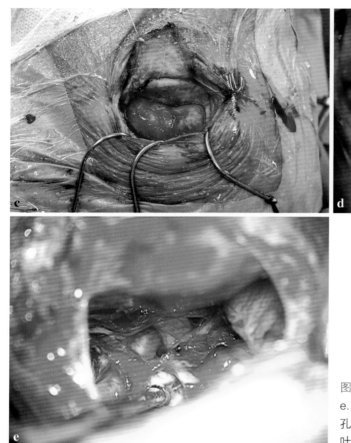

图 8.27 （续）c. 经眉入路。d. 通过经眉入路切除额部肿瘤。e. 如图所示，在额部肿瘤后方，视神经和颈动脉位于前穿孔下方。通过在颈动脉分叉上方操作，可以从前方进入岛叶，并保持在尾状核的侧面

8

入大脑，而是稍微提前一点，这样你就不会遗漏大脑边缘下的肿瘤边界的深部。因此，完全切除肿瘤通常需要一个开始于病灶稍浅处的大脑入口，以便到达这一部分肿瘤（尤其是当从一侧进入肿瘤时），并且骨瓣也应指向该入口。在肿瘤上我们称这个方法为"设一个起跑线"。

切口呈线形，骨瓣与鼻窦齐平，但不能越过鼻窦（如果不使用固定牵开器，通常不需要使骨瓣穿过鼻窦）。通过引流脑脊液进入大脑半球间隙，耐心、仔细地解剖裂隙，直到使胼胝体两侧的动脉暴露清晰。如果是双侧入路，通常需要切开大脑镰以暴露扣带回。对于同侧入路，因为很容易忽略肿瘤的侧面，故应常规使用内镜检查腔体。如果发现任何残留的肿瘤，可以在内镜引导下使用有角度的吸引器切除。

8.14.7 枕叶肿瘤

（图 8.35~ 图 8.38）

枕叶肿瘤的治疗应降低视野缺损的风险。在可能挽救视力的情况下，后半球间入路或枕下入路均应避开视放射（图 8.35、图 8.36）。在规划这些入路时，重要的是要将进入预先设计的大脑入口点（通常是表面深处）作为两点入路的一部分，并将骨瓣设置于此。如果计划进行枕叶切除术（图 8.37），使皮瓣前上缘暴露出枕叶表面的前上切除边缘的侧位锁孔开颅术足以切除整个枕叶，即使距中线很短，由于枕极可以向内折叠并切除，而且很容易发现枕叶较深的结构，正如锁孔原理所介绍的那样。

图 8.38 介绍了一种切除蝶形胼胝体胶质瘤的

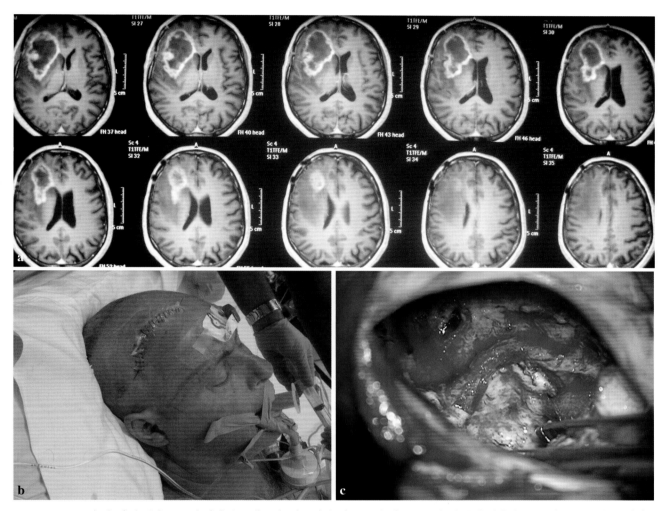

图 8.28 a~c. 额岛叶胶质瘤。a. 该肿瘤主要位于额叶，有部分累及岛叶。b. 用轻微弯曲的额部切口来暴露脑表面肿瘤。c. 肿瘤切除后的影像。需注意，移除骨瓣后暴露的皮质表面已被完整切除，并已分离大脑中动脉（MCA）的 M1 段，贯穿于视野深处。弯曲的 MCA 勾勒出了岛叶的边界。该病例岛叶的前部已被切除

方法。沿着长轴进行的锁孔开颅术，可以大量切除这些棘手的肿瘤。

8.14.8 丘脑肿瘤

（图 8.39~ 图 8.41）

很少有理想的到达丘脑病灶的两点手术入路。在极少数情况下，经后岛叶入路可进入丘脑后外侧而不进入内囊，偶尔也可从丘脑表面向内追踪巨大的丘脑肿瘤，但大多数病例最好采用半球间入路（图 8.30、图 8.40，视频 8.13）。因为要完全到达丘脑，需要解剖穹隆腱，打开视丘上平面，进入第三脑室，往往同侧半球间入路较为

理想，考虑到手术的深度，皮瓣可以相对向前放置，以避免阻断静脉。在找到一个可接受的进入丘脑的入口点后，切除过程与其余肿瘤一样（视频 8.14）。然而，在同侧入路中，获得侧方的切除范围是很有挑战性的，在此内镜可以起到很大的作用。

如果选择沿肿瘤长轴的经皮质入路（图 8.41），最好使手术位置尽可能较低，并在横窦 – 乙状窦交界处的上方，主要通过后颞下回。这是避免视觉通路受损的最佳方式。其最主要的问题是应不惜一切代价避免损伤 Labbe 静脉。内镜可用于观察边缘切除的程度（视频 8.15）。

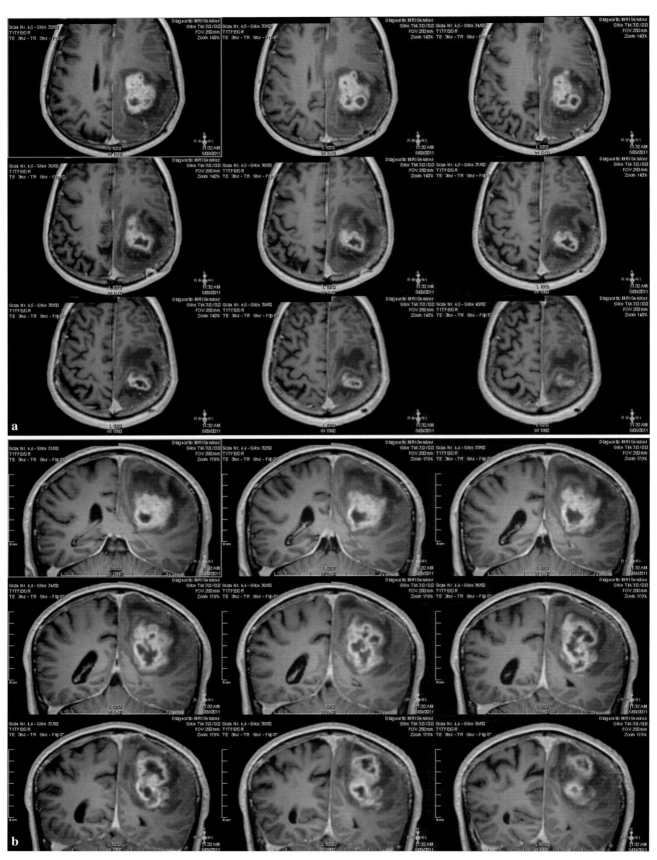

图 8.29　a~e. 顶叶胶质瘤。a、b. 术前影像提示该顶叶胶质瘤大部分位于深部，较少累及脑表面

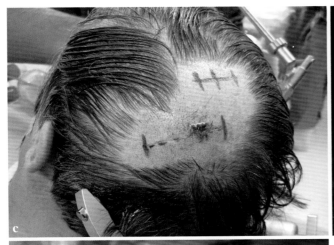
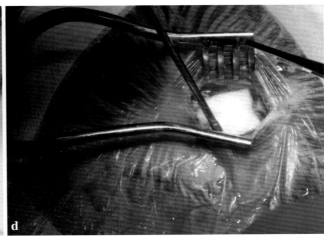
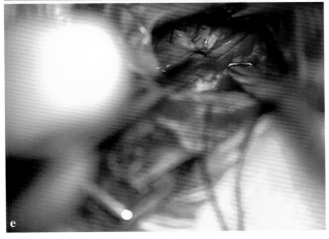

图 8.29 （续）c. 皮肤切口（前），与之前进行钻孔活检做的切口（后）对比。注意，因为该顶叶的病灶位于边界区域，故皮肤切口可以沿矢状面或冠状面。d. 与预期的一样，深部肿瘤暴露得较少。e. 通过这些方法和技术切除该深部肿瘤很简单

8.14.9 硬脑膜相关的肿瘤

（图 8.42、图 8.43）

根据本章其他部分论述的原则，对于硬脑膜瘤、窦旁脑膜瘤、硬脑膜恶性肿瘤和颅骨肿瘤等基于硬脑膜的肿瘤，明显都是浅表肿瘤，因此应充分暴露任何需要在表面进行操作的部分（即肿瘤、硬膜边缘、矢状窦等）。这意味着对于这些患者来说，锁孔手术和传统的治疗方法几乎没有区别。换句话说，我们的凸面脑膜瘤开颅手术与许多其他神经外科医师使用的术式相似。图 8.42 和图 8.43 是通过锁孔手术来解决的两个例子。

8.14.10 侧脑室肿瘤

侧脑室肿瘤通常处于较深的位置，我们可以较

容易地联想到通过较小的颅骨开口，以锁孔入路来实现到达这些深部结构。在本质上，是以非常小的骨瓣开口，建立与传统手术路径相同的通路来暴露这些区域。例如，临床计划通过上顶叶入路进入脑室时（图 8.44），常会在预计进入脑室角（通常在顶叶沟位置）上方做一个小的骨瓣开口，而在深处通过该骨窗的视角也是近似的。我们利用固定良好的 Telfa 胶贴替代固定牵开器，来维持经大脑皮质的手术路径。

大脑半球间经胼胝体入路也可以有较小的手术路径，这将在其他章节中详细说明。如图 8.45 所示，这是通过对侧半球间经胼胝体入路切除尾状核头部的病变。

8

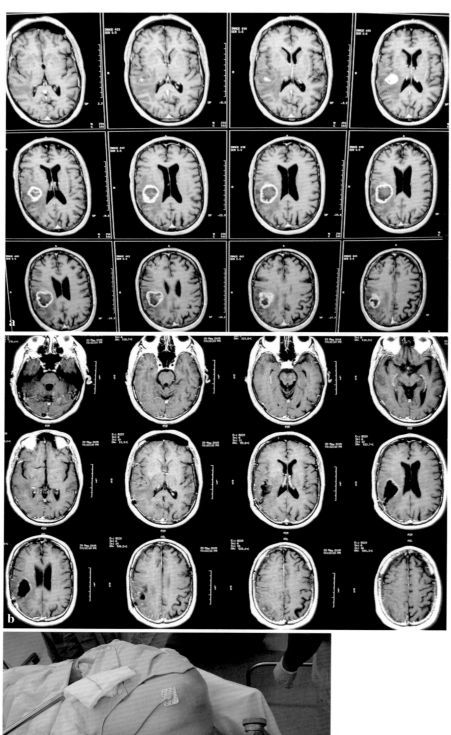

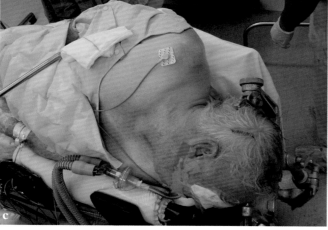

图 8.30　a~c. 顶叶胶质瘤。a. 本例展示了一个顶叶胶质母细胞瘤。b. 正如术后影像显示，我们设计了一条略偏离长轴的入路，以避免伤害右侧上顶叶，并使用脑沟将对脑组织的伤害最小化。c. 这一入路是在内镜辅助下通过普通微创锁孔开颅术进行的

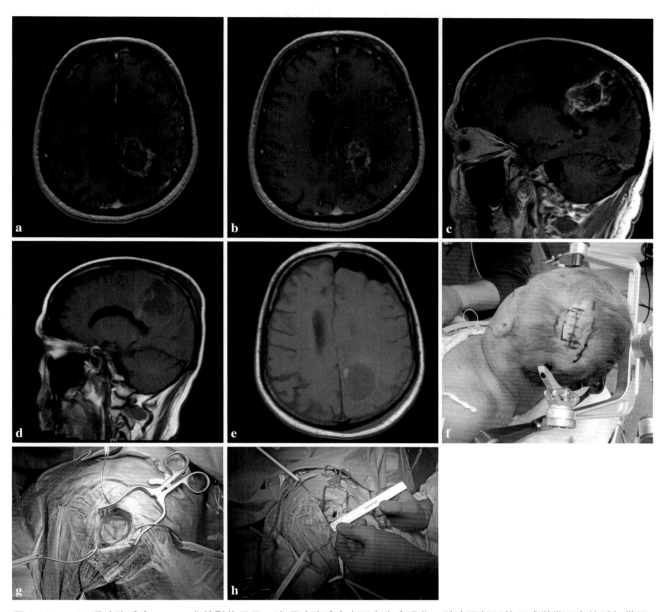

图 8.31 a~h. 顶叶胶质瘤。a~c. 术前影像显示，该顶叶胶质瘤表面有中度强化，肿瘤深部延伸至感觉带下方的后扣带回。d、e. 术后影像。f. 肿瘤的定位和切口。g. 开颅并暴露脑组织。h. 切除后的图像

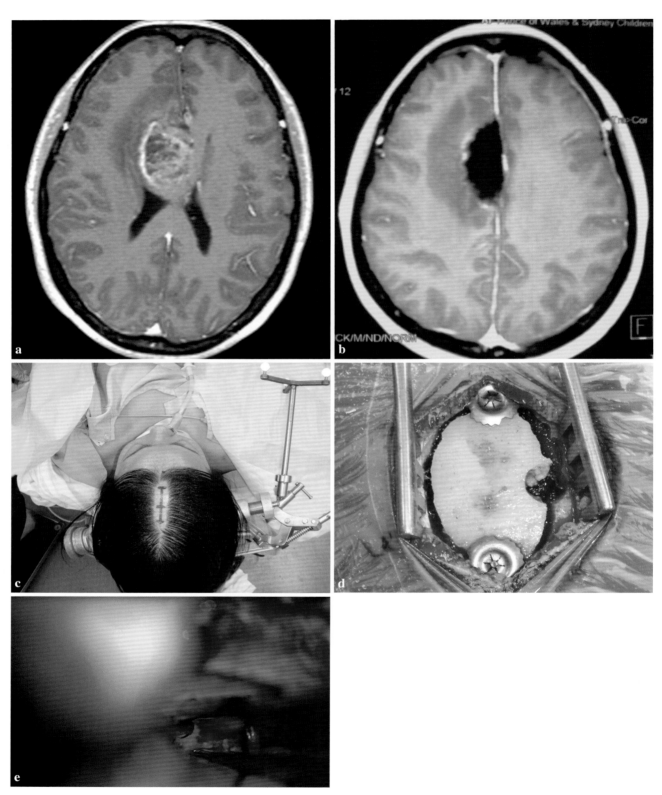

图 8.32 a~e. 前扣带回肿瘤的半球间入路。a. 术前影像示前扣带回增强病灶，提示高级别神经胶质瘤。b. 术后影像。c. 前半球间入路切口短，呈线形，位于旁正中，且为前后向切口。d. 使用该入路的开颅手术。e. 术中图像展示了手术入路的深部视野

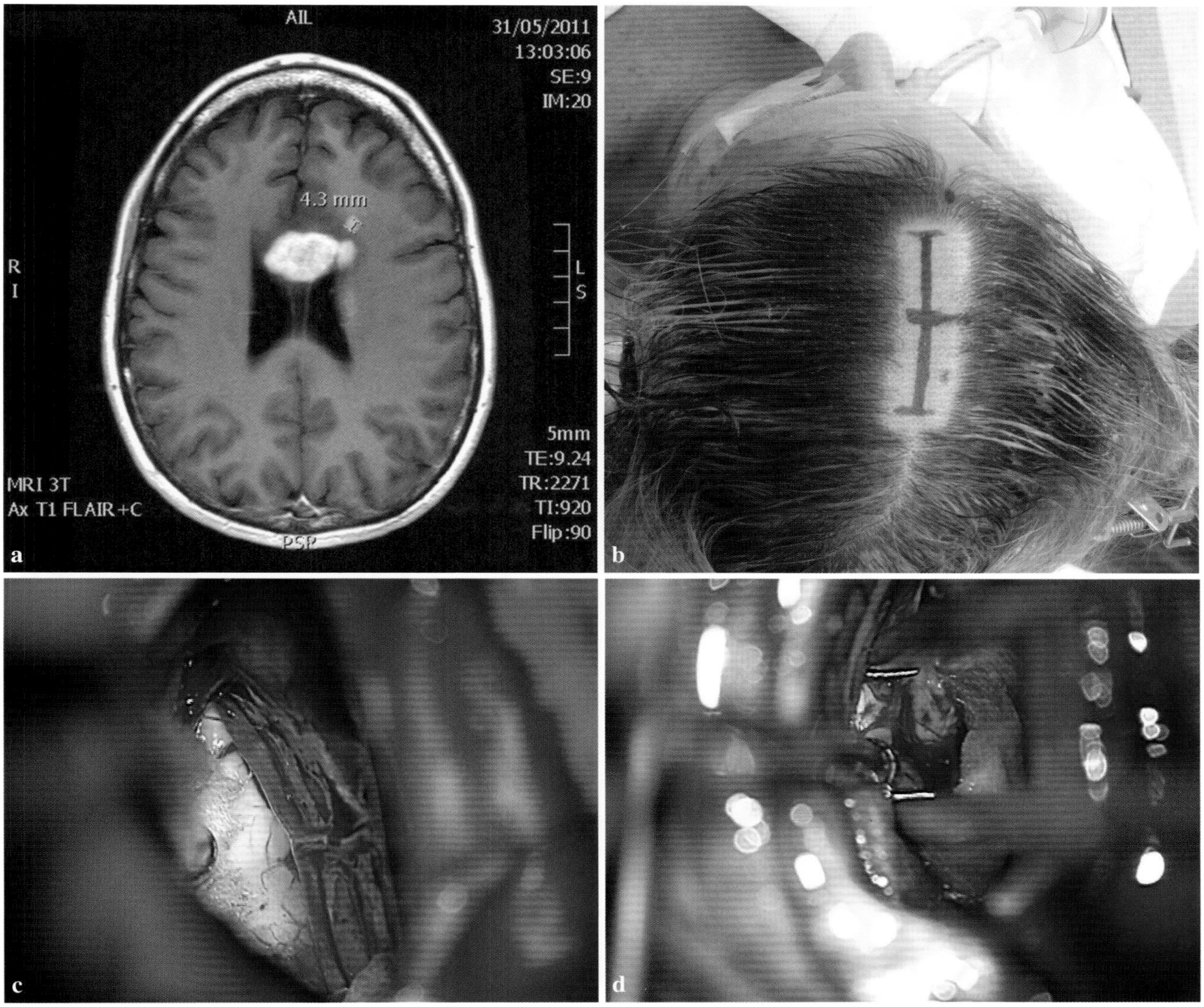

图 8.33　a~d. 胼胝体肿瘤的前半球间入路。a. 术前影像显示胼胝体肿瘤增强。b. 前半球间入路的切口。c. 切开大脑半球间裂隙的图像。d. 一旦确定了大脑前动脉复合体的解剖位置，就可以安全进入胼胝体并切除肿瘤

8

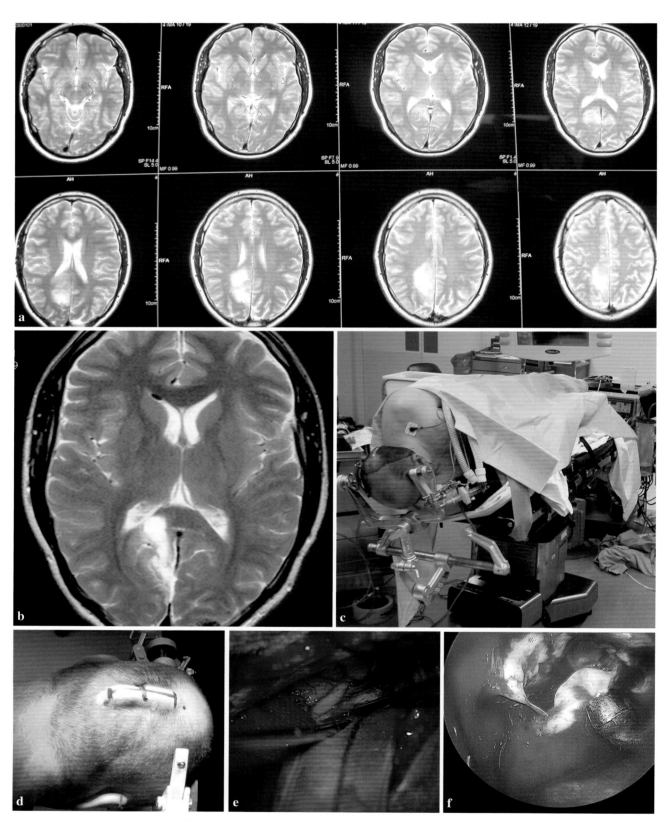

图 8.34 a~f. 后半球间入路治疗带状回肿瘤。a. 术前影像显示后扣带回神经胶质瘤。注意，在病例中肿瘤的长轴大致平行于半球间裂。b. 术后影像。c. 该手术入路的体位摆放。d. 后半球间入路的手术切口。e. 分离和释放半球间裂隙后的图片。f. 建议在这些病例中使用内镜，以确保侧方肿瘤充分切除，因为通过该方向向后观察枕叶较为困难

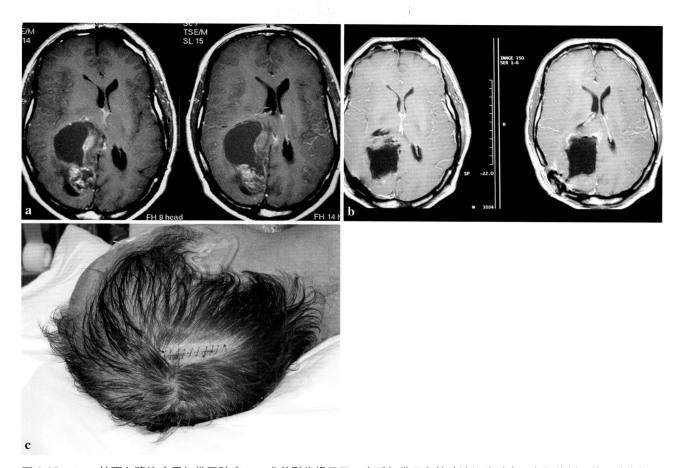

图 8.35　a~c. 枕下入路治疗后扣带回肿瘤。a. 术前影像提示了一个后扣带回和枕叶神经胶质瘤，它向外侧延伸，并未侵犯胼胝体皮质。选择枕下入路是因为患者没有视野缺损，并且后外侧入路与肿瘤长轴对齐较好。b. 术后影像显示经皮质的轨迹图像。c. 切口位置和长度。该骨瓣适合最小的锁孔开颅术，其位于横窦上方，可以暴露枕下结构

8

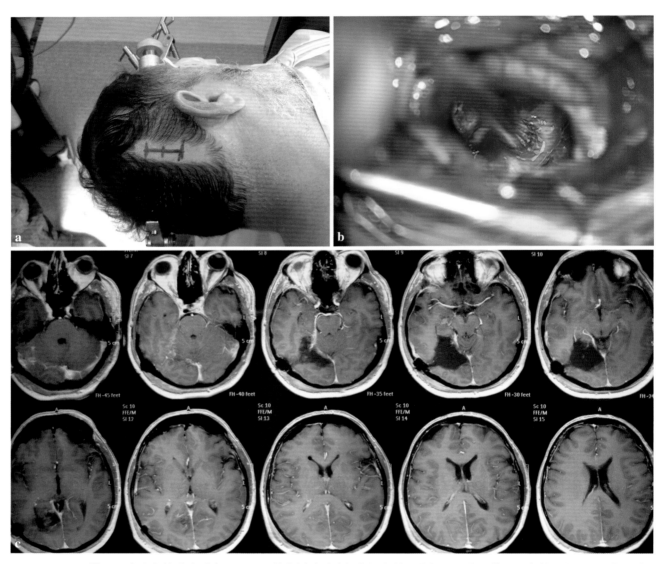

图 8.36　a~c. 枕下入路治疗枕叶胶质瘤。a. 图为枕内侧胶质瘤保留视力的手术切口。位于横窦上方的最小凸面开颅手术。b. 术中图像显示通过枕叶皮质的小切口进行深部组织切除。c. 术后影像显示了切除肿瘤的路径

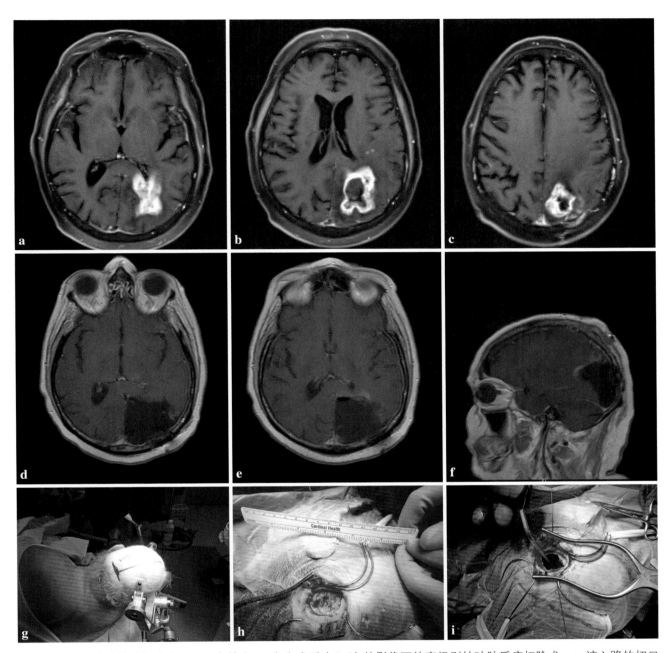

图 8.37　a~i. 锁孔枕叶切除术。a~f. 术前（a~c）和术后（d~f）的影像下的高级别枕叶胶质瘤切除术。g. 该入路的切口用于暴露出计划切除的枕叶的上边缘和外侧边缘，并通过小脑幕和大脑镰暴露出下表面和内侧表面。然而，重要的是不要试图通过生理结构走太多的捷径，尤其是在学习锁孔手术的早期。h. 骨瓣的大小。i. 枕叶已通过该切口完全切除

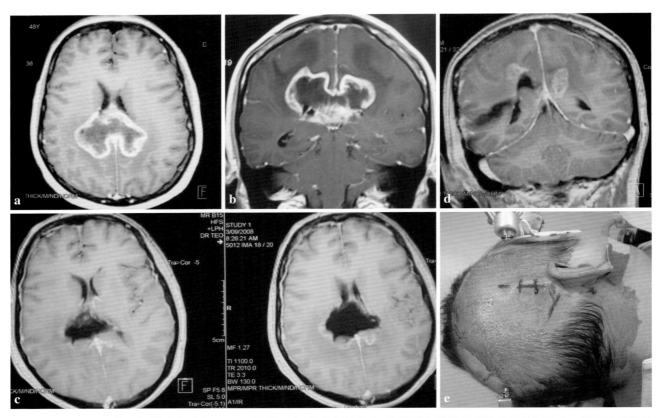

图 8.38　a~e. 胼胝体压部蝶形胶质瘤。a、b. 横断面（a）和冠状位（b）的影像提示了蝶形胶质母细胞瘤。尽管肿瘤位置较深，最简单的方法是沿着肿瘤的长轴向下切除，可以彻底清除这些棘手的病灶。c、d. 术后影像提示，该轨迹适合用小骨瓣，且肿瘤切除良好。e. 进入该肿瘤所需的最小锁孔开颅术的切口。横窦和乙状窦的位置已在皮肤上标出

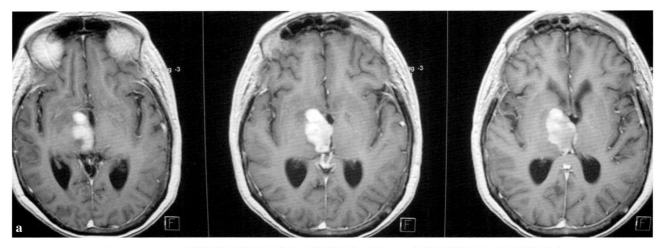

图 8.39　a~h. 经胼胝体穹窿间入路的丘脑胶质瘤切除。a. 术前影像提示内侧丘脑胶质瘤

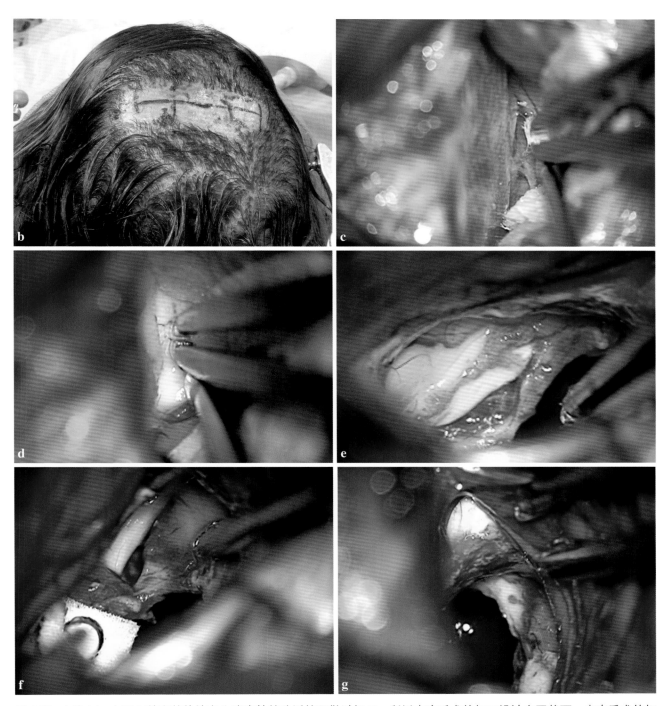

图 8.39 （续）b. 由于之前在其他地方为该病灶钻孔活检而做过切口，所以本次手术的切口设计在冠状面。本次手术的切口稍前于上次的切口，在其他图片中该切口呈矢状方向。此切口比理想入路的标准切口稍长，从而将该狭长的手术入路成为半球间锁孔入路的典型代表。c、d. 通过胼胝体松解半球间结构来识别并进入右脑室。e、f. 轻轻展开丘脑和穹窿之间的平面来确认并分开穹窿带，这提供了进入受累丘脑的通道。g. 经胼胝体穹窿间入路切除丘脑胶质瘤。内镜有助于观察和切除隐藏在大脑表层结构后面的丘脑外侧肿瘤

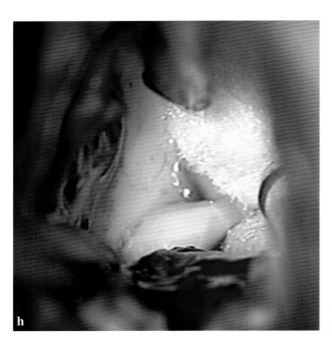

图 8.39 （续）h. 切除丘脑后内侧方后可直接通过显微镜看到第三脑室和脑导水管

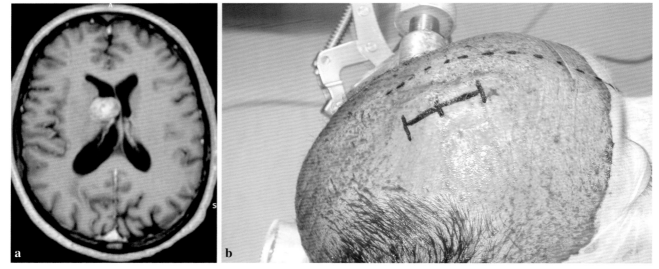

图 8.40 a、b. 尾状核肿瘤的前半球间入路。a. 术前影像提示肿瘤侵犯右侧尾状核。b. 典型的前半球间入路。虽然肿块的位置可以使用同侧入路但使用内镜或对侧半球间入路可使更外侧的肿瘤得到切除

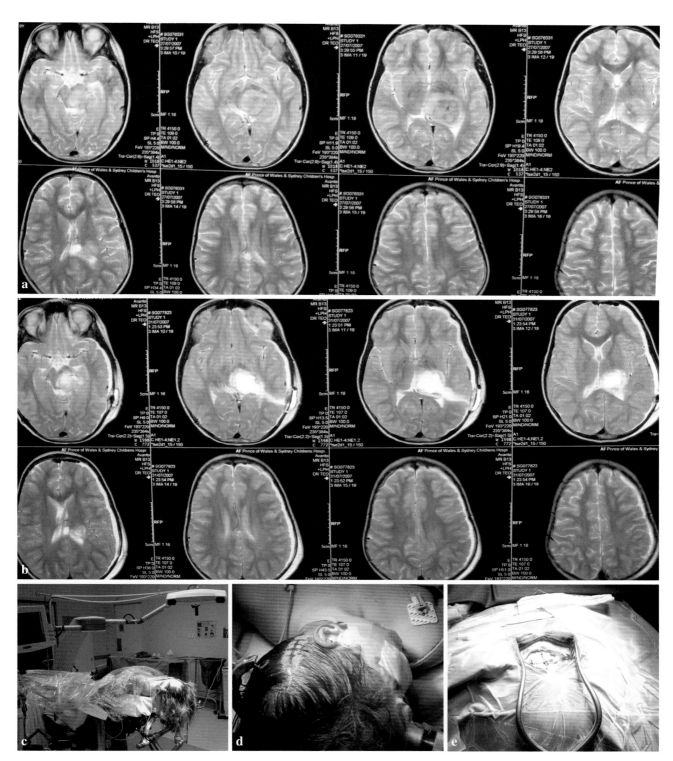

图 8.41 a~e. 后外侧丘脑肿瘤的后外侧颞下窝入路。a. 术前影像提示巨大的丘脑后外侧胶质瘤。肿瘤的长轴由侧脑室外侧向内侧延伸，而侧脑室的中央室通过提供一些脑脊液空间以减少肿瘤对大脑的浸润。b. 术后的影像。c. 通过将头部向下倾斜，使肿瘤的长轴直接垂直向下。d. 将颞下入路的切口设计在较低的位置，使进入脑室的轨迹尽可能低，以减少对视辐射的损伤。如果遇到 Labbé 静脉，则通过该静脉周围的颞下回分离脑实质。e. 如预期那样，该开颅手术通过较小的切口达到切除深部肿瘤的目的

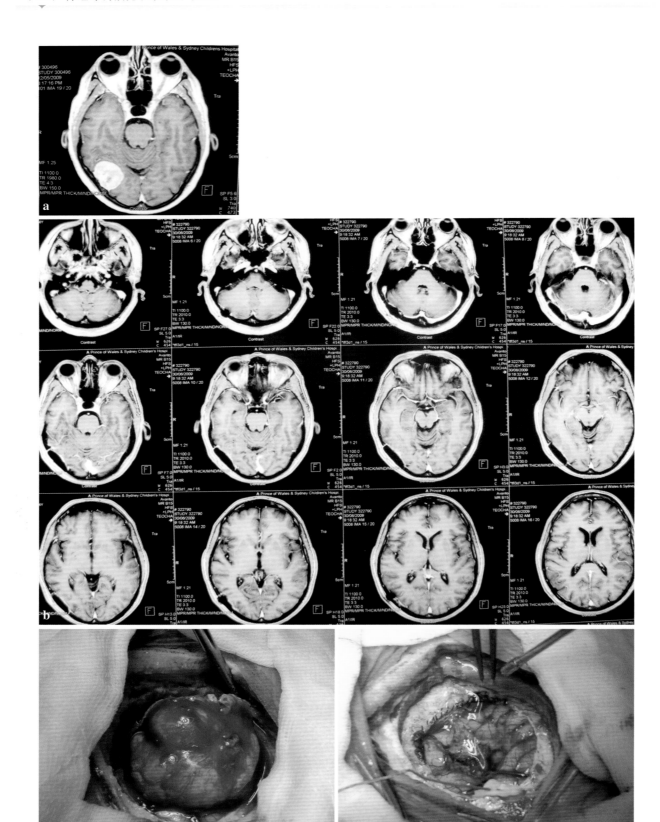

图 8.42　a~d. 凸面脑膜瘤锁孔手术。a. 术前影像提示枕颞叶的小凸面脑膜瘤。b. 术后影像。c. 凸面脑膜瘤的平面。在向周围剪开硬膜后逐步暴露出软脑膜。d. 切除后的照片。这个病例强调了即使必须暴露肿瘤表面的情况下，通过精心规划切口往往可以做到短切口呈线性

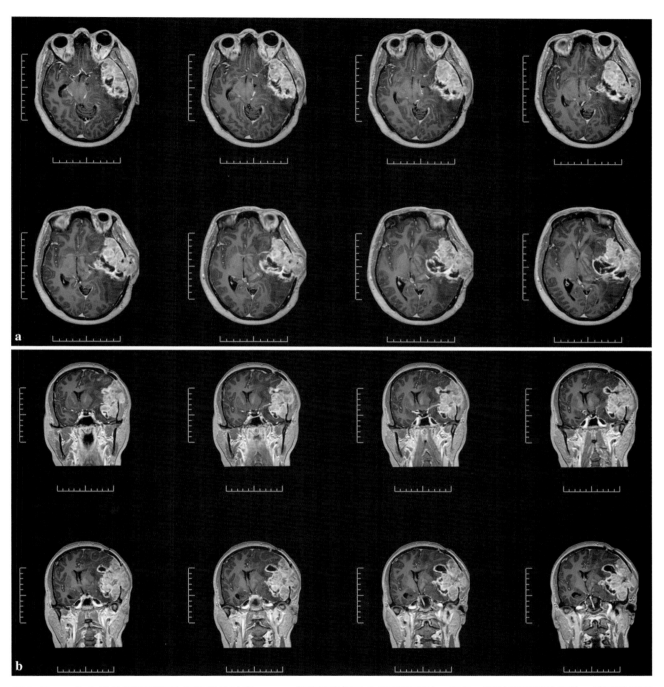

图 8.43　a~f. 广泛的硬脑膜和软组织恶性肿瘤。a~c. 术前影像提示广泛累及颞叶、岛盖、颞叶硬脑膜的病灶,并延伸至颞窝软组织。由于需要切除硬膜和表面软组织的肿瘤,以及广泛的前颞叶受累,根本没有办法避免完全暴露前外侧组织

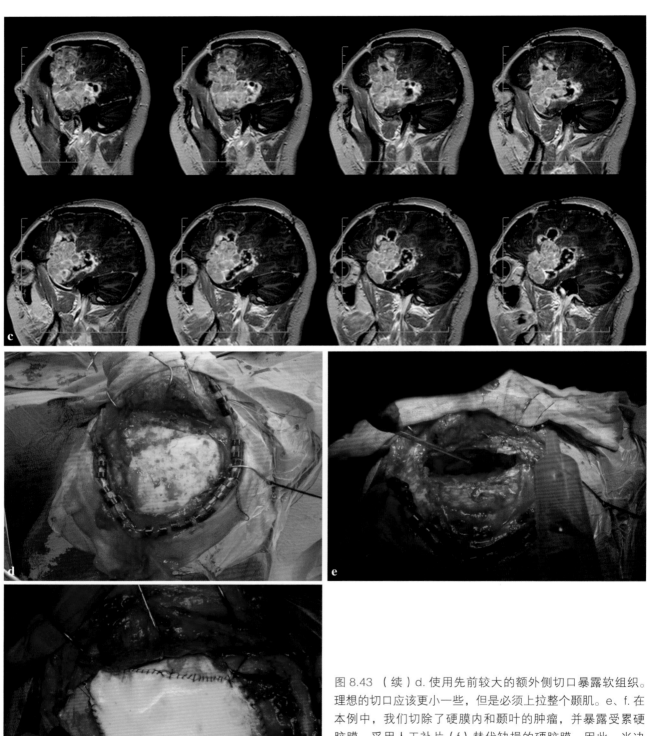

图 8.43 （续）d. 使用先前较大的额外侧切口暴露软组织。理想的切口应该更小一些，但是必须上拉整个颞肌。e、f. 在本例中，我们切除了硬膜内和颞叶的肿瘤，并暴露受累硬脑膜，采用人工补片（f）替代缺损的硬脑膜。因此，当决定使用锁孔手术时，重要的是要理解何时用锁孔手术暴露大面积的组织，而并非只是了解本书中介绍的微创开颅手术。目前，除了一些迫不得已的情况，我们不需要进行包括抬高整个颞肌在内的大型开颅手术

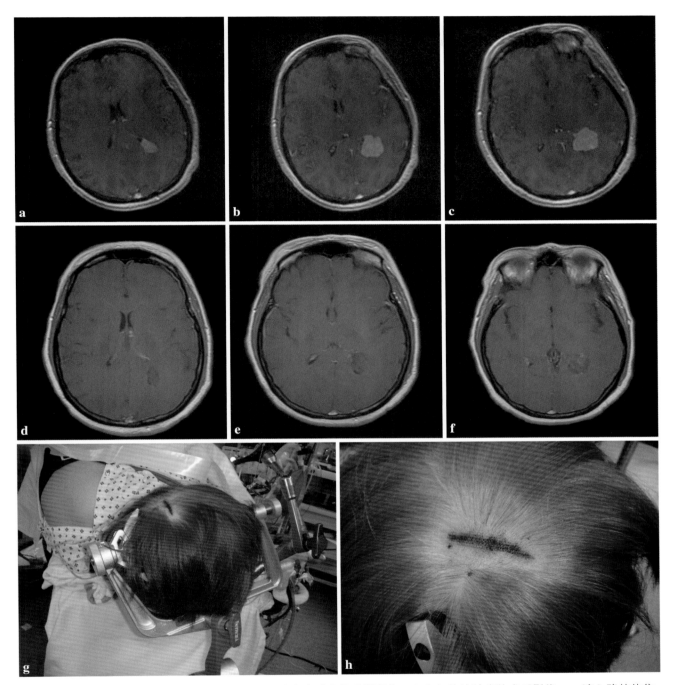

图 8.44　a~j. 脑室脑膜瘤的顶上小叶入路。a~c. 脑室脑膜瘤的术前影像。d~f. 切除该肿瘤的术后影像。g. 该入路的体位。我们抬高头部以确保肿瘤长轴与水平面垂直。h. 切口短且呈线形

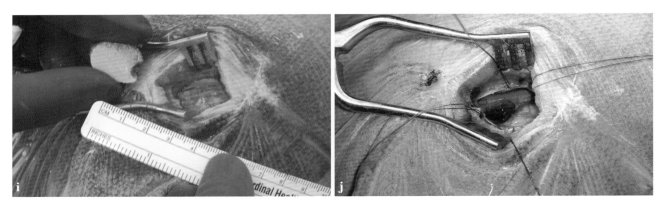

图 8.44 （续）i. 小的锁孔开颅术。j. 顶叶内侧沟采用显微镜下分离，以尽量减少脑损伤

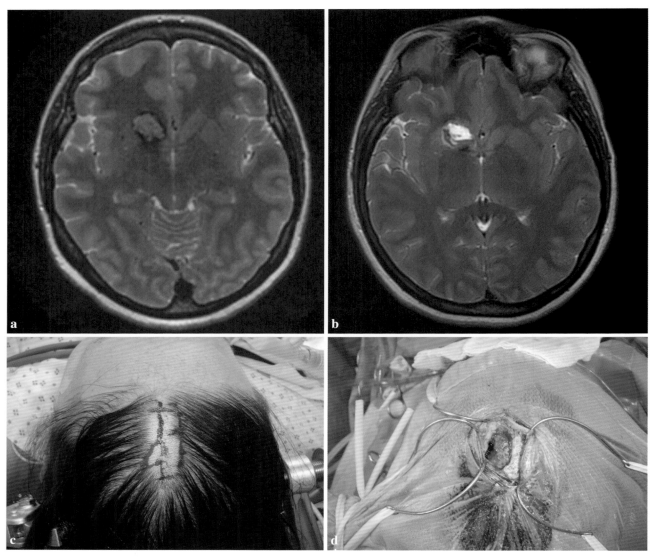

图 8.45 a~d. 对侧半球间经胼胝体入路至尾状核头部。a. 尾状核海绵状血管瘤的术前影像。b. 切除病灶的术后影像。c. 切口位于正中，短、呈线形。d. 骨瓣由前向后呈卵圆形。经对侧入路可以清晰观察到对侧的结构，使我们可以轻松地到达病变的侧方。因为有损伤左右半球的危险，故对该处的病灶应谨慎处理

（吴群　译）

第 9 章

筛板和眶区肿瘤的锁孔手术

筛板和眶区肿瘤的锁孔手术

Michael E.Sughrue and Charles Teo

9.1 引言

相信大多数颅底外科医生会认同筛板区域病变的手术较颅底（如岩斜区和颅中窝）病变的手术更为直观。然而，众多希望缩小筛板区域手术骨窗大小的尝试都未能取得理想的效果，原因主要可归于两点筛板区域的解剖学限制。首先锁孔的类比形象地说明了一个现象，即观察者很难透过锁孔看见门的背侧面（详见第 1 章）。在筛板区域的手术中，嗅神经沟位置十分靠前，在某种意义上，当我们选择前外侧入路（如眉弓入路或小翼点入路）时，嗅神经沟位于"门背后"。而直接从前开放开颅的入路需要经过额窦，并且除非设计双额的冠状长切口，手术切口难以藏于发髻内。其次，眶顶部并不平整，于中央凹陷在嗅神经沟处形成"低谷"。这一解剖特点增加了外侧开颅经小骨窗向下进入术区的难度（图 9.1）。因此，通过小骨窗开颅处理嗅神经沟区域病变难以取得令人满意的效果。

通过小骨窗开颅手术处理筛板区域的病变面临许多挑战，对于一部分患者来说，采用冠状长切口的双额大骨窗开颅手术入路是唯一合理的选择。即使在经过改进的双额开颅中骨窗的大小较传统方式已有了显著缩小，但与利用内镜和鼻内镜技术的经鼻入路方式相比，仍存在较大的手术创伤。本章将描述筛板区域手术入路选择的基本流程，同时介绍处理该区域肿瘤常用的技术，包括必要时经鼻行颅底重建的方法。

9.2 筛板区域肿瘤的入路选择

对于大多数患者，我们推荐在可能的情况下尽量选择经鼻入路处理肿瘤。经鼻入路为术者提供了直达术区的良好工作角度，并有利于早期阻断肿瘤血供。更重要的是，经鼻入路有利于处理嗅神经沟平面的病变，这一位置的病变由开颅经小骨窗从眶顶上方向下操作则较为困难。

经鼻入路的解剖学相对禁忌包括病变向外侧延伸超过眼眶中点或病变累及了影像学可见的重要颅内血管（图 9.2）。对于后者，我们有一项有效的经验法则可以帮助判别：在影像中寻找是否存在"皮层袖套"（图 9.2c），即在病变所累及的所有影像学层面中可见边缘的大脑皮层呈袖套样分隔肿瘤与血管。"皮层袖套"的缺失是选择经鼻入路的相对禁忌，因为此时经鼻摘除肿瘤存在较高的出血风险，而通过开颅手术显微镜下安全地分离肿瘤和血管对处理这一类病变更具优势。

接下来，我们将讨论处理筛板区域肿瘤的手术策略和相关技术。对于这部分内容我们将根据肿瘤完全或大部位于颅底上方亦或是主要累及鼻腔，分为两个子内容分别阐述。

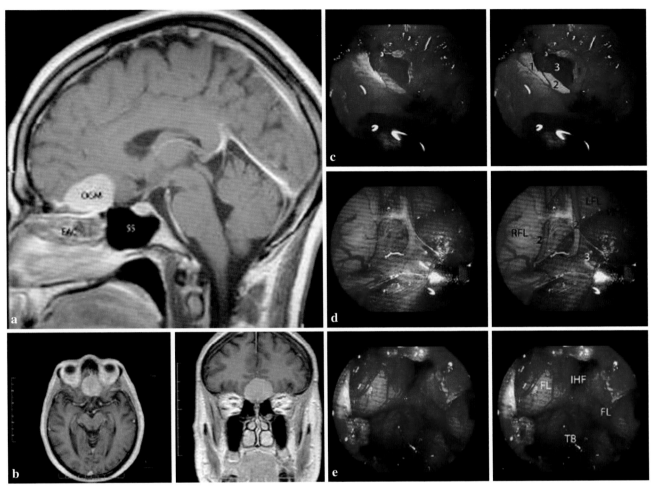

图9.1　a~e. 经鼻切除嗅神经沟脑膜瘤。a、b. 术前影像提示该嗅沟脑膜瘤存在"皮层袖套"，且向外侧无明显延伸，符合经鼻内镜手术适应证。c.经筛板入路后可见右侧嗅束。1，硬膜；2，嗅束；3，肿瘤。d.肿瘤部分切除后可暴露右侧额叶(RFL) 和左侧额叶(LFL)。同时可见大脑前动脉 (ACA)A2 段分支。1，大脑镰；2，大脑前动脉 A2 段分支；3，肿瘤。e.肿瘤切除后可见肿瘤基底 (TB)。FL，额叶；IHF，纵裂

9.2.1 筛板上肿瘤

处理这部分肿瘤的目标在于通过一种手术入路实现肿瘤的安全切除。对于存在"皮层袖套"的颅底上方肿瘤通常能通过经鼻入路简单、快速切除，因为经鼻入路可同时完整切除受累的硬膜及骨质。因此，这一类肿瘤应首选经鼻入路（图9.1和图9.3）。

而对于明显向外侧延伸或"皮层袖套"缺失的肿瘤应选择开颅手术切除。在这部分需要开颅手术切除的肿瘤中，大多数位于偏侧生长的肿瘤可以通过经眉弓入路切除。而对于少部分呈双侧生长的肿瘤，经眉弓入路因为无法直接由锁孔看到"门背后"而难以切除，小骨窗翼点入路可以处理部分上述呈双侧生长的肿瘤。然而，对于累及纵裂血管的肿瘤，则通常必须通过双额大骨窗开颅的入路方式手术切除。

在单侧入路的手术中，内镜和角度镜可以被用于暴露和处理位于嗅裂的肿瘤，通常以此方法电凝分离足以处理这类肿瘤（图9.4）。如果肿瘤在此区域复发，它通常不与脑组织粘连，通过经鼻手术可以较方便地处理。当然这种情况较少发生（事实上

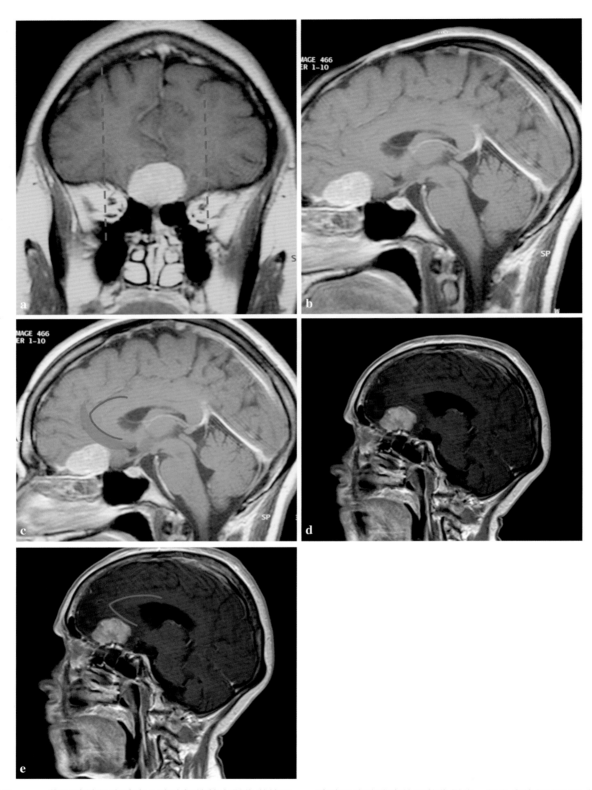

图 9.2　a~e. 指导嗅神经沟肿瘤入路选择的基本影像学特征。a. 嗅神经沟脑膜瘤的冠状位影像。红色虚线标注了适合经鼻入路切除的肿瘤外侧界限，两侧界限大约经过眼眶中点。向外侧延伸超过外侧界限的肿瘤需要开颅手术切除。b. 嗅神经沟脑膜瘤的矢状位影像。c. 在同一矢状位影像中红色实线标注了大脑前动脉，蓝色阴影所示的位于肿瘤和大脑前动脉血管间的区域即为"皮层袖套"，提示该肿瘤适宜采用经鼻入路。d. 另一例嗅神经沟脑膜瘤的矢状位影像。e. 该脑膜瘤与大脑前动脉血管间不存在"皮层袖套"于术中保护血管，因此需要选择开颅手术切除肿瘤。

9

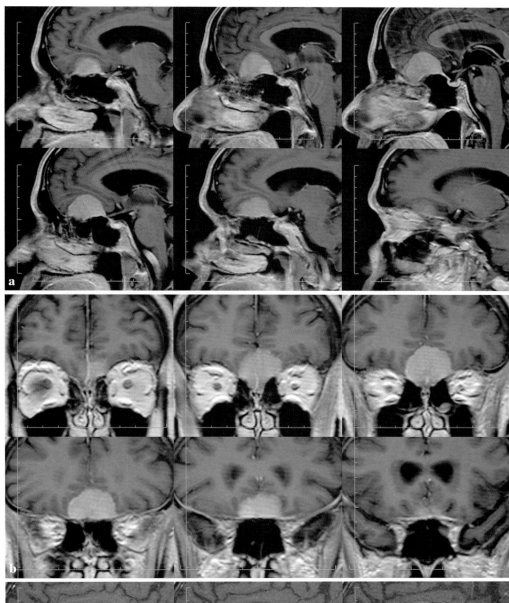

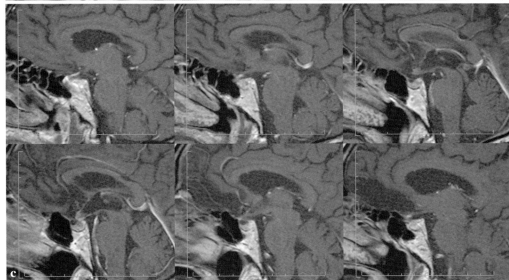

图 9.3 a~c. 经鼻切除嗅神经沟脑膜瘤术后。a、b. 术前影像提示嗅神经沟脑膜瘤，"皮层袖套"显示清楚。值得注意的是，本病例中嗅神经沟的向下凹陷明显，经鼻入路尤其适宜于切除这一类位于"低谷"的肿瘤。c. 术后影像显示肿瘤全切；值得一提的是，我们在术中采用鼻中隔黏膜瓣修补，因此，无需担心术后发生脑脊液漏

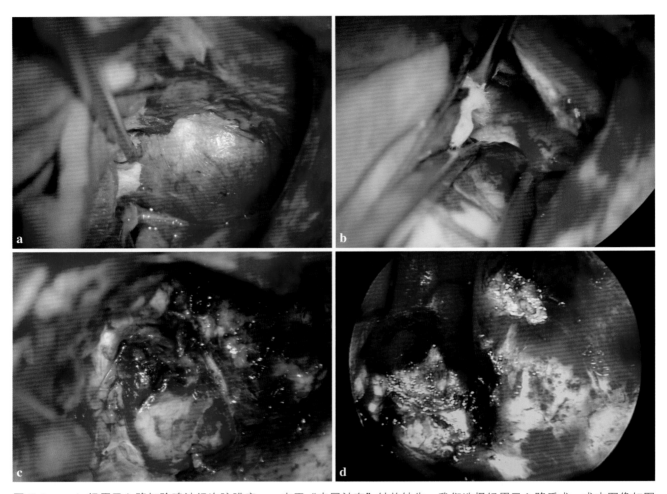

图 9.4　a~d. 经眉弓入路切除嗅神经沟脑膜瘤。a. 由于"皮层袖套"结构缺失，我们选择经眉弓入路手术，术中图像如图
所示。b. 于肿瘤基底部切断肿瘤血供后，牵拉抬高肿瘤瘤体，将肿瘤与血管分离，切除肿瘤。图像中可见突出的鸡冠。c.残
余的硬膜采用双极电凝烧灼。部分嗅神经沟凹陷处的病变也可在显微镜下暴露和处理。d. 但是为确保最大限度切除肿瘤，
采用内镜向下仔细检查嗅神经沟凹陷部分尤为重要。图上方显示了鸡冠的上缘，内镜检查发现了部分残留的肿瘤组织，而
显微镜下检查时未能发现这部分肿瘤组织。开颅手术或许可以通过磨除鸡冠来暴露这部分肿瘤，但该操作不仅耗时，也会
增加发生脑脊液漏的风险。若发生了脑脊液漏，在经眉弓入路的手术视野下很难修复颅底缺损。选择内镜检查残余肿瘤是
一种快速、简便、低风险的方式

9

我们仅处理过一例，详见图9.5）。

9.2.2 累及筛板上、下的肿瘤

　　几乎所有该类型的肿瘤都可以通过经鼻内镜
手术处理肿瘤位于鼻腔内的部分。经鼻入路的方式
可以用于处理大部分累及筛板上、下的肿瘤，并配
合多层次的缝合和鼻中隔黏膜瓣修补颅底。

　　若肿瘤筛板上部分明显向两侧延伸超过眼眶
中点或缺少"皮层袖套"，我们建议采用开颅手术

联合经鼻手术。同样，对于处理筛板上部分肿瘤选
取经眉弓入路或是双额入路（图9.6、图9.7）取决
于病变主要累及单侧还是双侧。然而，由于开颅手
术的主要目的在于分离肿瘤和血管，一部分累及双
侧的筛板上、下肿瘤也可以通过经眉弓入路从一侧
分离肿瘤和受累血管，然后经鼻入路从另一侧通过
鼻腔摘除肿瘤（图9.8）。当然，对于向外侧生长极
为突出且与周围血管解剖结构不清的肿瘤，仍需要
采用经双额入路切除。

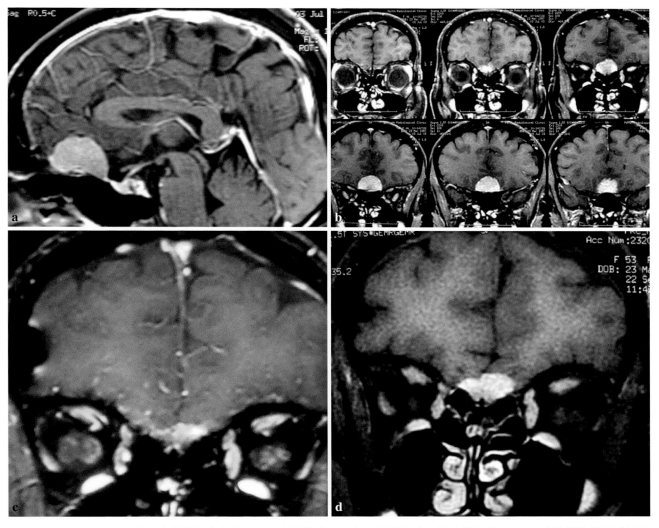

图 9.5　a~d. 经眉弓入路切除嗅神经沟脑膜瘤。本病例描述了一个开颅手术治疗失败的患者。a、b. 术前影像提示嗅神经沟脑膜瘤。尽管该肿瘤影像上可见"皮层袖套"结构，但是该肿瘤向外侧突出生长，外侧部分肿瘤经鼻入路切除较为困难且患者嗅神经沟凹陷较浅，因此我们选择了经眉弓入路切除肿瘤。c. 术后影像提示存在小部分内镜下难以切除的残留肿瘤。d. 这是一段时间后患者随访复查的影像。当该患者残留肿瘤复发后，我们选择了更适合患者的经鼻入路切除术式

9

对于许多患者，术前认真进行个体化设计较固定的入路方式可以有效地减少手术创面（图 9.6）。

经鼻手术的颅底修复对于这部分患者的手术来说十分重要。在经双额入路的手术中，可以利用骨膜瓣直接有效地修补颅底缺损。然而，经眉弓入路则不能简单通过骨膜瓣修补，因为骨膜瓣无法达到修补区域，即使骨膜瓣能达到颅底，长度常常也不足以修补缺损。对于这部分患者，我们采用人工材料 onlay 从颅内侧覆盖缺损，然后再经鼻从鼻腔侧多层缝合缺口，亦可联合鼻中隔黏膜瓣进行修补。生物胶水也可用于从上方或者下方修补缺损。

9.2.3 眶区肿瘤

眶区肿瘤的手术策略较为简单，主要基于肿瘤相对于视神经的位置来选择术式。位于视神经外侧和上方的肿瘤可以较为方便地通过经眉弓入路处理（图 9.9），而位于视神经内侧或下方的肿瘤由于靠近鼻窦，更适宜选择经鼻入路处理（图 9.10，视频 9.1）。

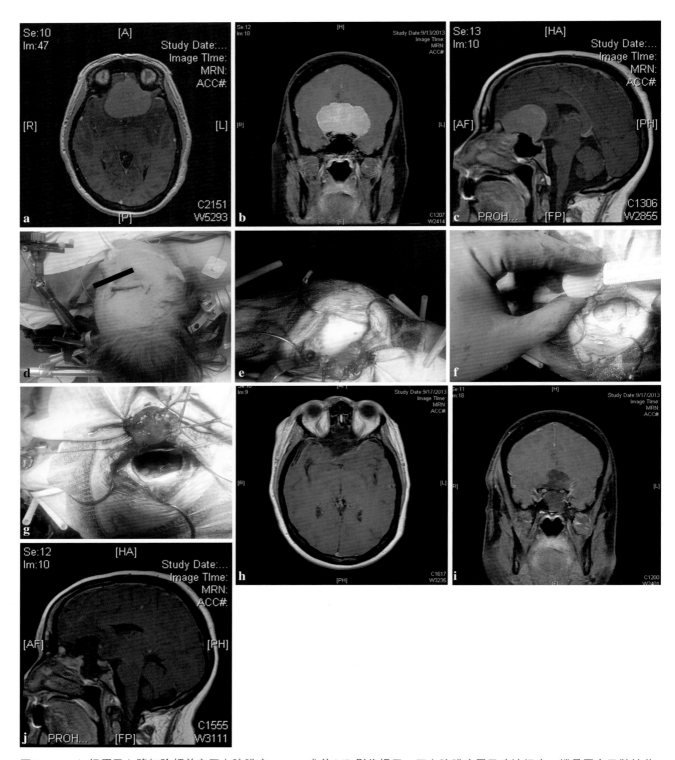

图 9.6　a~j. 经眉弓入路切除颅前窝巨大脑膜瘤。a~c. 术前 MR 影像提示一巨大脑膜瘤累及嗅神经沟、蝶骨平台及鞍结节，双侧视神经管受累。由于影像中未见"皮层袖套"，且肿瘤明显向两侧延伸生长，该肿瘤难以通过经鼻入路切除。d、e. 我们选择了从右侧入路，因为肿瘤向左侧突出生长，术中难以穿刺释放脑脊液。良好的脑组织塌陷和肿瘤部分切除为处理对侧蝶骨翼部分的病变创造了良好的条件。患者的头部较常规手术偏转角度更大，以便于术中切除靠近鸡冠部位的肿瘤。我们术中对外侧软组织的切除范围较常规经眉弓入路手术稍扩大，以便于前方入路操作。f. 骨瓣大小。g. 展示了硬膜打开、肿瘤切除后的情况。尽管术前患者脑组织水肿严重，但通过该入路方式术中仍可使脑组织充分塌陷。h~j. 术后复查影像提示肿瘤全切

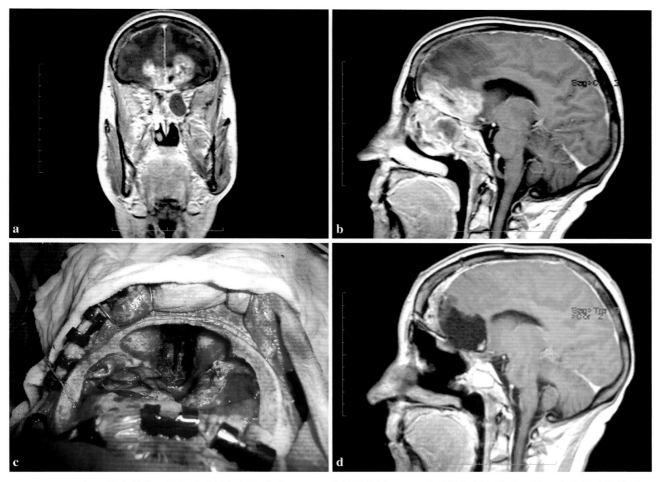

图 9.7 a~d. 经双额小骨窗入路切除嗅神经母细胞瘤。a、b. 术前影像提示一巨大嗅神经母细胞瘤，累及大脑前动脉并明显向两侧延伸生长。该肿瘤仅能通过双额开颅手术切除。c. 双额小骨窗入路的切口和骨窗仍大于多数我们其他的入路，减小该入路造成的手术创伤依然任重而道远。术中我们未切除眼眶，因此无需切除颞肌修补。我们设计了较短的弧形切口便于双额皮瓣的翻转。d. 术后影像

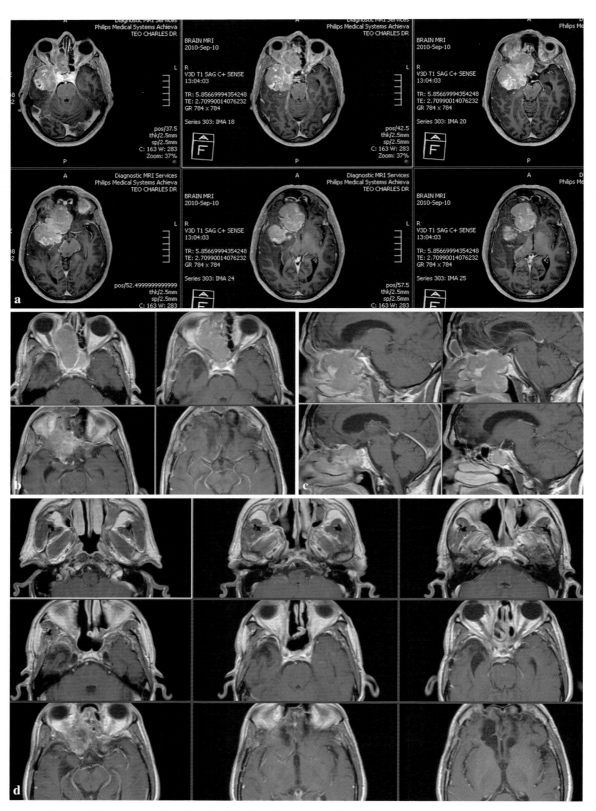

图 9.8 a~d. 锁孔联合经鼻入路切除巨大非典型性脑膜瘤。a、b. 术前影像提示一巨大脑膜瘤累及颅中窝及床突，并向下透过筛板生长，累及鼻腔。我们选择通过两次微创手术而非单次大切口大骨窗手术来减少患者的创伤。c、d. 经小翼点锁孔入路一期开颅术后影像，仅残留位于鼻腔内部分的肿瘤。d. 肿瘤鼻腔内部分通过二期经鼻手术切除。一期经小翼点入路的患者术后住院时间为 1 天，二期经鼻入路的患者术后住院时间为 2 天，两次手术患者术后住院时间共计 3 天

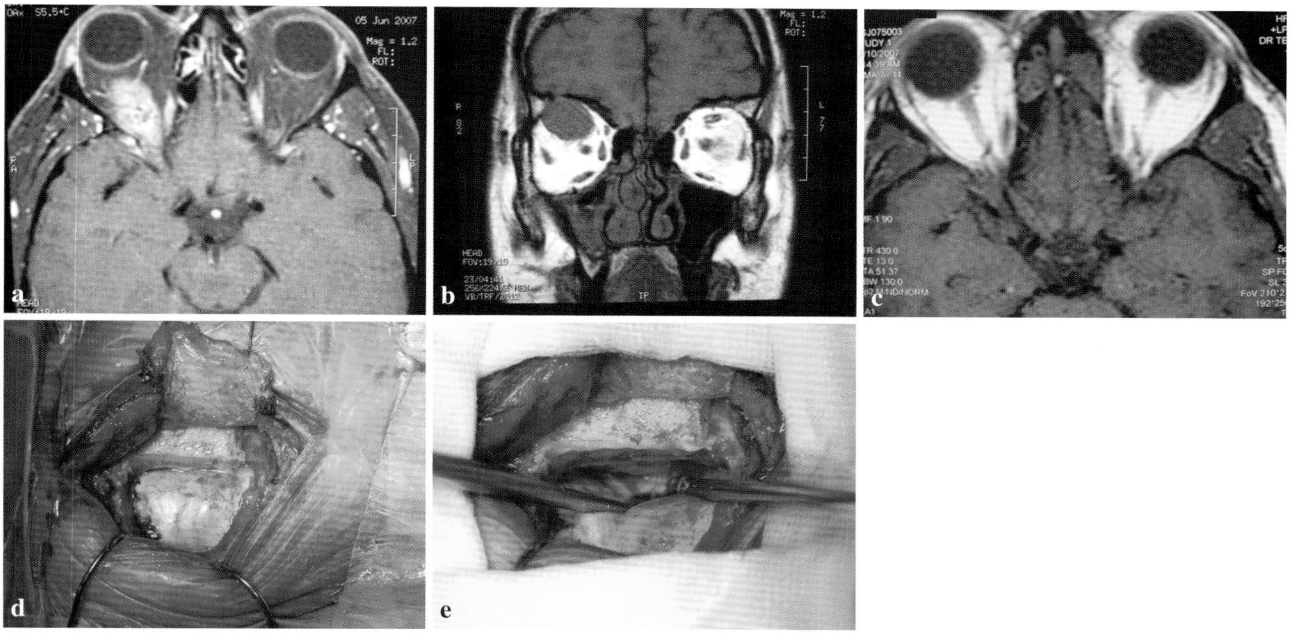

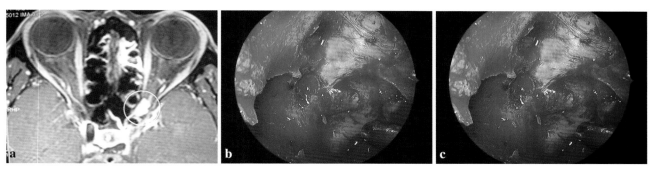

图9.9　a~e. 经眉弓入路切除眶外侧肿物。a、b. 术前影像学显示眶内肿物，位于视神经上外侧。因此考虑行眉弓入路切除。c. 术后影像学结果。d. 标准眉弓入路显露。e. 眶壁上方骨瓣去除，以成功切除该肿瘤

图9.10　a~c. 经鼻入路切除框内侧肿物。a. 术前影像提示一视神经管和眶内侧的肿块造成了患者视力损伤。b. 术中图像展示了经鼻入路对于眶内侧的术野暴露。c. 从内侧打开眶筋膜后见血肿，清除血肿后患者视敏度即刻改善

（谢之易　译）

9

第 10 章

鞍旁占位和脚间区的锁孔手术

鞍旁占位和脚间区的锁孔手术 10

Michael E.Sughrue and Charles Teo

10.1 引言

针对鞍旁不同区域的病变，有众多可行的手术入路方法可供选择。我们认为，经眉弓入路是其中最佳的入路选择，当病变符合经眉弓入路手术的适应证时，应尽量选择经眉弓入路的方式。我之所以推荐经眉弓入路的方式，主要是因为经眉弓入路与此区域其他手术入路方式相比，为术者提供了最佳的手术范围。首先与双额开颅入路相比，双额开颅入路提供了直观的从前向后的手术区域，能很好地暴露视交叉，但是较难进入视神经—颈内动脉间隙，且手术创伤大于单侧的手术入路方式。另一可供选择的手术入路是翼点入路，翼点开颅经侧裂入路手术区域更靠外侧，便于暴露视神经颈内动脉三角，但术中需要更多的分离牵拉颞肌，为暴露术区需要处理侧裂和牵拉额叶。相比之下，经眉弓入路结合了以上两种入路的优点，不仅在不牵拉颞肌和额叶的情况下提供了处理视路结构和视神经—颈内动脉间隙的良好操作角度，也避免了双额叶大骨窗开颅的手术创伤（图 10.1）。如果能正确选择经眉弓入路，手术的操作较为简单，切口相对美观且通常结果良好。

脚间窝区域病变的处理更为复杂，缺乏一种简单的入路方式安全切除这一区域的肿瘤。经颞下入路较为简单，但需要充分抬离颞叶，这就限制了其向腹侧延伸。经颞极入路为术者提供了充分的操作空间，但通常需要切除颧弓，扩大切开侧裂和牵拉颞极。经鼻入路为术者提供了良好的术野和合适的工作角度，但经鼻入路处理脚间窝病变需要推拉垂体，这不仅依赖于术者的手术技巧也伴随着影响垂体功能的风险。与上述入路方式相反，经眉弓入路不仅入路方式简单，并发症少，而且提供了处理脚间窝病变的良好术野。通过切开蛛网膜，利用内镜穿过视神经—颈动脉间隙可以为术者提供这一区域良好的镜下视野（图 10.2）。

本章将会详细讨论鞍旁肿瘤的经眉弓入路手术，包括经眉弓入路的发展及不适宜选择经眉弓入路的指征。我们也将描述怎样运用经眉弓入路深入脑池，包括脚间窝区域。

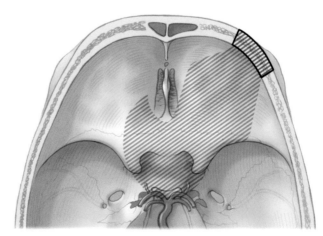

图 10.1　图中标注了经眉弓入路的术区范围（斜线阴影区域）

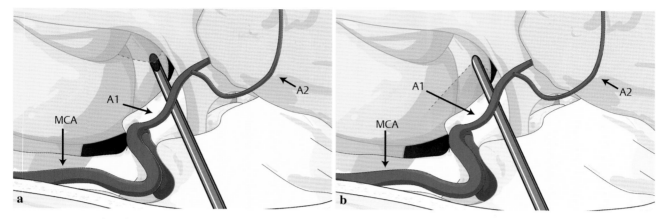

图 10.2　a、b. 本示意图展示了利用内镜处理脚间窝病变的方法。A1，大脑前动脉 A1 段；A2，大脑前动脉 A2 段；MCA，大脑中动脉

10.2 鞍旁病变的眉弓入路

正如我们之前描述的，经眉弓入路处理鞍旁病变时可为术者提供良好的操作角度，让术者可以沿着颞叶内侧由前外侧向后内侧入路处理中线旁病变。

虽然磨除眶缘后可以取得类似的工作角度，但这不仅伴随着较高的并发症发生率，同时这种入路方式需要采用标准弧形皮瓣切口（发迹后），反转的皮瓣可能会阻挡和限制蝶骨嵴区域手术的术野和工作角度。

除了以上的优势，锁孔入路的原则提示我们，经眉弓入路时将额叶移出视野后可以处理深部广泛的结构。在内镜辅助下，真正限制经眉弓入路的结构仅限于蝶骨嵴、鞍背和远离眶后方适宜于选择更直接有效入路处理的结构（这部分经眉弓入路的限制我们将在后续内容详述）。

因此，经眉弓入路首先需要处理额叶的遮挡。我们可以通过在摆体位时协助患者头部后仰，令颧弓位于最高点达成这一目的。在打开硬膜后，我们轻轻地牵拉额叶以开放脑池释放脑脊液（视频 10.1）。我们发现采取以下方法通常可以帮助我们在不损伤额叶和骚扰额底皮质组织的情况下减少脑组织张力并打开脑池：①头后仰使额叶自然下垂；②运用磨钻磨平眶顶；③良好的麻醉状态，包括必要时予以甘露醇；④在沿着皮层表面深入

脑池的过程中以细条状的 Telfa 敷料（一种防粘连材料）覆盖脑组织；⑤尽可能地切除蛛网膜，让脑脊液缓慢地流出。当额叶塌陷满意后，可以通过分离侧裂近端（包括小脑幕切迹）进一步扩展操作空间。

通过以上这些准备步骤，最多在必要时配合轻度牵拉额叶，经眉弓入路可以与其他入路方式一样进行后续病变的处理（图 10.3）。本章提供了多个病例的详细说明（图 10.3~ 图 10.9，视频 10.1、视频 10.3 和视频 10.4）。在某些特殊病例中，术中某些步骤需要内镜辅助。这一点在处理主要累及床突下（视频 10.2）和蝶骨嵴（图 10.7）的病变时尤为重要，因为显微镜下处理这些位置的病变存在一定困难。在许多病例中，可以在内镜辅助下切除侵及视神经管或蝶鞍的肿瘤，由此避免磨除骨质，暴露视神经管或蝶骨平台以及由此带来的并发症风险（视频 10.3）。内镜部分的操作通常在肿瘤大部分被切除，止血完全后进行。

需要注意的是，在这一区域进行内镜手术时，内镜毗邻视神经及颈内动脉。因此，内镜必须握稳并在安全的路径上操作，同时该区域的内镜手术十分依赖手术经验，某些操作并不适合初学者尝试。

10.2.1 脚间窝的经眉弓入路

脚间窝区域的肿瘤通常可以通过内镜由经眉弓入路处理（视频 10.5）。处理脚间窝或者视交叉

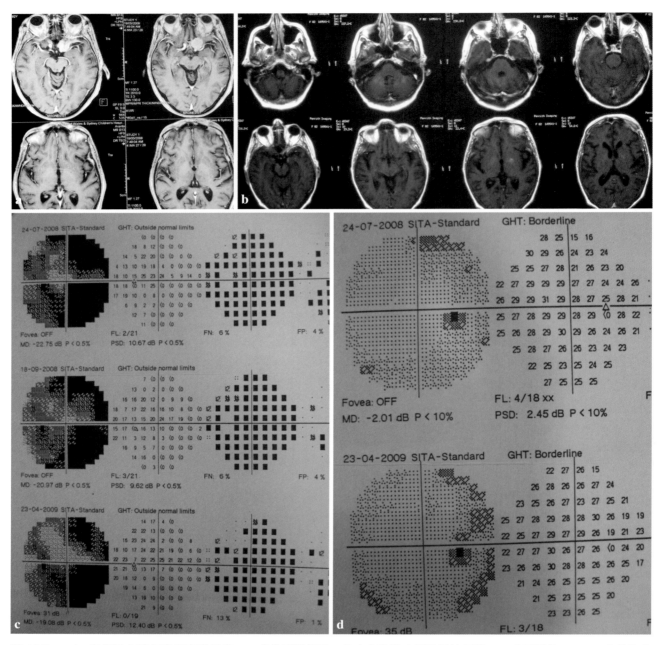

图 10.3　a~h. 经眉弓入路切除床突脑膜瘤。a. 术前影像提示一前床突脑膜瘤累及视神经管。b. 术后影像。c、d. 术前和术后 (d) 的视野检查结果

后方的肿瘤，可以在显微镜下切开基底池蛛网膜，在建立手术通道的基础上运用内镜辅助手术（图10.10）。对于累及脚间窝的巨大肿物，可以在手术临近结束肿瘤大部切除后开始运动内镜辅助操作（图10.11，视频10.6）。

通向脚间窝及视交叉后间隙的最佳手术路径是经过视神经颈动脉三角，因为此路径在经眉弓入路的手术范围中是抵达术区的最直接路径。有时为了暴露这一间隙，需要进行蛛网膜扩大切除，虽然增加了手术时间，但效果确切（视频10.6和视频10.7）。由于内镜毗邻视神经和数支穿支血管，确保内镜稳定、操作谨慎、避免大幅度移动内镜就显得十分重要（视频10.8）。在某些病例中，如果助手缺乏足够的经验则需要主刀医生亲自扶镜。这些

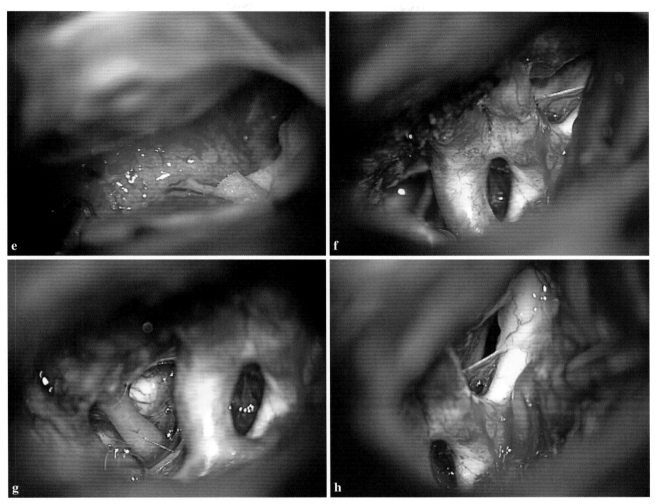

图 10.3 （续）e. 脑组织压力释放后的脑膜瘤瘤体。f. 肿瘤切除后。g. 肿瘤切除术后可见颈内动脉—动眼神经三角。h. 视交叉前三角

限制可以通过运用符合手术器械克服，比如选用带吸引器的双极电凝。

内镜的置入需要一定的策略，如有必要应在显微镜直视下完成（参考视频 10.8 以理解内镜置入方法）。这点在置入角度镜时尤为重要。在此类手术中，内镜器械应全程在直视下通过内镜引导置入术区。正如我们所举例说明的，这些内镜操作技巧让我们得以安全有效地处理位于脚间窝、中脑前方、大脑脚和鞍背后方下达斜坡中部的病变（视频 10.9）。

10.2.2 何时不适宜选择经眉弓入路？

经眉弓入路对于这一区域的病变是一种通用的入路选择，仅在少数情况下不是最佳选择。图 10.12 简单示意了哪些区域适宜于选择经眉弓入路，而哪些区域不适宜。除了蝶鞍和蝶窦的手术我们会直接选择经鼻入路外，对于这个范围内其他区域的病变，首先我们都需要明确病变的某些解剖学特征来帮助我们选择合适的入路。所有筛板背侧颅前窝的病变，蝶骨平台、鞍结节的病变，前床突上方的病变，以及位于蝶骨嵴、下丘脑和视交叉的病变（除了颅咽管瘤或向侧方累及第三脑室的肿瘤）都适宜选择经眉弓入路。

仅当病变大部分或完全位于眶顶下方时，其他的入路方式才优于经眉弓入路（图 10.13）。尽管内镜可以出入于部分颅中窝的病变，但当肿瘤主要位

10

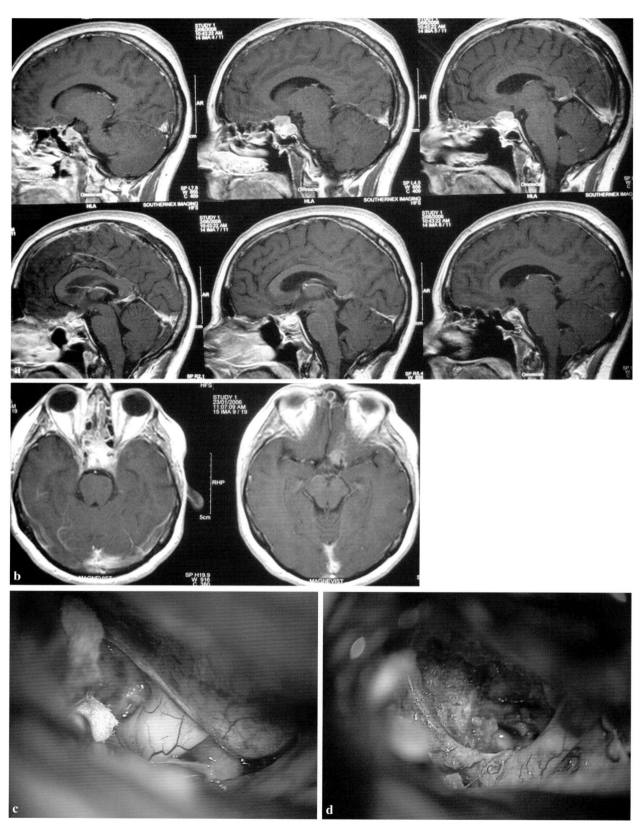

图 10.4　a~d. 经眉弓入路切除鞍结节脑膜瘤。a. 术前影像显示鞍结节脑膜瘤。b. 术后影像。c. 术中切除蛛网膜暴露视路结构及肿瘤。d. 肿瘤切除后的鞍结节

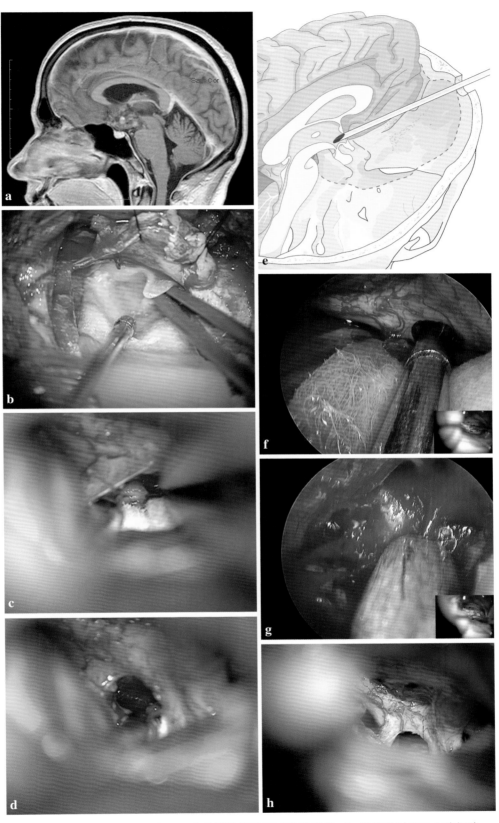

图 10.5 a~h. 经眉弓入路切除下丘脑胶质瘤。a. 术前影像提示下丘脑胶质瘤。b. 肿瘤通过眉弓入路切除。c、d. 进一步暴露后开放终板，利用此通道切除肿瘤（d）。e. 本示意图展示了利用内镜通过此入路处理第三脑室病变。f. 内镜经终板进入第三脑室，利用负压吸引切除肿瘤。g. 术中处理第三脑室病变的内镜视野。h. 切除肿瘤后的内镜视野中的视路结构

10

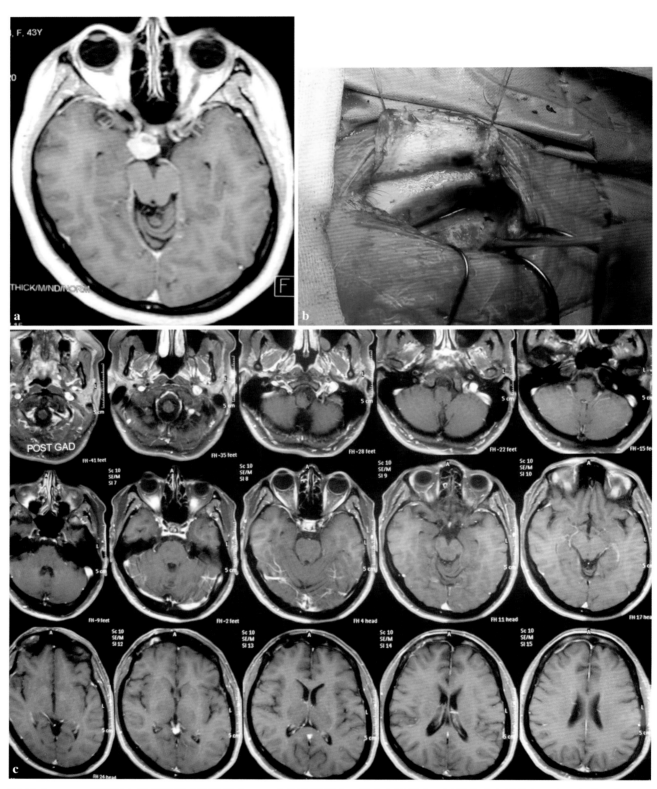

图 10.6　a~c. 经眉弓入路切除后床突脑膜瘤。a. 术前影像提示一后床突脑膜瘤，虽然肿瘤位置较深，但正好位于经眉弓入路的术区范围内。b. 通过经眉弓入路成功切除肿瘤，内镜对于保证肿瘤全切十分有帮助。c. 术后影像

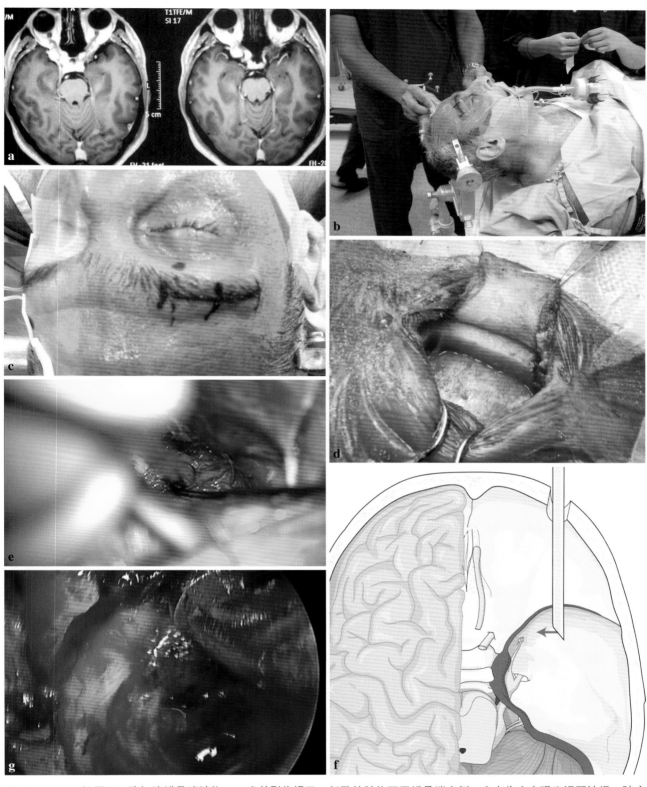

图 10.7　a~g. 经眉弓入路切除蝶骨嵴肿物。a. 术前影像提示一低卧的肿物覆于蝶骨嵴内侧，患者临床表现为视野缺损。肿瘤位置略低于蝶骨大翼，限制了内镜辅助切除肿物。b. 经眉弓入路体位，患者头部适度后仰以使额叶在重力作用下于眶顶分离。c. 眉弓皮肤的切口设计。d. 骨窗。e. 暴露后的显微镜镜下图像。为暴露肿物的顶部，我们去除了一小部分内侧蝶骨翼。f. 本示意图展示了经眉弓入路中利用内镜显露蝶骨翼下方的方法。g. 图为在肿物切除手术的后期，内镜视角中的肿瘤图像。我们正对着海绵窦的外侧壁。左上方可见蝶骨翼内侧切缘。肿物位于吸引器下方，术者正在分离肿物与进入眶上裂的神经

10

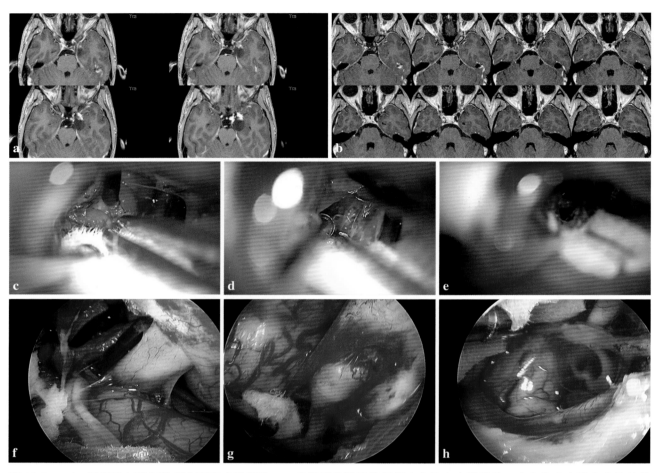

图 10.8　a～h. 经眉弓入路切除颅中窝表皮样囊肿。a. 术前影像提示位于颅中窝的表皮样囊肿，患者临床表现为难治性的面部疼痛。肿物位于颞叶钩回内侧、小脑幕切迹前缘，处于经眉弓入路可处理的手术范围内。b. 术后影像。c. 在开放脑池、分离侧裂内侧部分后，我们可以清晰地暴露位于大脑中静脉后方的肿瘤。d. 在显微镜下切除肿瘤。e. 显微镜下操作完成后的术区图像。f. 接下来我们利用内镜探查腔隙深部，确保没有肿瘤残留。在此图像中，我们可以看到视神经和嗅神经。g. 继续向内深入后，我们可以看到前床突和小脑膜的连接处以及动眼神经从动眼神经三角发出的位置。h. 内镜下在肿瘤切除后的空腔中所见的图像。内镜视野中颞叶钩回的位置远高于显微镜所能获取视野中的位置

于颅中窝时，适宜选择能更好直接暴露颅中窝的入路，如经颞下入路或小翼点入路。

此外，当鞍旁肿物向上方生长累及第三脑室，肿物的长轴沿纵轴延伸时也不适宜于选择经眉弓入路。这一类病变更适宜于选择经纵裂、经胼胝体入路，不仅可以让术者沿着长轴处理肿瘤，也避免了非直视下分离肿瘤与穹隆（图 10.11、图 10.14，视频 10.6、视频 10.10）。

此外，单纯位于脑室内且不累及血管的病变，如颅咽管瘤或下丘脑错构瘤可以通过脑室镜切除（视频 10.12～ 视频 10.14）。

经眉弓入路也是脚间窝区域手术入路的合适选择，其优势在于可以暴露鞍背后方的肿瘤（视频 10.9 和视频 10.15 演示了经眉弓入路处理这一区域时的内镜下视野）。该入路方式为术者提供了显露小脑幕切迹和颞叶钩回的良好术野。

经眉弓入路的限制在于一方面无法显露鞍背的背侧面，另一方面，若肿瘤向下累及斜坡上、中部连接平面（后床突下方数厘米）以下则更适宜于选择其他入路方式，如经颞下入路或经颅后窝的入路方式（图 10.12 演示了内镜手术的手术范围）。小脑幕切迹和中脑外侧位于大脑脚 C 形结构后方的

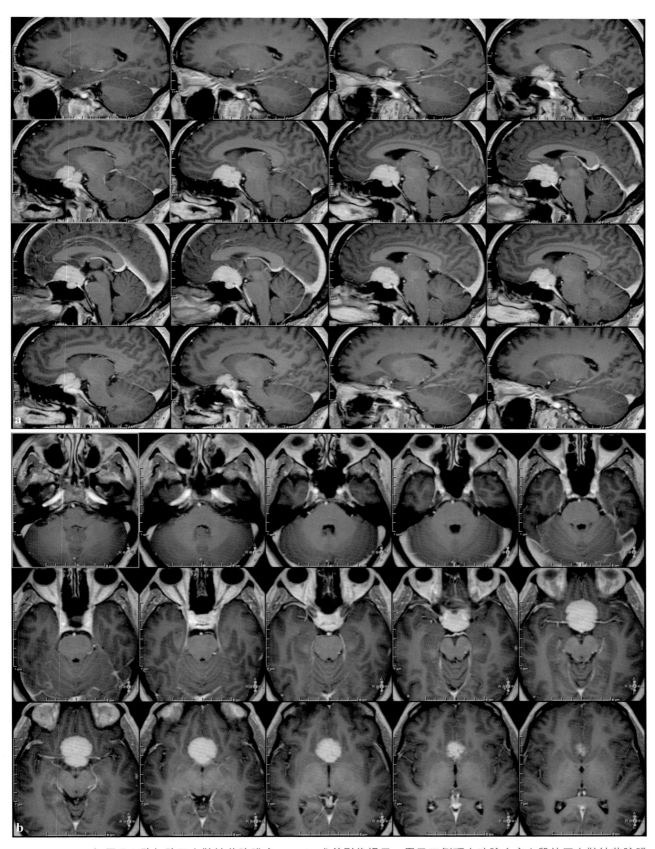

图 10.9　a~h. 经眉弓入路切除巨大鞍结节脑膜瘤。a、b. 术前影像提示一累及双侧颈内动脉床突上段的巨大鞍结节脑膜瘤。即使体积如此巨大的鞍旁肿瘤，也可以选择经眉弓入路切除

10

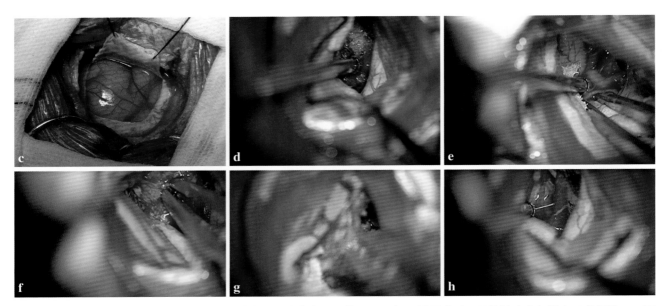

图 10.9 （续）c. 此图展示了为完整切除该肿瘤所需的浅表暴露范围。d. 切开蛛网膜后，可见肿瘤突向视交叉前间隙。e. 更外侧的视角显示了肿瘤已与颈内动脉分支分离。f. 从血管表面剥离肿瘤后，于额叶下方进一步切除肿瘤。内镜在某些病例中可用于从侧裂入路处理病变。在本病例尚无需内镜辅助。g. 将肿瘤与重要结构分离后，分块从小于肿瘤大小的开口中取出肿瘤。h. 肿瘤切除后的视神经和颈内动脉。内镜辅助对于切除视神经管和蝶鞍内侧的肿瘤十分有帮助，可以免除部分患者磨除颅内骨质以暴露术野的创伤。这点我们将在视频 10.3 中着重说明

肿瘤同样更适宜选择经颞下入路（参见第 12 章）。

我们用于判断一个颅中窝肿瘤是否位置过低而不适宜于选择经眉弓入路的方法是检查包含眶顶的轴位图像（图 10.13）。这一图像截面代表了适宜于选择通过经眉弓入路的最低平面。若肿瘤主要位于该平面以下，则增加了经眉弓入路处理的难度，特别是当肿瘤向前累及颅中窝的最前方时不宜于选择经眉弓入路。

同样的，通过观察肿瘤与斜坡上、中部连接（鞍底与鞍背的连接）平面的位置关系，可以帮助我们判断经眉弓入路在处理累及颅后窝的病变时是否是首选的入路。该影像学标志可以被用于确立一个影像学界面，指导我们大致确定这一区域手术合适的入路。我们在图 10.12 中标注了这一平面。

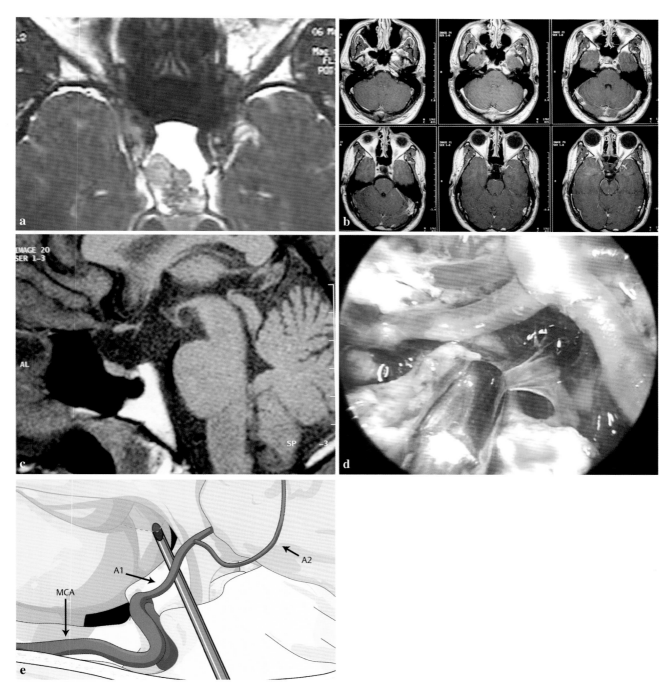

图 10.10　a~e. 经眉弓入路切除脚间窝畸胎瘤一例。a. 术前影像提示一脚间窝肿物。b、c. 术后影像。d、e. 脚间窝肿物的内镜图像，术者正通过内镜及成角吸引器切除肿物。内镜经由视神经 – 颈内动脉三角进入术区（参见图 10.2）。MCA，大脑中动脉

10

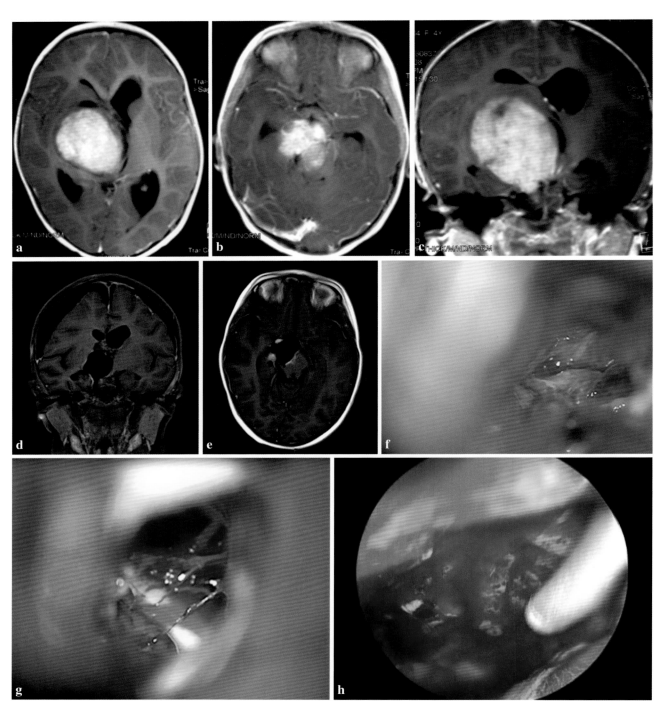

图 10.11　a~h. 经纵裂锁孔入路切除中脑巨大胶质瘤。a~c. 术前影像提示一累及中脑及丘脑的毛细胞型星形胶质细胞瘤，肿瘤突入脚间窝。在内镜辅助下，即使如此巨大的肿瘤也可以通过锁孔开颅（2 cm×1.5 cm）实现肿瘤全切。d、e. 术后影像。f. 分离脚间窝的蛛网膜后，可直视下将肿瘤与动眼神经分离。g. 术者通过显微镜镜下操作快速地分块切除该巨大肿瘤，图像中我们可以看到肿瘤已与中脑腹侧面分离。h. 我们将内镜置于显微镜下切除后新的肿瘤底面上方，探查周围腔隙和肿瘤后于直视下沿边界切除肿瘤，借此实现肿瘤全切。最终患者预后良好，术后数年都处于疾病缓解期

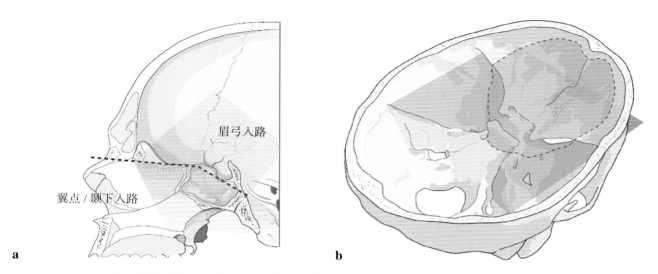

图 10.12　a、b. 本示意图分别从 (a) 矢状位和 (b) 俯视视角展示了颅底结构，用蓝色标注了适宜于选择经眉弓入路手术的颅前窝和颅中窝区域，用紫色标注了适合于选择颞下入路或翼点入路的区域

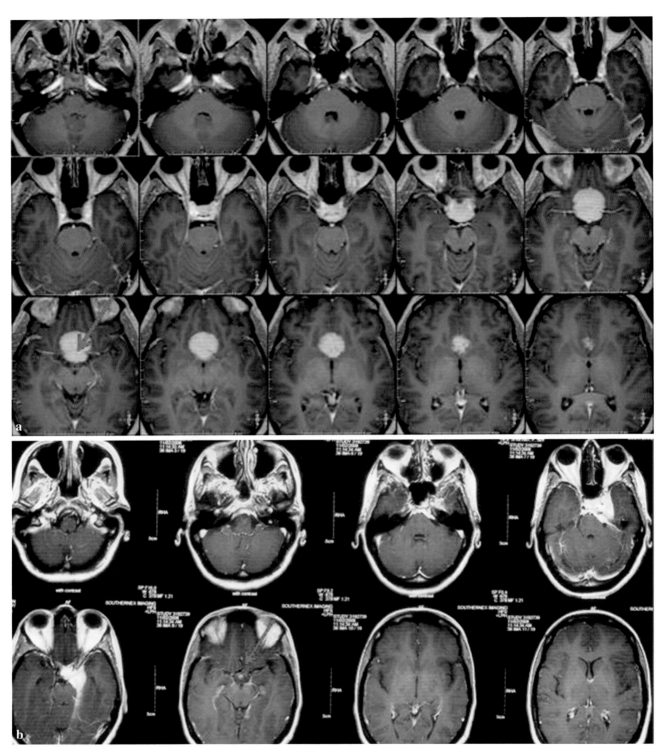

图 10.13　a、b. 本图示意了通过术前影像如何评估是否适宜选择经眉弓入路手术。上排中包含了部分眶底截面的影像对应眉弓底部的平面（适宜选择经眉弓入路的最低平面），在上、下两幅图中我们都用红色进行了标注。因为眶顶是阻碍经眉弓入路手术处理下方病变的解剖学屏障。两例脑膜瘤的轴位影像：a. 肿瘤主要位于该平面以上（箭头），适宜于选择经眉弓入路；b. 肿瘤主要位于该平面以下（箭头），需要迷你翼点入路处理

10

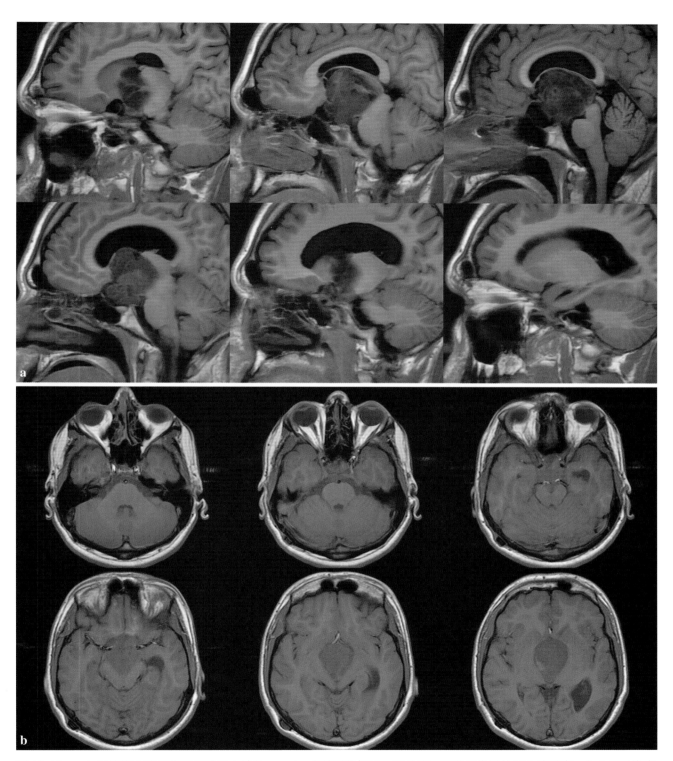

图 10.14 a~i. 经纵裂入路切除下丘脑巨大肿物。a、b. 术前影像提示一下丘脑、视交叉位置的巨大胶质瘤，向上累及穹窿

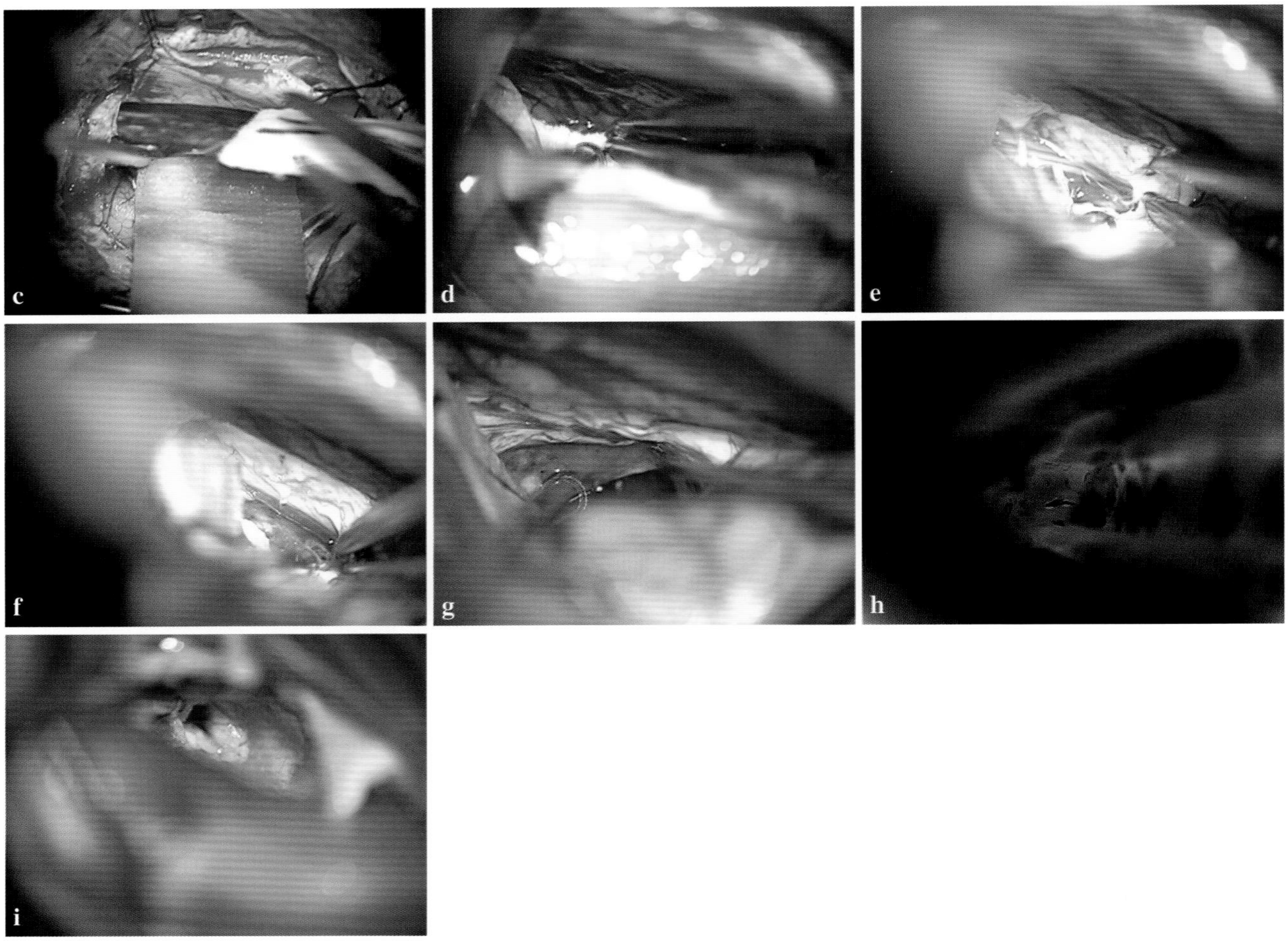

图 10.14 （续）c. 通过小骨窗纵裂入路切除肿瘤。d、e. 先切开蛛网膜，游离和保护大脑前动脉血管，再切开胼胝体 (e)。f. 切开胼胝体后可见肿瘤由室间孔突入，同时暴露穹窿。g. 瘤内减压后，仔细地将肿瘤包膜与穹窿分离。h. 分离肿瘤与穹窿后，继续切除第三脑室内部分肿瘤，将肿瘤与第三脑室壁分离。i. 图像中可见乳头体

（谢之易　译）

10

第 11 章

颅咽管瘤

颅咽管瘤

Michael E.Sughrue and Charles Teo

11.1 引言

这是本书中唯一的包含疾病内容的特定章节。原因是颅咽管瘤有些特殊，我们需要以不同的方式来思考它们。最值得注意的是，颅咽管瘤的某些生物学特征使得针对它们的手术不同于其他鞍旁病变，我们认为这些不同值得更详细地描述。此外，无论采用何种手术入路，颅咽管瘤都是非常棘手的难题，神经外科领域肯定会从尽可能多的针对患者的实用建议和各种各样的知识来源中得到获益。最后，虽然这本书并不是主要针对经鼻颅底手术，但我们觉得在本章中，它也值得在某些方面进行详细描述。

本章简要介绍了我们对颅咽管瘤微创手术的看法，以及改善这些患者预后的一些有用建议。

11.2 手术入路选择

我们的经验让我们得出的结论是，大多数颅咽管瘤应该经鼻切除，多数情况下无论它们的大小和解剖结构。图 11.1 和视频 11.1 提示患有巨大、复杂颅咽管瘤的患者，经鼻完全切除，没有遗留永久性的神经系统或激素后遗症，证明使用经鼻入路对于治疗这些肿瘤并没有什么特别的限制。虽然，经眉弓入路也提供了进入该区域的良好路径，并且该入路是我们在大量患者中选择使用的方法，但是，经鼻跨平面/跨轴线的入路能使我们在肿瘤切除期

间，更早识别垂体柄并保留它，任何开颅的入路做到这一点相对困难。这一观察结果使我们能够将尿崩症的发生率从采用经眉弓入路的 85% 降低到经鼻入路的 15%。此外，我们发现经鼻入路的手术范围很少有解剖学结构上的限制，因为我们已经能够解决背部和脚间肿瘤，并且，在一些复杂病例中能够切除松果体的肿瘤（图 11.1）。经鼻入路得益于不同的方式或方法，能够经颅中窝底不断向侧方延伸，尤其可侧向延伸至视神经，但这对于大部分中线病变通常不是必需的。

实施开颅手术而不是采取经鼻入路的原因包括缺乏技术准备或相关经验来针对侧向侵犯严重，或显著向脑室内侵犯到达甚至超出穹窿的病变。在后一种情况下，半球间经胼胝体入路提供了进入穹窿的途径，并允许通过该途径切除肿瘤，但这通常不是必需的。完全脑室内的颅咽管瘤是非常罕见的，它们可以通过全脑室镜入路方式切除。最后，幼儿和蝶窦气化不良的患者在技术层面对经鼻入路不利，因此可能需要接受开颅手术。

11.3 如何实施经鼻颅咽管瘤切除手术

11.3.1 入路选择

（图 11.2，视频 11.2）

在这些复杂的病例中，提供足够的自由活动

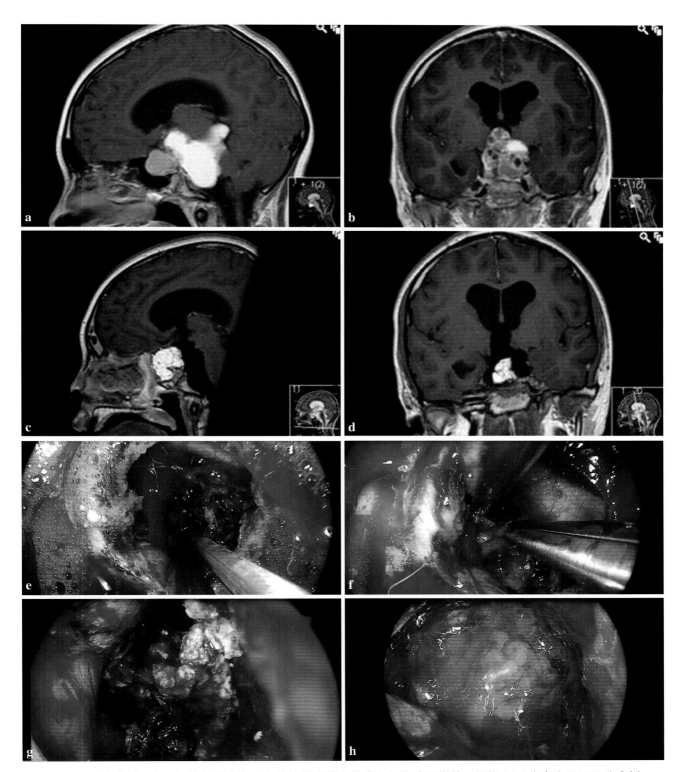

图 11.1　a~h. 该病例证实了即使是巨大和复杂性的颅咽管瘤的优良切除的可能性。视频 11.1 中突出显示了此病例。a、b. 术前图像显示巨大颅咽管瘤。c、d. 术后图像。注意雪人状的脂肪移植物。e. 显示垂体柄的术中图像，其在肿瘤切除的早期就被识别和得到保留。f. 通过开放的第三脑室底层进入第三脑室的视野。在该图像的远处背景中，可以看到松果体区域和后连合。g. 显示肿瘤切除的过程。h. 这些薄弱点的封闭技术

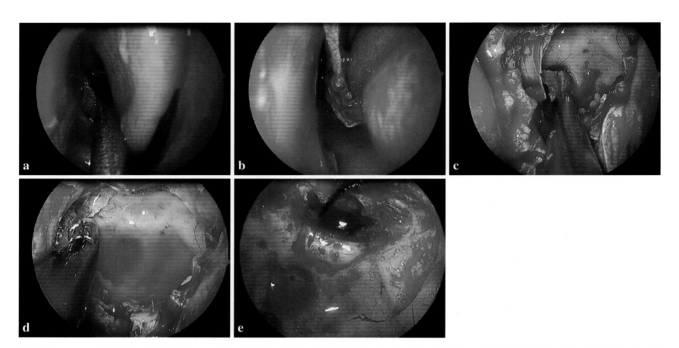

图 11.2　a~e. 经鼻蝶入路的步骤。a. 第一步是通过筛窦切除腾出空间；如果计划关闭，则在此阶段获得鼻中隔皮瓣。b. 打开后隔膜并进行广泛清扫切除。c、d. 一旦可见鞍区标志，扩大蝶窦切开（d）直到蝶形平台不会因活动受损。e. 使用描述良好的标志物，移除鞍骨，然后穿过鞍结节并进入操作平面。如图所示，在这种方法中，平面开口不需要过于宽大，但确实需要足够宽径和足够前后径获得所需的活动角度。有关这些步骤的更多详细信息，请参见视频 11.2

空间对于经鼻入路至关重要，除了完全开放蝶窦之外，筛窦和鼻甲的切除是非常重要的第一步。蝶窦应从前侧广泛打开，经蝶窦底部向颅底开放，由于操作轨迹通常需要向上，这样的开放方法可以促进暴露。在确定了鞍区标志并打开鞍骨后，需要从视神经到视神经的范围磨除鞍结节和蝶骨平面，以使在该平行四边形的范围内提供尽可能宽的开口。我们建议最后钻出结核骨，因为这种骨通常可以防止上部海绵窦出现明显的出血。这种出血通常可以通过止血材料和烧灼来控制，从而允许硬脑膜经过隔膜开放。

11.3.2 肿瘤切除

（视频 11.1、视频 11.3~ 视频 11.7）

第一项工作是在早期阶段找到垂体柄（图 11.3）。我们首先从垂体和下丘脑之间的视交叉窗口解剖肿瘤以识别垂体柄。上部垂体的血管应该被锐利地解剖出来并保存。一旦这些关键步骤完成，我们就开始将肿瘤向后切除到动眼神经窝，进入视神经下空间，然后沿着斜坡向下解剖。应预先做好在鞍旁斜坡上存在肿瘤进犯的准备，并且必要时移除斜坡以切除该部分肿瘤。基底尖端的穿支动脉可能参与该区域供血，应该注意这些危险的解剖步骤。

尽早引流任何大的囊肿非常重要，因为这些囊壁很少与周围结构紧密粘连，这将使这个密集区域更容易可视化。类似地，致密的钙化是常见的，这些也必须尽早切除，切除它们将使肿瘤更容易得到减压并向内折叠。它们通常可以被钳夹或削减，但偶尔也需要磨除。

一旦清除了视交叉区域并产生了一些空间，就可以在颈动脉和前交通动脉复合体中仔细切除肿瘤。打开椎板终端并进行肿瘤减容切除的步骤。Coblator®（ArthroCare Corporation，Austin，Texas）的器械在这些情况下非常有用，因为它将双极电凝、吸引、冲洗和组织粉碎结合在同一台仪器中，避免了大部分的"器械打架"，包括在这个空间使用传统的双极电凝，并避免每次开始处理出血时不停更换器械。

11

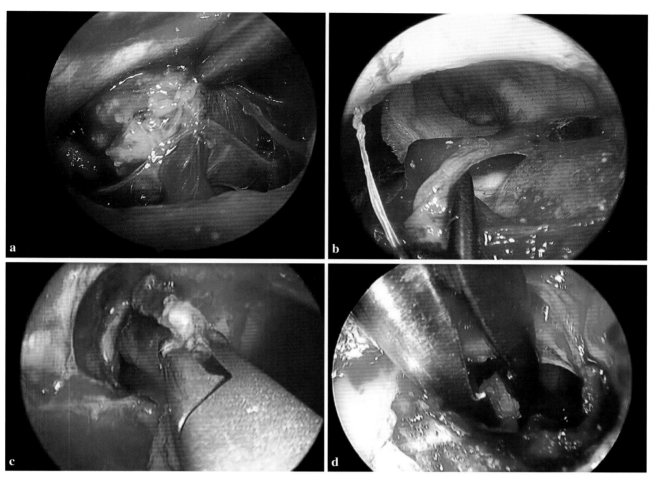

图 11.3　a~d. 垂体柄。4 例颅咽管瘤的垂体柄的术中图像。能够识别垂体柄的外观至关重要，因此，垂体柄可以尽早在肿瘤切除期被辨认并且保存

11.3.3 关闭

（视频 11.1）

多层封闭是该手术区域的原则。我们一般不使用鼻中隔皮瓣来治疗这些病例。但是，对细节的一丝不苟是至关重要的。我们首先用雪人状的脂肪移植物来开始封闭。雪人的头部被引入缺口，理想情况下，这应该需要一些轻柔的推动，以便它能够紧密填充于骨–硬脑膜缺口。雪人的身体（即较大的部分）应该填充蝶窦的一部分。在此之后，使用多层覆盖材料和胶水来为脑脊液流出口增加额外的屏障，并且重要的是使这些屏障完全覆盖缺口。然后，在直视下用 Foley 球囊施加温和的压力，并将其保持在位 48 小时。当患者处于全身麻醉状态时

用大直径针进行腰椎穿刺，这将进一步防止脑脊液渗漏的发展。我们不建议使用腰大池引流管。

11.4 开颅颅咽管瘤切除术

最近，我们很少需要对颅咽管瘤进行开颅手术。然而，讨论眉弓入路很重要，因为经鼻切除颅咽管瘤对初学者来说不属于很好的病例，并且许多医疗中心没有经验经鼻入路解决颅咽管瘤。在这种情况下，重要的是要知道如何通过眉弓实施此手术。在这些患者中，该入路与该区域的其他肿瘤入路相似。入路的选择主要取决于肿瘤的长轴。在大多数情况下，这个长轴用眉弓入路最容易达到（图 11.4，参见视频 11.8~ 视频 11.11）。当然，如果颅

11

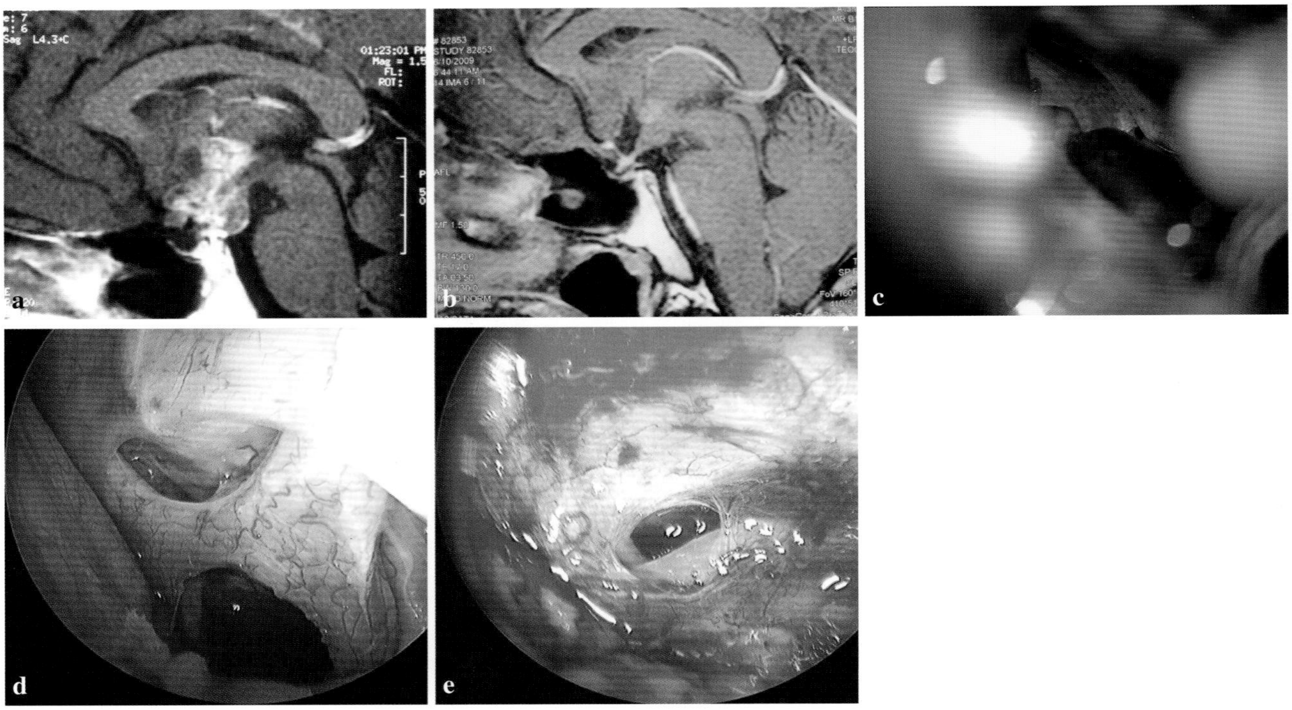

图 11.4　a~e. 颅咽管瘤的眶上入路。a. 颅咽管瘤的术前影像，在我们的经鼻入路学习曲线早期通过眶上入路解决。b. 术后影像学复查。c. 显微镜图像显示通过终板显微手术切除肿瘤。d. 通过终板插入内镜以检查第三脑室。e. 第三脑室底部的视图。通过底部的一个孔可以看到基底尖和脑神经Ⅲ

咽管瘤的长轴位于冠状面，我们建议采用迷你翼点入路，以充分利用视神经-颈动脉和颈动脉-动眼神经窗。正如第 10 章所讨论的那样，累及穹隆的高耸的颅咽管瘤通常需要采用半球间方法将肿瘤从穹隆上分离（视频 11.12）。完全脑室内的颅咽管瘤可通过脑室镜切除。

根据解剖结构，可以通过 3 个通道中的任何一个进行肿瘤切除：视神经-颈动脉空间，经终板或经前交叉空间。早期识别垂体柄是非常重要的，但是在不磨除鞍结节和（或）使用内镜的情况下完成具有挑战。我们经历了较低的下丘脑并发症发生率，并将其归因于早期识别和保留下丘脑壁。重要的是，要认识到这些肿瘤许多是从第三脑室底部下方产生的，因此，突破隔膜的入路将固有地损伤下丘脑，除非中线的缝隙被识别，并用于探及下面的肿瘤。

（徐丁　译）

11

第 12 章

锁孔手术治疗颅中窝、海绵窦、小脑幕及中脑侧方肿瘤

锁孔手术治疗颅中窝、海绵窦、小脑幕及中脑侧方肿瘤

Michael E.Sughrue and Charles Teo

12.1 引言

眉弓入路是一种非常通用的方法，然而，它无法完成一切操作。本章是关于如何在眉弓入路不是最佳方法时来处理颅中窝和周围脑区的病变。颞下入路和翼点入路有悠久的历史和较多的记载。虽然，它们实际的操作区域可以很容易地比原来的小，但是它们的主要缺点是需要不同程度地分裂和抬高颞叶。尽管采用这些入路设计的技术可以最大限度地减少颞叶萎缩的程度，但是没有任何技术可以完全消除这个问题，甚至不会产生这种并发症的眉弓入路相对而言只会引起更多的损伤。因此，虽然我们

在解剖学环境较差的情况下不会使用眉弓入路，但只要眉弓入路的优势和另一种入路大致相等，就会更倾向于选择眉弓入路。图 12.1 展示了一种用于确定眉弓入路何时不合适的方法，因此当眉弓入路不合适时，需要采用颅中窝或迷你翼点入路。

在许多情况下，内镜在这里很有用。跨越颅底的肿瘤可以使用内镜来进入颞下窝。类似地，当使用颞下入路时，可以通过切割小脑幕并使用内镜向下看来解决向颅后窝扩展的问题（图 12.2）。

本章讨论了这些入路和技术的应用，以解决"眉弓平面"下方的肿瘤：颅中窝、小脑幕和海绵窦的肿瘤。

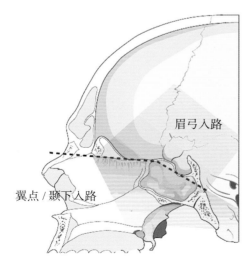
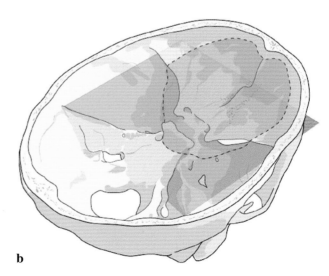

图 12.1　a、b. 本示意图显示了一个眉弓锁孔入路的粗糙边界，在矢状平面中的粗略边界（a）以及从上方视角观察（b）。眉弓入路边界用蓝色表示，而紫色区域用颞下入路或翼点入路进入

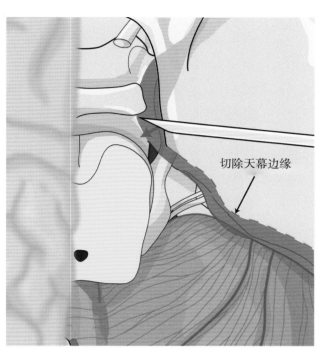

图 12.2 本示意图说明使用内镜通过小脑幕中的切口跟随颅中窝肿瘤向下进入前部和后部空间

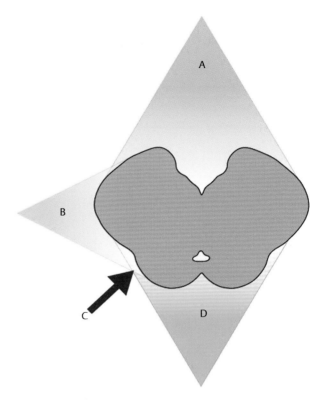

图 12.3 本示意图说明了解决中脑肿瘤的入路选择

12.2 这个区域哪一种入路更好

与鞍旁区域不同，这个问题没有简单的答案。颞下入路和翼点入路都有针对具体问题的优势。我们一般默认颞下入路。它简单、快速，需要较少的颞骨解剖和较小的切口。同样的，我们不会在不合适的情况下尝试使用它，但如果一个迷你翼点和颞下入路基本相同，那么我们更倾向采用颞下入路。

颞下入路是针对中颅底肿瘤的一般选择入路，包括肿瘤位于中央小脑幕切口（在管状 "C" 和外侧丘状边界之间，图 12.3），肿瘤位于中间小脑幕的 Labbé 静脉前，肿瘤位于下侧方海绵窦，以及肿瘤横跨上部和中部斜坡。一些局限于下沟的低位肿瘤也可以通过颞下入路切除，但应谨慎选择。单独处理中间斜坡的肿瘤通常可以使用乙状窦后入路（特别是如果它们位于 Meckel 腔隙处或其下方）。可以通过内镜经过眉弓入路切除上斜坡的肿瘤。通过经鼻入路可以很好地解决脊索瘤或其他中线肿

瘤，包括该位置的其他硬膜外病变。

当肿瘤位于颅中窝的更上部和更前部时采用翼点入路相对有利。蝶骨嵴脑膜瘤（视频 12.1）和具有明显颅中窝成分的类风湿性脑膜瘤就是最好的例子。大脑中动脉明显受累的肿瘤不适合采用颞下入路，需要采用翼点入路。此外，如果计划采用硬膜外入路到达海绵窦，则只有翼点入路可以进入脑膜上带，这需要切开它们以剥开海绵窦的侧壁。具有广泛颅中窝受累和显著远处侵犯的肿瘤可能也要采用翼点入路来更好地控制，以避免过度的颞叶牵拉。翼点入路更灵活，可以解决的病变种类更广泛，如果有疑虑，通过翼点入路更容易处理整个肿瘤。

12.3 典型病例

本章提供了通过锁孔入路解决颅中窝病变的几个例子。在大多数情况下，经验丰富的颅底外科医生会发现，通过采用前面章节中概述的锁孔手术

原则，使用锁孔入路来解决病变与使用更熟悉的开放入路并没有明显不同。与锁孔手术中的任何事物一样，详尽的计划至关重要。

12.3.1 三叉神经鞘瘤

（图 12.4~ 图 12.6）

这些肿瘤难以处理，因为它们位于具有挑战性的部位，并且通常跨越多个分隔，使得在一次手术中移除整个肿瘤是困难的。我们发现，内镜提供了解决多室三叉神经鞘瘤的绝佳机会。例如，神经鞘瘤主要位于颅中窝，但可显著延伸到颞下或翼腭窝，可以通过采用颞下或翼点入路，同时使用内镜通过扩张的孔隙向下追逐肿瘤（图 12.5）。同样，通常可以使用内镜追踪和切除颅后窝相当小的侵袭（图 12.4）。更大的哑铃形肿瘤有时可以通过颞下入路来处理，通过切开硬脑膜或小脑幕，同时使用内镜向下看 Meckel 腔隙或颅后窝（视频 12.2）。在一些患者中，可能需要采用分期手术（例如先行颞下入路，接着是乙状窦后入路），这避免了单个大范围颅底入路并发症的发生。

在这些患者中，通常不可能沿着肿瘤的长轴校准入路，并且锁孔开颅的位置应该对准肿瘤的中点。

有人提出，针对这些肿瘤采用经鼻入路可以与肿瘤的长轴相对齐。我们肯定倡导在适当的情况下使用经鼻内镜手术，但我们的个人意见反对这种看上去更直接但实际更复杂的方法来治疗这些肿瘤。内镜辅助的颞下开颅术是快速的、微创的，无损容貌，并且能够实现更良好的切除。它不遵守两点规则，但经鼻入路同样也不遵守。此外，经鼻入路增加了脑脊液漏形成的可能性，并且考虑到会产生广泛的黏膜被破坏的后果，这种术式更耗时，并且可以说更具侵入性。

12.3.2 海绵窦肿瘤

（图 12.7，视频 12.3~ 视频 12.5）

虽然，放射外科技术确实减少了进入海绵窦的需要，但有时仍需要在海绵窦内或周围进行手术。

颞下硬膜内入路可以很好地进入海绵窦的下侧；然而，翼点硬膜外入路可能对颞叶产生较小的影响，并且在通常情况下可能会更好。

经鼻治疗对颅底手术的最重要贡献是给予了解决内侧海绵窦病变的能力（视频 12.3）。例如，难治性激素活性垂体腺瘤可以通过在直视下打开窦腔，并在脑神经和颈动脉相对安全地内侧移除肿瘤残余来治愈一些患者。因此，入路的选择高度依赖于肿瘤相对于神经和颈动脉预期的位置（其高度依赖于预期的病理学结果）和外科医生的技能。对于初学者，不建议行经鼻内镜下海绵窦探查。

12.3.3 小脑幕切迹和中脑

（图 12.8~ 图 12.10）

图 12.3 是选择这个棘手区域的锁孔入路的简单示意图。虽然眉弓入路沿着小脑幕切口提供了一个很大的角度，但是钩回后面的大脑脚的侧角可以阻止这种入路到达脑干背侧的远处（参见第 10 章，特别是视频 10.4，以便很好地说明解剖学原因为何就是这样）。通过外侧小脑上入路（图 12.8、视频 12.6）可以很容易地进入四叠体的侧面边界，该入路直接沿着脑干这一部分倾斜，并且不受 Labbe 静脉位置的约束。肿瘤位于后切迹，包括松果体区和小脑幕联合时，最好使用松果体入路，这是下一章的主题。通过外侧入路，即颞下或经颞—脉络膜裂隙方法来接近四叠体和大脑脚的 C 形之间的空间（视频 12.7）。这两种入路的选择（图 12.3b）取决于肿瘤的长轴，或进入脑干的所需的点，或两者均需要考虑。需要由上至下夹角解决的病变应使用经颞—脉络膜入路，然而中间位置的或需要由下至上接近角解决的病变应采用颞下入路（图 12.9）。

图 12.10 和视频 12.8 显示了使用颞下入路、小脑幕分割和内镜引导切除脑干的巨大海绵状血管瘤。

在许多患者中，重要的是要注意 Labbe 静脉的位置，特别是其插入横向乙状窦复合体的位置，理想情况下，应该打开小切口使得该静脉不在术区中心。如果遇到在术区中心的情况，有必要向前或向

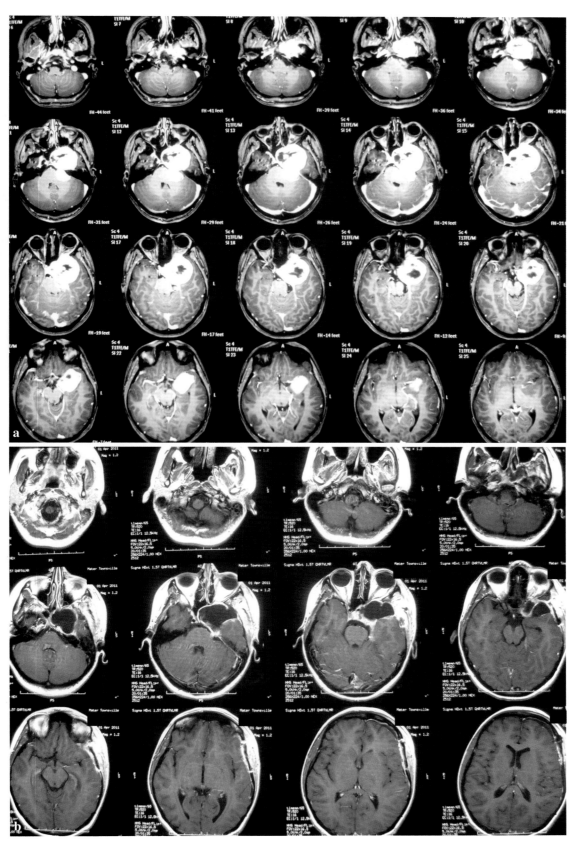

图 12.4　a、b. 通过迷你翼点开颅手术取出巨大的三叉神经鞘瘤。a. 术前图像显示一个巨大的多分隔三叉神经鞘瘤。b. 通过迷你翼点开颅手术切除的术后图像。选择翼点入路是因为肿瘤向前部和上部扩展。内镜用于追踪这个肿块回到颅后窝

12

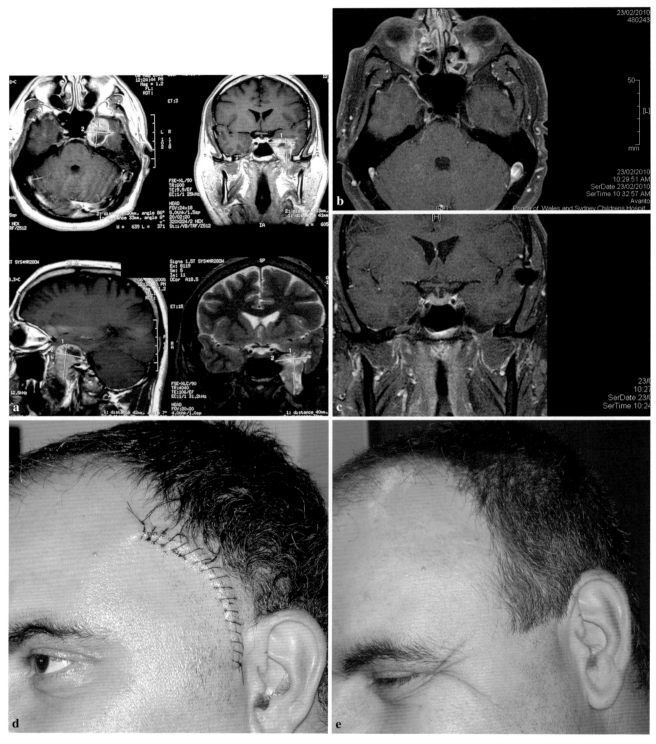

图 12.5　a~e. 通过迷你翼点开颅手术切除的三叉神经鞘瘤。a. 术前图像显示位于前方和上方的三叉神经鞘瘤。注意颞下窝内的占位。b、c. 通过翼点开颅术切除后的图像。内镜用于追踪肿瘤进入颞下窝。d. 皮肤切口。e. 最终的愈合效果

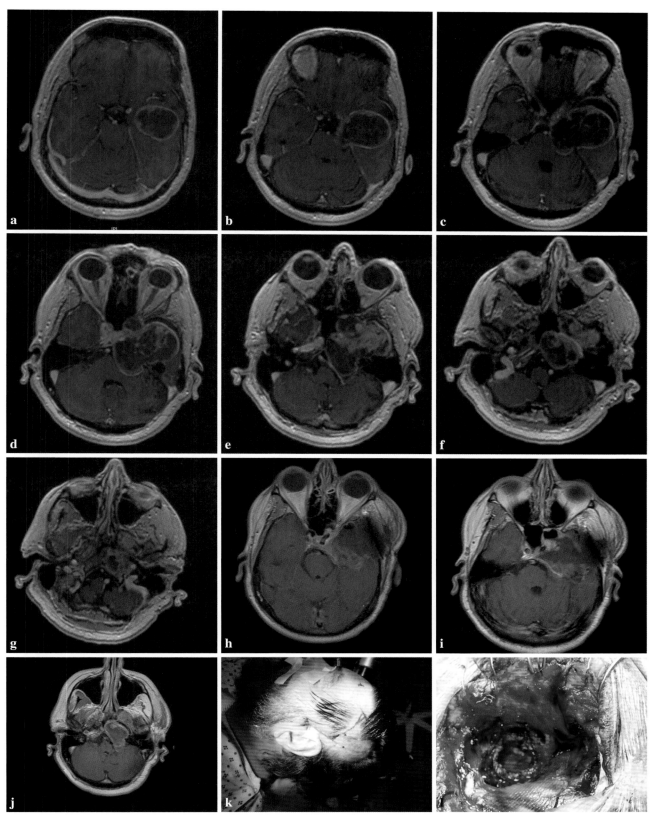

图 12.6　a~l. 通过迷你翼点开颅手术切除大量复发性三叉神经鞘瘤。a~g. 大规模复发性三叉神经鞘瘤的术前图像。h~j. 术后图像显示切除该肿瘤。k. 忽略前一次手术中的问号切口，并采用轻微改良的迷你翼点开颅手术。l. 该图是在肿瘤外侧暴露并部分去除肿瘤后获得的。此后，使用内镜追踪肿瘤到颅后窝

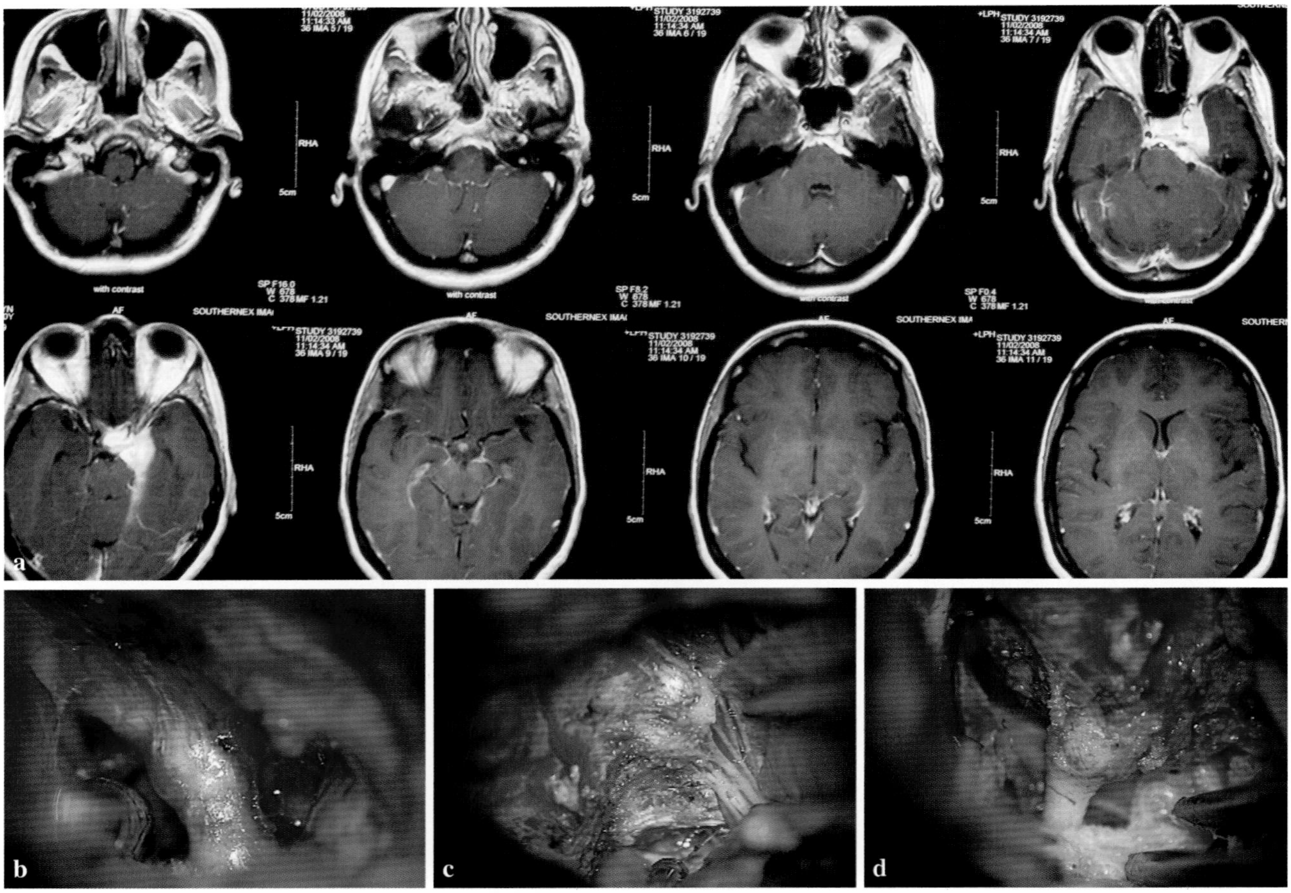

图 12.7　a~d. 通过迷你翼点入路开颅切除海绵窦脑膜瘤。a. 术前图像显示海绵窦脑膜瘤正在压迫视神经并侵入蝶鞍，导致垂体功能障碍。这里的手术计划是进行迷你翼点开颅和海绵窦硬膜内入路，以减轻视神经和垂体的压迫，并从海绵窦侧壁修剪肿瘤进行细胞减容。b. 术中视图显示进入肿瘤的被包裹的脑神经Ⅲ。c. 暴露海绵窦的侧壁。d. 最后的减压

后延伸切口，以避开这条静脉，同时在设计初始入路的时候，就应该在脑中提前计划这个潜在的问题。

12.3.4 小脑幕上-幕下病变

（图 12.11，视频 12.9）

当缺乏表面受累证据或需要暴露已经闭塞的窦时，内镜检查对这些患者以及病例都非常有用。其中一些病例可以在不需要穿过窦的情况下被处理。通过减少靠近存在较多血管的间隙，或使用内镜经过较少血管涉及的间隙来切除肿瘤，可以降低外科手术的侵入性。

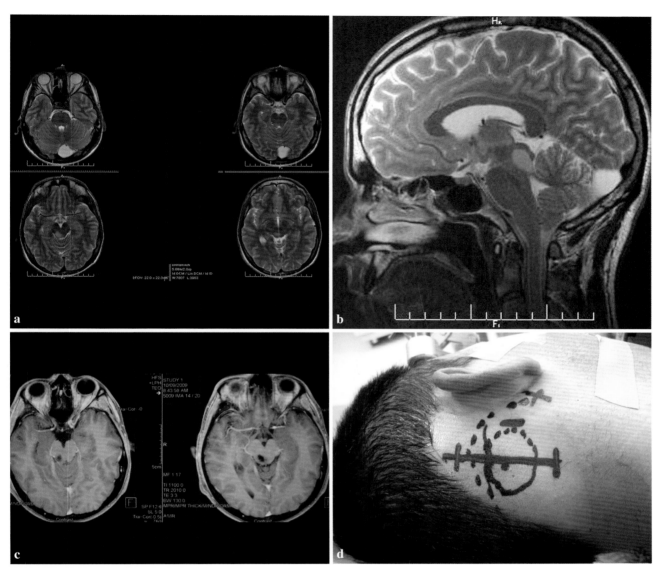

图 12.8　a~h. 迷你侧方小脑上入路进入后侧中脑。a、b. 术前图像显示后外侧中脑的低级别胶质瘤，其在连续成像中显示出增长。与图 12.3 的对比表明，该肿瘤位于迷你侧方小脑上入路的理想位置。c. 术后图像。d. 切口规划：颅骨切除术应位于横窦正下方，并应足够低，以免在垂直上升到小脑幕顶端时干扰器械的操作

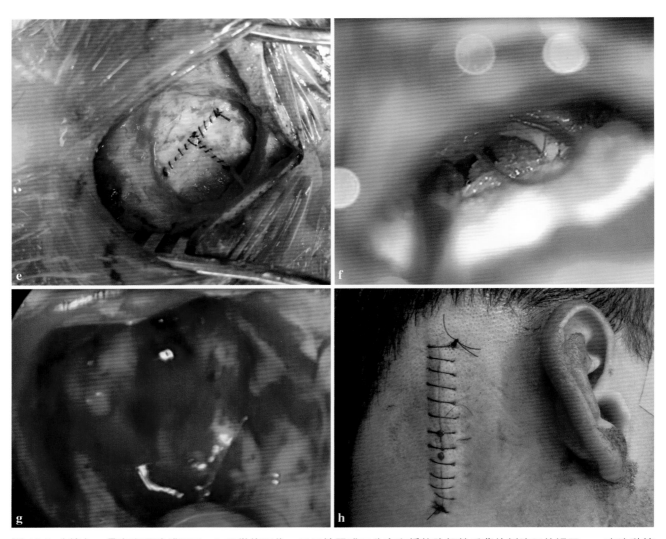

图 12.8 （续）e. 骨窗和硬脑膜开口。f. 显微镜图像，显示蛛网膜下分离和桥静脉牺牲后背外侧脑干的视图。g. 在这种情况下使用内镜检查切除腔的下边缘和前边缘，在那里发现残余肿瘤。h. 最后缝合的切口

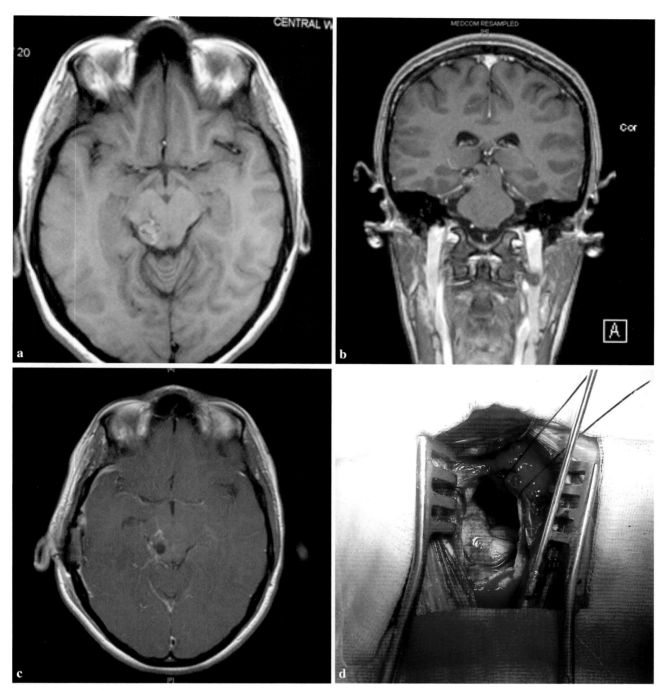

图 12.9 a~d. 中脑侧方海绵状血管瘤通过后方颞下入路切除。a、b. 中脑侧方海绵状血管瘤的术前图像，其略微过于靠前，对于迷你外侧小脑上入路而言太高。替代的方法是选择了后方颞下入路，沿着由上至下的轨迹直接达到该病变顶部。c. 术后成像显示完全切除。d. 耳廓后方的颞下锁孔开颅（参见第 6 章中关于鞍旁肿块的锁孔方法和脚间间隙的细节）

12

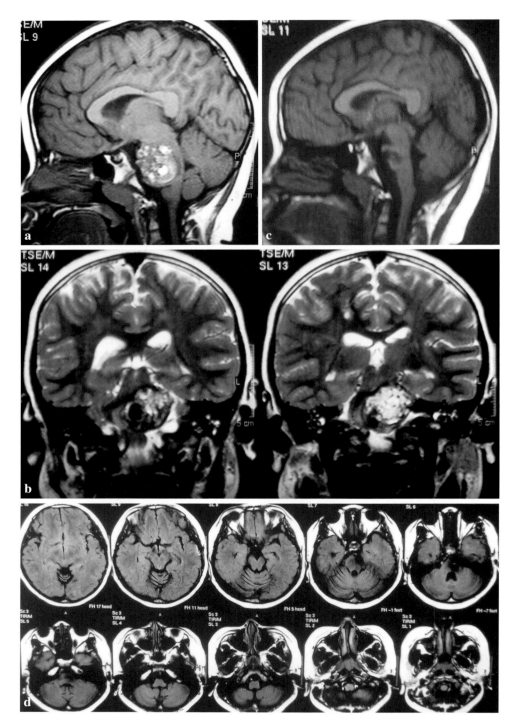

图 12.10　a~p. 通过颞下入路、内镜辅助方法切除的巨大脑干海绵状血管瘤。a、b. 术前图像显示巨大脑桥和中脑海绵状血管瘤，在手术前已出血数次。冠状位图像检查显示，该病变主要是在脑桥中部，延伸到小脑幕切口，这很难从乙状窦后入路向上操作。我们选择了颞下入路，因为它能够解决手术中最具挑战性的部分，通过经小脑幕将使我们能够沿着肿瘤的长轴向下操作，并且避免了磨除岩骨尖部的需要。c、d. 术后影像

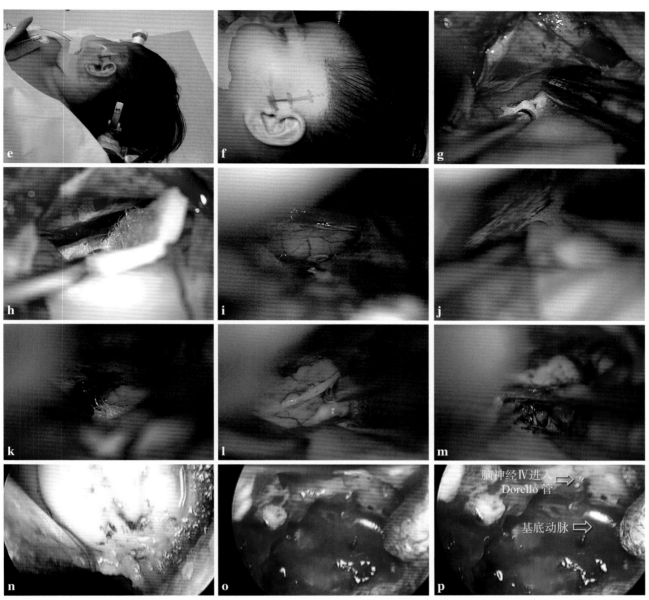

图 12.10 （续）e. 患者固定，头部向下倾斜，促使颞叶在重力作用下从颅中窝底部脱离。f. 皮肤切口。g. 颞下入路的硬膜内部分开始于沿颞叶的缓慢分离，促进 CSF 充分引流使大脑放松。h. 从颞叶到颅中窝底和小脑幕的所有桥接静脉都被牺牲了。i. 一旦达到小脑幕切迹，分离蛛网膜就可以使脑脊液进一步引流来放松脑组织。探索切口以识别脑神经Ⅳ，并且如果必要的话，在分开小脑幕之前将其推离。j、k. 一旦脑组织放松，小脑幕被烧灼（j）并且锐性分开（k）。引流来自小脑和颅后窝的脑脊液使得工作通道空间绰绰有余。l. 这里可以看到脑神经Ⅳ，并且通过影像引导找到该海绵状瘤的切入点。m. 然后，在显微镜下最大限度地切除海绵状血管瘤。n、o. 此时，将内镜引入小脑幕下空间，并且确保最大程度的切除（o）。p. 在这种入路中，通过内镜可以直观地观察到脑桥延髓交界处

12

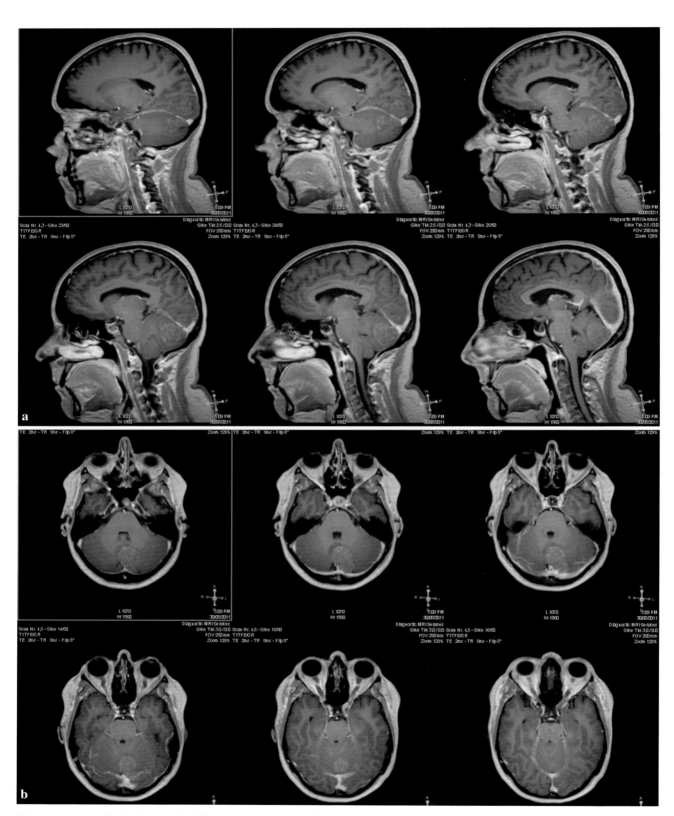

图 12.11　a~h. 使用内镜可以简化切除跨越上、下小脑幕脑膜瘤的操作。a、b. 术前影像显示由窦汇处发出的横跨上、下小脑幕的脑膜瘤，在连续影像学随访观察到增大。所有静脉窦全部开放，所以手术计划是在窦汇上残留部分肿瘤组织

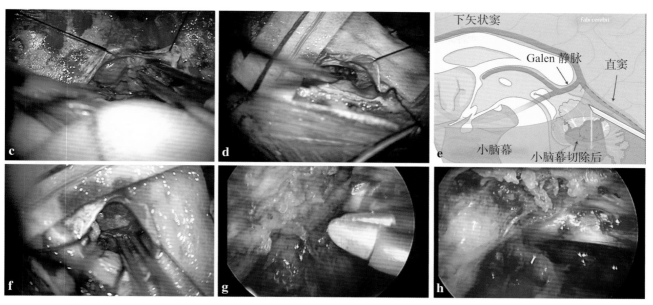

图 12.11 （续）c、d. 继续进行一侧暴露横窦的开颅术后，我们通过一个小的硬膜开口（c）和在小脑幕上方和下方切除肿瘤（d），以使得需要暴露的脑组织和窦区最小。e. 一个开放的小脑幕。g. 在内镜引导下将其修剪和烧灼以使残留肿瘤最小化。h. 最终结果显示，在窦汇附近灼烧硬脑膜

（徐丁 译）

12

第 13 章

桥小脑角

桥小脑角

Michael E.Sughrue and Charles Teo

13.1 引言

我们采用乙状窦后入路治疗各类位于桥小脑角区、脑干、颈静脉孔脑池区、Meckel 腔、小脑半球外侧区以及岩骨面的肿瘤。锁孔乙状窦后入路因其便捷与快速的特点，在这类手术中具备充分的优势。

术者可以在 15 分钟内完成开关颅的操作。该手术入路切口小，并可直达颅后窝腹侧面的病灶。乙状窦后入路引发的并发症较少，并且简便易学。该入路在操作过程中有时需进行小脑牵开甚至部分小脑切除，这对于大部分患者而言都是可以耐受的。我们认为乙状窦后入路是治疗该区域病灶最好的手术方式，当病灶位于颞骨内时需要耳科医师的专业协助（详见视频 13.1）。

本章主要介绍乙状窦后入路的应用，在此基础上对于特定患者开展改良乙状窦后入路，并探讨神经内镜在这方面的应用。

13.2 乙状窦后入路

13.2.1 体位

相较于其他手术入路，乙状窦后入路对于患者的体位要求比较高。针对特定病例时，手术体位还可进行相应的微调变异。由于本章篇幅所限，无法对乙状窦后入路各种变异类型的优缺点展开讨论。

本章将着重介绍我们团队在开展乙状窦后入路操作方面的经验。患者采用仰卧位，头部尽可能向对侧旋转（图 13.1）。抬高头部，以免因为患者胸部肥厚或桶装胸阻挡术者的视野。注意不要将头部过度旋转以免阻碍颈部静脉血液回流。为了能获得更好的手术视野，需要将患者牢固绑定在手术床上，以方便术中进行床位角度调整。当患者颈部无法进行充分旋转，可通过旋转床位角度来实现手术体位的改变。患者头高脚底位的程度可根据手术中视野的暴露情况再进行调整。通常我们在术前进行腰大池置管引流术，即使是在处理比较大型的肿瘤时。

13.2.2 开颅

乙状窦后入路的具体步骤详见本书第 6 章。乙状窦后入路作为一种锁孔技术，开颅过程中的精准定位显得十分重要，针对特定病例也可进行相应操作微调。乙状窦后入路由于手术操作空间狭小，要求施行较大的手术切口与骨窗，以充分暴露肿瘤（图 13.2）。这在进行小脑半球外侧部肿瘤切除术时显得尤为重要。我们通常应用直切口，当需要比较大的骨窗范围时可选用 S 形切口。对于深度大于 2 cm 的肿瘤，不需要进行表面脑组织牵开，可应用显微镜调整工作角度以方便操作。

对于神经外科医师来说，乙状窦后入路的主要解剖标志都是非常熟悉的，但也有一些细节需要注意。规范的开颅操作对于后续手术的顺利实施十

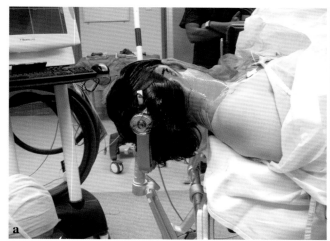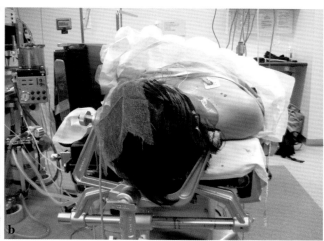

图 13.1　a. 该图显示了乙状窦后入路的标准手术体位。患者取仰卧位，头部尽量向对侧旋转。保持患者仰卧位可以有效避免侧卧位或半侧卧位时肩部对手术操作的阻挡。患者颈部无法进行充分的旋转，可通过旋转床位角度来实现手术体位改变。b. 为了将患者的头部尽可能旋转，充分暴露手术空间，我们应用一种改良的装置将头板固定在床的另一边

分重要。这要求头皮切开后尽量将皮瓣牵开，骨窗范围尽量靠近乙状窦。因为手术操作视野主要沿着小脑外侧缘上接天幕（以便通过小脑上入路到达三叉神经、Meckel 腔），外到岩骨面（到达桥小脑角区及颈静脉孔）。如果骨窗范围不够靠近乙状窦或者太靠下，手术器械将无法跨过小脑外侧缘到达脑池，也无法顺利将小脑牵开。因此，我们通常沿着横窦—乙状窦制作骨窗，从而有利于探查高位的解剖结构，如 Meckel 腔（图 13.3）。同时，应用乙状窦后入路开颅需适当向后暴露骨窗（图 13.3），这仅需沿骨窗多磨除几毫米宽的颅骨即可。术者需仔细操作以充分实现骨窗暴露的目的。

13.2.3 硬膜外操作

熟悉听神经瘤手术的神经外科医师对于硬脑膜切开时小脑外疝的危险性肯定有充分的认识。包括笔者在内的神经外科医师都接受过这方面的培训，以避免上述危险的发生，即在开颅时将骨窗范围尽量扩展充分，从而可以便捷地打开枕大池，以释放脑脊液充分降低颅内压。然而，在锁孔乙状窦后入路中，小脑外疝极少发生（视频 13.2，图13.2），其原因可能是硬脑膜开口比较小，脑组织由于表面张力的原因不会外疝。无论原因如何，首

要注意的是在操作过程中保持充分的耐心，打开硬脑膜后逐步释放脑脊液，缓慢牵开小脑。

在小脑表面铺放脑棉片保护脑组织，将小脑逐步牵开直到将天幕－岩骨角或岩骨面充分暴露。通常在这个过程中我们将看到一些脑池，予以锐性分离蛛网膜，充分放松其对小脑的牵拉。如果在这个过程中遇到困难，建议向下调整手术显微镜的角度，打开枕大池充分释放脑脊液。仅需几分钟，在脑脊液释放后小脑得到了充分的放松。具体详见以下例子（图 13.4～图 13.10，视频 13.4～视频 13.12）。

锁孔乙状窦后入路与常规入路的主要区别在于我们很少使用固定的脑牵开器。通常来说，它们很难放入狭小的手术视野内，并且在手术显微镜使用得当的情况下它们的作用也很有限。根据我们的经验，不使用脑牵开器可极大地减少术后小脑肿胀的发生率。

13.3 神经内镜在桥小脑角区肿瘤手术中的应用

神经内镜在桥小脑角区肿瘤术中具有很高的实用性，它可以将单一的乙状窦后入路改进成多样的手术方式，以适应不同病例的需求。

13

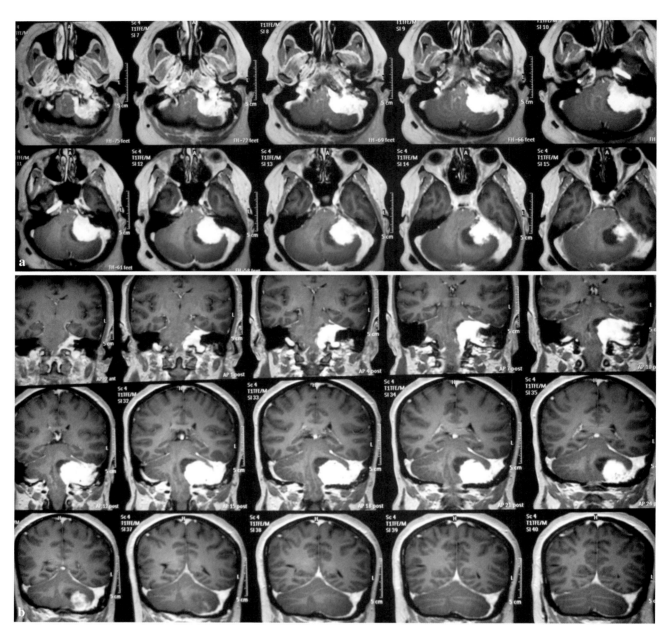

图 13.2　a~f. 锁孔乙状窦后入路治疗颅后窝脑膜瘤。a、b. 术前影像显示从颅后窝颈静脉孔区发出一个脑膜瘤，侵犯横窦与乙状窦。手术的目的是切除肿瘤实体部分及被侵犯的静脉窦，颈静脉孔区的病灶予以保留

13.3.1 暴露内听道

（图 13.5，视频 13.12）

　　在神经内镜的辅助下，许多残留在内听道中的肿瘤组织可以被完整清除。当处理侵犯内听道的听神经瘤等病损时，需磨除内听道部分骨质，在此过程中开颅骨窗需足够大以方便操作磨钻。在肿瘤切除后，应用神经内镜可以观察到乳突气房，这在显

微镜下是看不到的，这个细微的差别可有效减少术后脑脊液漏的发生。

13.3.2 切除内听道肿瘤

（图 13.9，视频 13.13）

　　对于轻度侵犯内听道的肿瘤，可应用神经内镜予以切除。通过神经内镜可确保正常神经不受影响，避免因内听道切开引发的各类并发症。

13

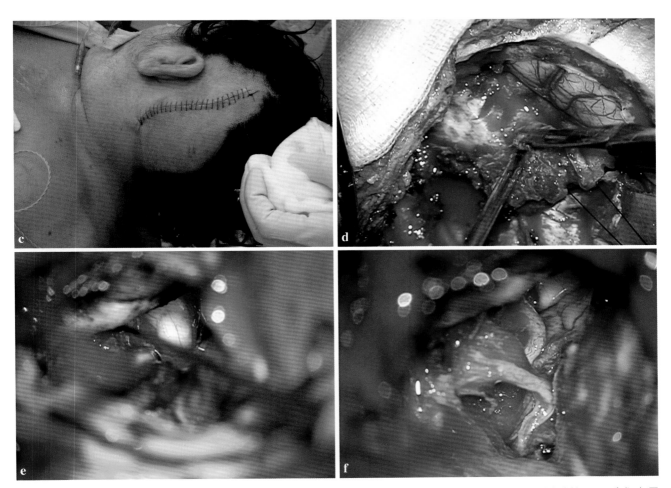

图 13.2 （续）c. 在此例手术中，我们需充分暴露静脉窦，它们是锁孔乙状窦后入路开颅手术重要的解剖标记。我们应用 S 形切口，有利于保留皮瓣的血流，避免因马蹄形切口引起的局部皮肤血运不足。这是此类肿瘤手术时我们能做到的最小创面的手术切口。d. 运用开颅术显露颅后窝，充分打开骨窗以暴露颞叶及静脉窦，后续可以将被侵犯的静脉窦连同肿瘤一并切除。e. 在切除静脉窦后，按照常规桥小脑角区肿瘤的流程将此肿瘤予以切除。f. 累及颈静脉孔区的部分肿瘤予以保留

13.3.3 切除侵犯 Meckel 腔的肿瘤

（图 13.10，视频 13.14）

侵犯 Meckel 腔的肿瘤可在神经内镜的协助下予以切除，从而避免对残余肿瘤进行二次手术。在神经内镜下可以通过磨除部分岩骨，迅速而充分地显露 Meckel 腔进行肿瘤切除，这也将显著减少骨粉进入颅后窝。

13.3.4 探查桥小脑角区和脑干

（视频 13.15）

经乙状窦后入路可探及脑干，当探查小脑脑桥

裂时，需调整手术显微镜角度逆向观察。应用神经内镜可以更便捷清楚地进行探查，并应用带角度的显微器械切除肿瘤或进行微血管减压。

13.3.5 经小脑幕切迹探查幕上结构

同时累及幕上与幕下空间的肿瘤十分少见。通过神经内镜可以清楚观察到小脑幕切迹以及颞叶内侧回、视束、鞍背和垂体柄等幕上结构。应用带角度的手术器械可在神经内镜辅助下切除向上述范围扩展的肿瘤，从而避免二期手术。

13

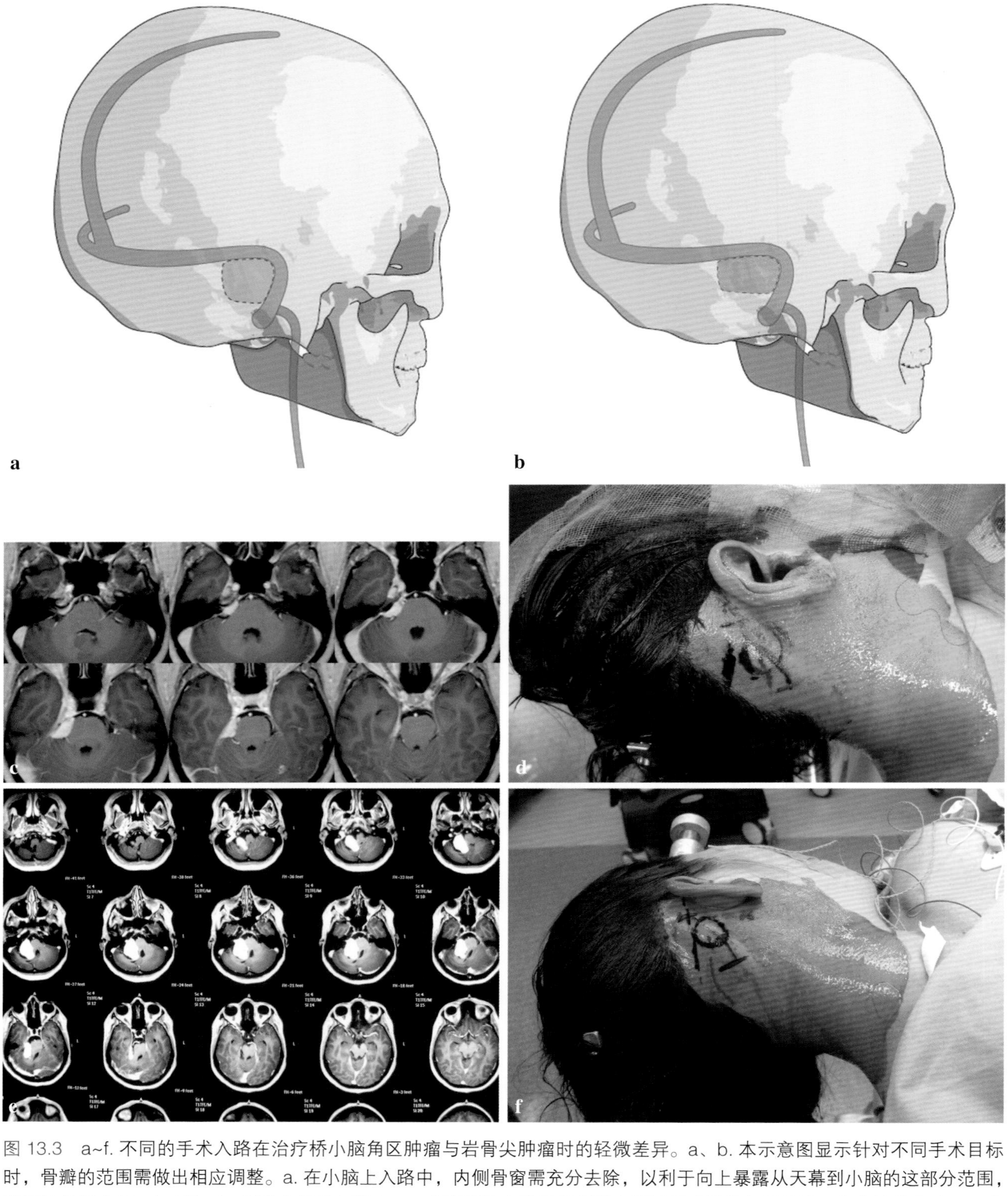

图 13.3　a~f. 不同的手术入路在治疗桥小脑角区肿瘤与岩骨尖肿瘤时的轻微差异。a、b. 本示意图显示针对不同手术目标时，骨瓣的范围需做出相应调整。a. 在小脑上入路中，内侧骨窗需充分去除，以利于向上暴露从天幕到小脑的这部分范围，进而转角探查 Meckel 腔。b. 无论在何种入路中，一定程度地去除后部颅骨有利于手术操作打开脑池，充分放松小脑。c. 术前影像显示一例位于岩骨尖的脑膜瘤。d. 静脉窦的体表标记，小脑上入路需充分暴露此区域，注意不要暴露至横窦 – 乙状窦转角处折起。e. 术前影像显示巨大的听神经瘤。f. 在此例手术中，需充分暴露至横窦 – 乙状窦转角处

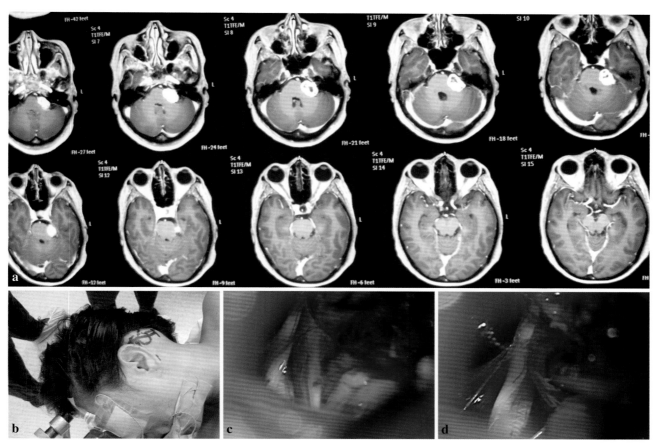

图 13.4　a~d. 经乙状窦后入路切除中等大小的前庭神经鞘瘤。a. 术前影像显示中等大小的前庭神经鞘瘤轻度侵犯内听道。
b. 乙状窦后入路开颅的手术体位。c. 显微镜下影像显示面神经位于前下方。d. 肿瘤完整切除后，面神经被完好保留

13

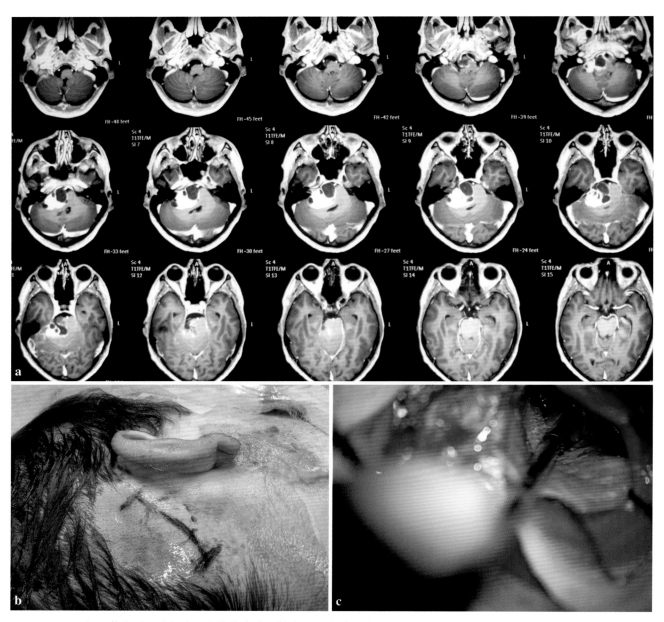

图 13.5　a~i. 经乙状窦后入路切除巨大的前庭神经鞘瘤。a. 术前影像显示囊实性的前庭神经鞘瘤侵犯内听道。b. 尽管肿瘤体积很大，我们仍应用标准的乙状窦后入路进行开颅。c. 显微镜下影像显示在分离脑池充分放松小脑后，后组脑神经清晰可见

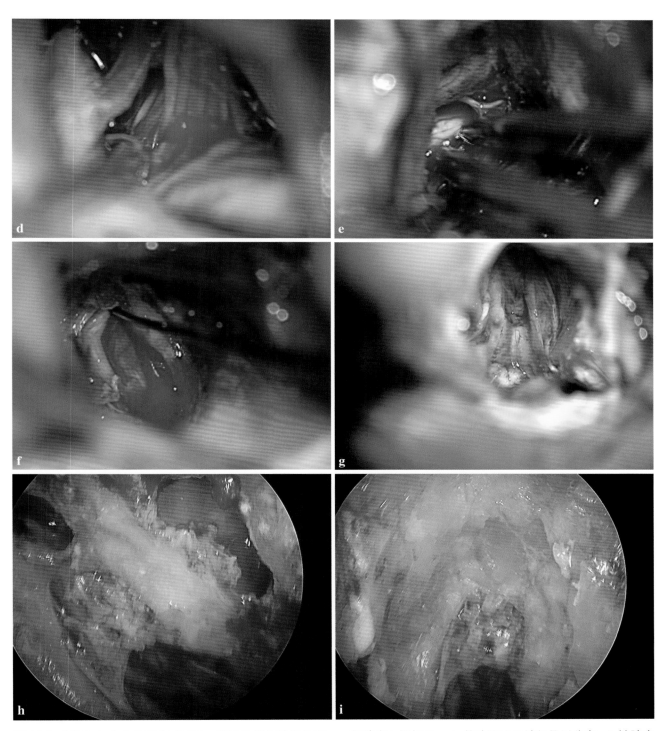

图 13.5 （续）d. 在充分瘤内减压后，将脑神经与肿瘤分离。e. 将肿瘤上极与 Dandy 静脉和三叉神经予以分离。f. 被肿瘤压扁的面神经位于肿瘤前方，由于肿瘤与面神经粘连非常紧密，为了尽量保留面神经功能，我们决定在切除过程中残留部分肿瘤。g. 常规流程磨开内听道，见肿瘤侵犯内听道深部，无法在显微镜下完整切除。h. 应用神经内镜可以清楚显示在磨开内听道后局部显露的乳突气房，常规手术显微镜则无法实现上述目标。i. 在神经内镜下应用骨蜡完整封闭打开的气房

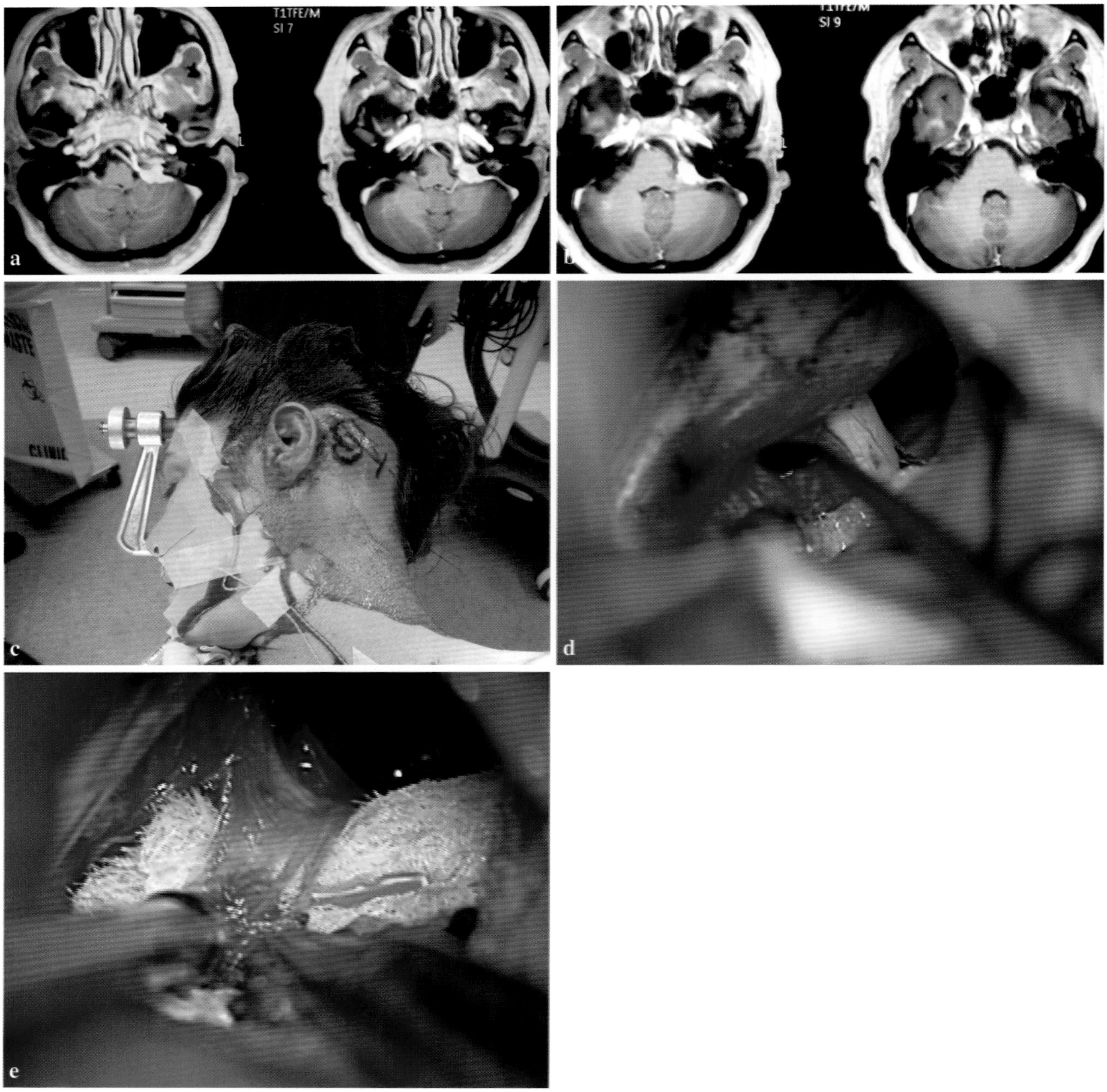

图 13.6　a~e. 经乙状窦后入路切除颈静脉孔 / 桥小脑角区脑膜瘤。a、b. 术前影像显示颈静脉孔区起源的复杂脑膜瘤延伸侵犯内听道内的前庭蜗神经。患者术前有眩晕、耳鸣的症状，通过手术切除以解除肿瘤对前庭蜗神经的压迫。c. 开颅手术的体位摆放。d. 肿瘤侵犯内听道，予以仔细分离。e. 部分肿瘤侵犯颈静脉孔，压迫后组脑神经，予以小心切除，但最终仍有部分肿瘤组织残留在颈静脉孔区

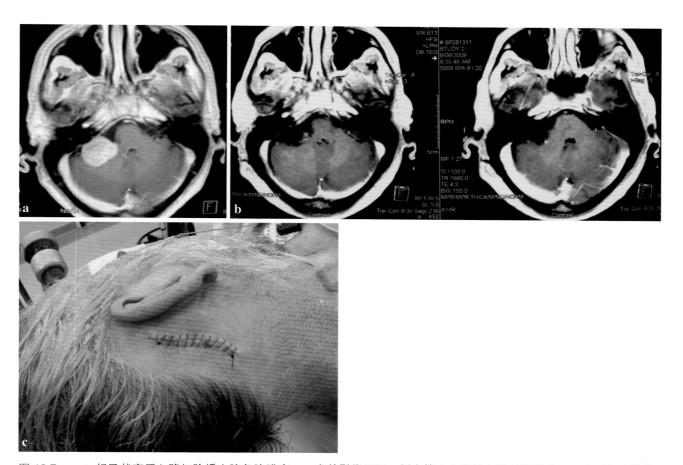

图 13.7　a~c. 经乙状窦后入路切除桥小脑角脑膜瘤。a. 术前影像显示一例中等大小的桥小脑角脑膜瘤。b. 术后复查影像。c. 术前体位与手术切口情况

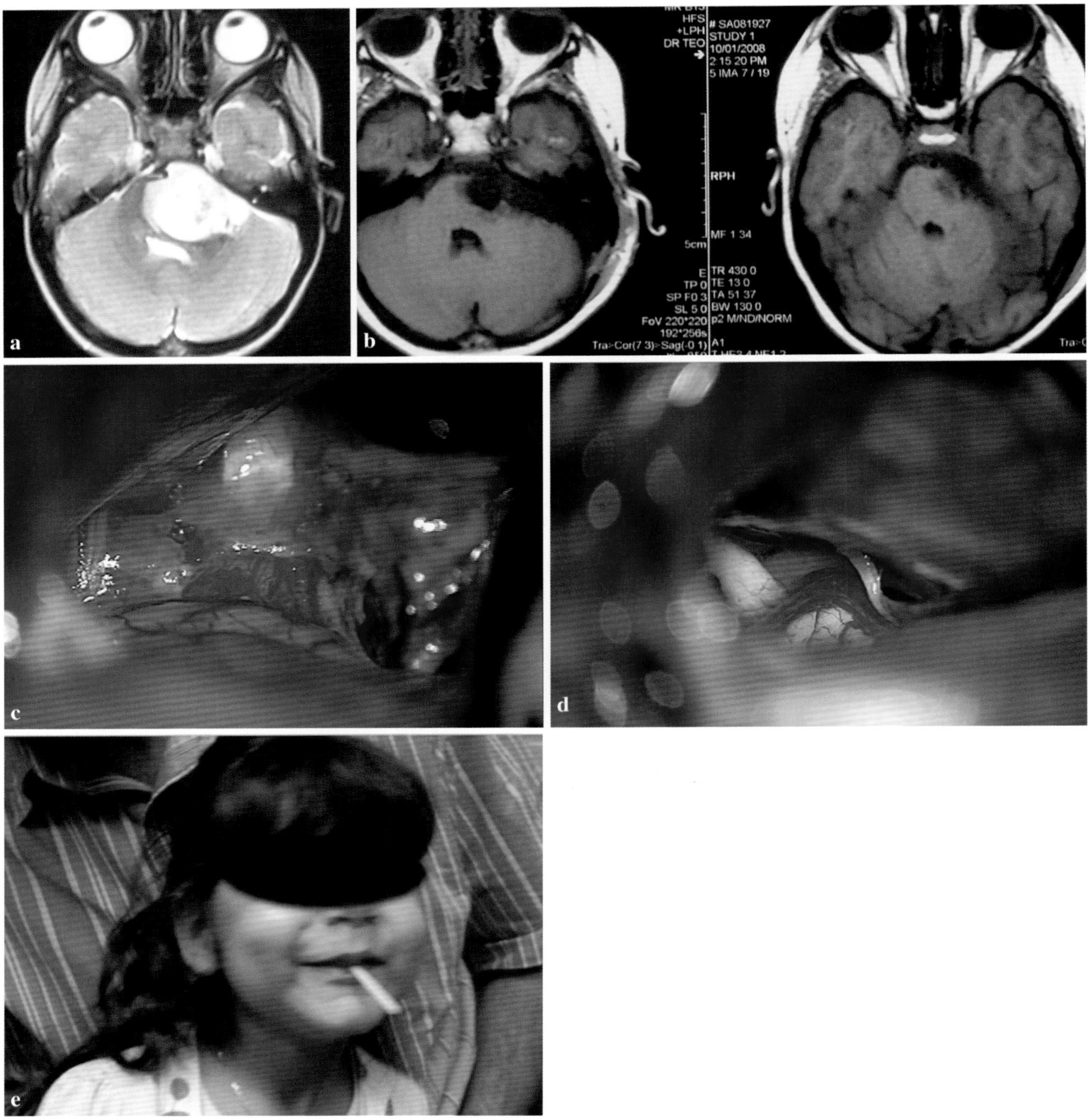

图 13.8　a~e. 经乙状窦后入路切除脑干胶质瘤。a. 术前影像显示位于脑干中央部附近的胶质瘤。b. 术后影像。c. 肿瘤外生部分压迫脑神经Ⅶ、Ⅷ及后组脑神经。d. 肿瘤切除后的影像。e. 患者术后第一天预后良好，未见明显神经功能障碍

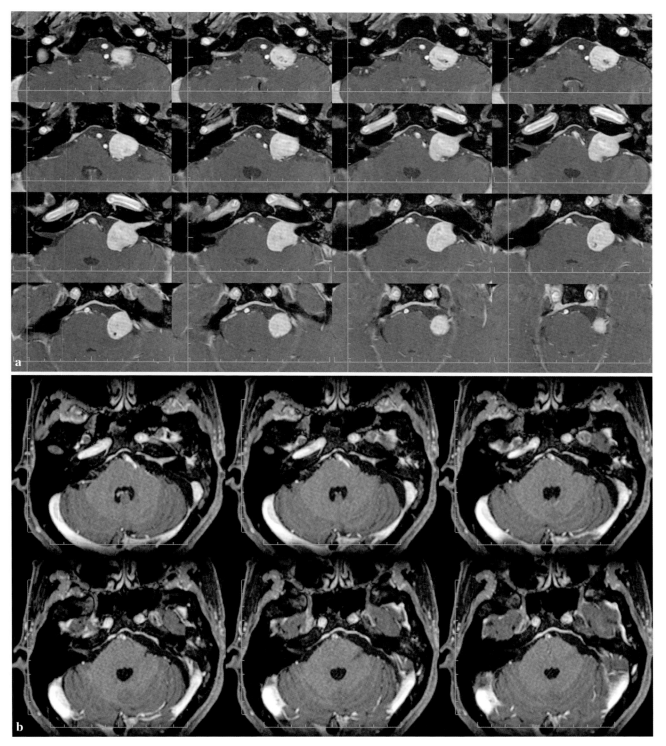

图 13.9　a~f. 经乙状窦后入路切除前庭神经鞘瘤，无须磨除内听道。a. 术前影像显示中等大小的前庭神经鞘瘤，伴轻度侵犯内耳道。手术计划是应用神经内镜切除累及内耳道的肿瘤，避免磨开内耳道，以减少脑脊液漏的风险。b. 术后影像

13

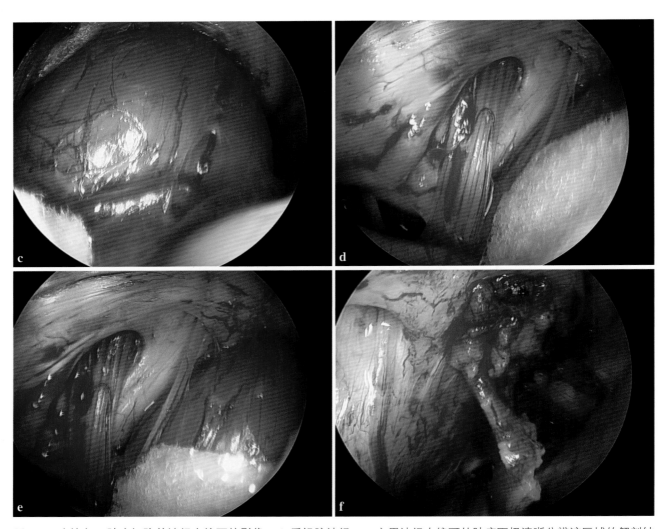

图 13.9 （续）c. 肿瘤切除前神经内镜下的影像。d. 后组脑神经。e. 应用神经内镜可从肿瘤下极清晰分辨该区域的解剖结构。f. 在肿瘤切除后，面神经得到完整保留，进而应用神经内镜探查内耳道，切除累及内耳道的肿瘤组织

13

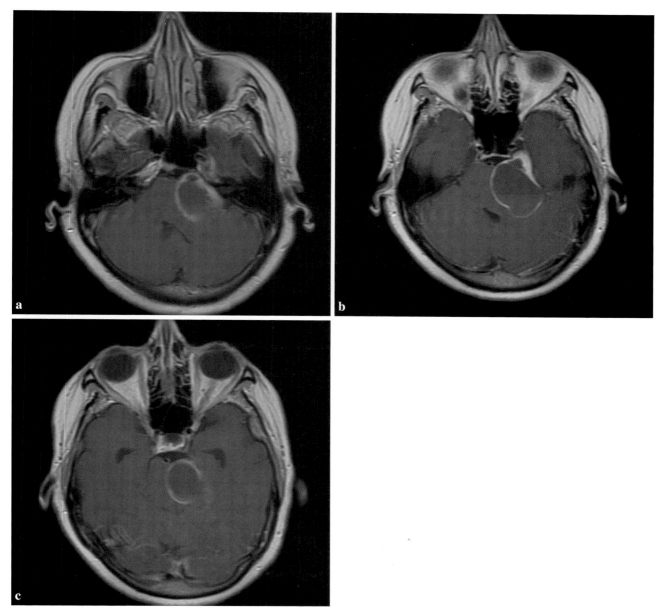

图 13.10　a~g.　经乙状窦后入路不磨除岩骨切除三叉神经鞘瘤。a~c. 术前影像显示一例累及 Meckel 腔的囊实性三叉神经鞘瘤

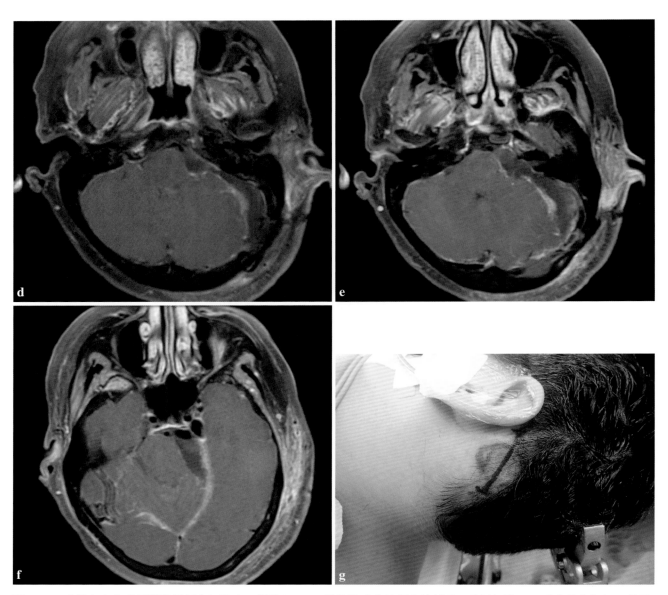

图 13.10 （续）d~f. 术后影像显示全切肿瘤，累及 Meckel 腔的肿瘤在神经内镜辅助下予以切除。g. 手术体位与切口范围

（严锋 译）

第 14 章

经锁孔治疗岩骨尖部病变

经锁孔治疗岩骨尖部病变

Michael E.Sughrue and Charles Teo

14.1 引言

岩骨尖部病变切除是现代神经外科医师面临的最具挑战性的手术之一。病变位于颅内深部，无论从哪个方向进入都十分困难。手术操作范围内密布神经和血管。有时术者需要从脑干面将病灶剥离，或者从包绕的神经中将病灶游离出来。

切除岩骨尖部病变的手术入路有很多，但都不甚理想。复杂的颅底手术入路可以完整暴露肿瘤，但开颅过程费时费力，并且带来很多并发症。在开颅过程中需要展开比较大的手术切口，去除比较大的骨瓣，切除较多的肌肉软组织，这些都会给患者的康复带来困难。简单的入路可显著降低患者死亡率，但往往无法充分显露病灶。

基于上述因素，我们将在本章介绍"少即是多"的手术理念，借此对复杂的颅底手术入路进行反思。

14.2 "少即是多" 的手术理念

岩骨尖部肿瘤患者是很不幸的，无论哪个医生都很难将肿瘤完全切除。值得注意的是，大部分岩骨尖部病变都是良性或生长缓慢的肿瘤，这些肿瘤可应用放射治疗等辅助方式进行治疗。由于这些肿瘤进展缓慢，准确设定手术目标显得尤为重要，这将决定手术入路的选择。

尽管医生都试图通过单次手术将这类患者的病灶根除，但由于岩骨尖部病变十分复杂，我们需做好开展多次手术的准备。我们通常按照手术目标制订切除策略，将肿瘤大部或直接导致神经功能障碍的那部分肿瘤予以切除。通常我们选用改良锁孔入路，如切除部分天幕缘或调整患者手术体位以利于手术切除。术中联合应用神经内镜比单纯传统锁孔入路可获得更好的手术视野与操作角度，从而获得更好的手术效果。

我们的手术理念是两个较小的入路联合手术比单纯一个扩大的手术入路效果更好。简洁快速的锁孔入路可令主刀医生迅速抵达肿瘤进行切除，从而避免传统颅底手术入路复杂的开颅过程。我们认为在手术过程中尽早开始肿瘤切除将有利于手术顺利完成，而不是把大量时间精力花费在磨除颞骨等开颅步骤上。并且，根据我们的经验，单个复杂的手术入路很难同时实现对岩骨尖部肿瘤各个部位理想的手术切除角度。在绝大部分病例中，单个手术入路使得主刀医生只能在一个口小径长的工作通道中操作。我们认为应用多个锁孔入路可实现多角度更便捷的操作。通过减少手术时间与减轻对肌肉等正常组织结构的破坏，患者可在术后得到更快恢复，并且颅内病灶也得到了很好的切除。

14.3 切除岩骨尖病变的手术入路选择

14.3.1 经鼻内镜入路

总体来说，绝大部分岩斜区肿瘤都建议行开颅切除，仅在一些特定病例中，可考虑应用经鼻内镜进行手术治疗。

14.3.2 岩骨尖肉芽肿／脓肿

（视频 14.1）

我们认为岩骨尖部肉芽肿或脓肿是应用经鼻内镜进行手术的明确指征。手术目的是对病灶囊腔进行穿刺并引流囊液，选用经蝶窦神经内镜入路是既简捷又低风险的手术方式。明确肿瘤与颈内动脉的毗邻关系十分重要，这决定了如何经蝶窦打开骨窗探查病灶。对于绝大部分岩骨尖囊性病变来说，在斜坡段颈内动脉后方与展神经入颞骨多勒洛管之上的区域内磨开颅骨进行探查都是合适的。对于体积较大向侧方累及的病灶来说，手术中向侧方探查易导致海绵窦内的展神经损伤。

14.3.3 脊索瘤及其他斜坡中线部肿瘤

（参见第 7 章视频）

治疗脊索瘤为代表的斜坡中线部肿瘤在神经内镜技术发展的辅助下获益最大。这类肿瘤位于两侧脑神经的中间部位，应用经鼻内镜可以直接到达病灶。在某些病例中，病灶向侧方侵犯，需要额外处理，但这样的病例比较少见。值得注意的是，绝大部分斜坡脊索瘤无法通过单一手术治疗进行根治，手术的主要目的是在避免神经功能障碍的基础上尽量切除病灶。经鼻内镜对患者的正常组织结构损伤较小，一些病灶位于硬膜外的患者在经鼻内镜手术后仅感觉轻度的疼痛，并可在术后几小时出院，这相较于开颅手术是一个巨大的进步。

14.3.4 脑膜瘤的姑息性手术治疗

（图 14.1）

既往经验告诉我们，为了改善患者预后，并减少神经功能障碍，完整切除肿瘤并不总是必要的。对于一些病例，尤其是并发其他疾病的高龄患者，手术的目的是减少肿瘤体积，减轻对正常神经组织的压迫，缓解临床症状，明确肿瘤病理，残余病灶由后续放射治疗进行处理。对于这些病例，达到脑干部位最便捷的入路是通过蝶窦应用神经内镜，并且可在不牵拉小脑与脑神经的情况下对肿瘤进行大部切除，明显减轻其对脑干的压迫。

14.3.5 锁孔入路手术

对于大部分岩骨尖部肿瘤来说，锁孔入路是最好的手术方式。像大部分岩斜区脑膜瘤、三叉神经鞘瘤、软骨肉瘤，都可通过锁孔技术简便微创地予以手术切除。

如前文所述，我们认为对于大部分侵犯蝶骨、斜坡及海绵窦的复杂脑膜瘤，应用包括锁孔手术在内的分期治疗方式的疗效要好于单纯大切口的一期手术方案。我们发现经锁孔手术的患者术后恢复快，并发症较少，许多患者术后第二天即可出院回家。如果应用大切口的一期手术方案，手术时间可能长达 18 小时，患者也很难做到早期康复出院。因此，两个小切口比一个大切口的手术损伤更小。此外，应用大切口进行复杂颅底病变的一期手术治疗，往往需要在开颅过程中花费大量时间，这意味着要在几小时的开颅操作后，术者才能开始进行肿瘤的切除，这并不是一种理想的治疗方式。相较而言，应用锁孔技术则可以在 10~15 分钟内暴露病灶，并及早开始手术切除。最后，应用神经内镜可显著扩展术野，从而有效减少颅骨磨除等操作。

综上所述，我们尝试应用乙状窦后入路治疗大部分位于颅后窝腹侧面的肿瘤（图 14.2、图 14.3、视频 14.2、视频 14.3）。一些累及小脑幕的幕上病灶以及侵犯 Meckel 腔的病灶可应用神经内镜予以切除（图 14.3）。颅中窝及病灶的幕上部分，可通过迷你翼点入路（图 14.4、图 14.5、视频 14.5）、颞下入路或眉弓入路（图 14.6）予以切除。颞下入路可应用锁孔技术，经硬膜外治疗岩尖部病灶（即 Kawase 入路）。如果病灶累及翼点区域，则应采用

14

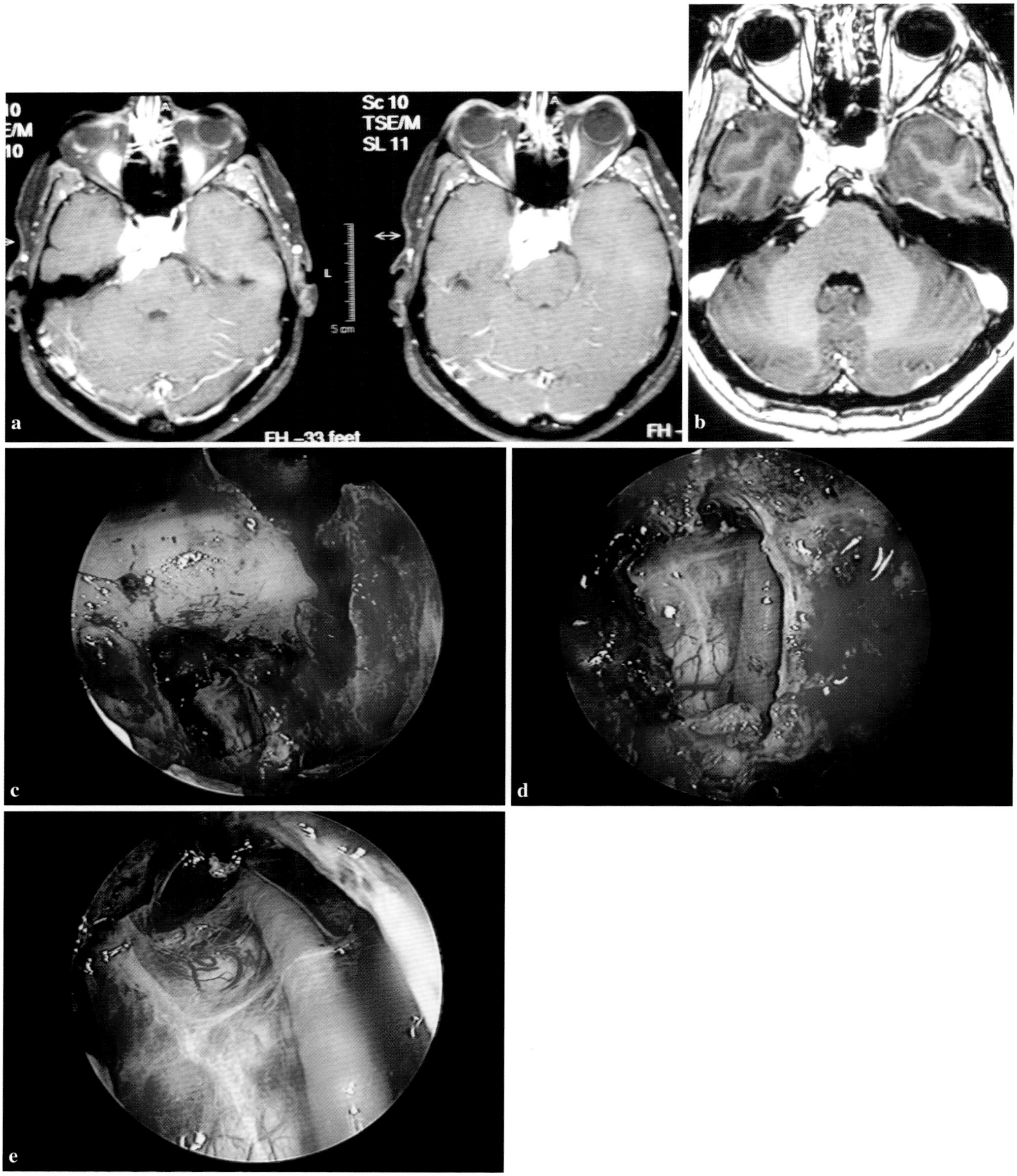

图 14.1　a~e. 经鼻内镜下岩斜区脑膜瘤姑息性切除。a. 术前 MRI 影像显示一例中等大小的岩斜区脑膜瘤患者，肿瘤局部压迫脑干。该患者高龄且伴有众多严重的基础疾病，身体状况差，因此该脑膜瘤一经诊断后即采取保守治疗，但肿瘤体积不断增大。对该患者施行手术的主要目的是通过尽量微创的方式缓解病灶对脑干的压迫。经鼻—斜坡内镜手术可比较直接地实现上述疗效。b. 术后复查 MRI 显示在 Meckel 腔及海绵窦区域存在肿瘤残留，但压迫脑干的部分肿瘤已得到充分减压。c. 内镜影像显示跨斜坡侧方骨窗，脑干与基底动脉得到充分减压。d. 近距离探查手术野。e. 进一步深入探查可见肿瘤外侧切除范围。患者术后仅出现了展神经麻痹，并在后期随访中得到逐步康复，残余肿瘤在此后的 5 年随访过程中一直保持稳定

14

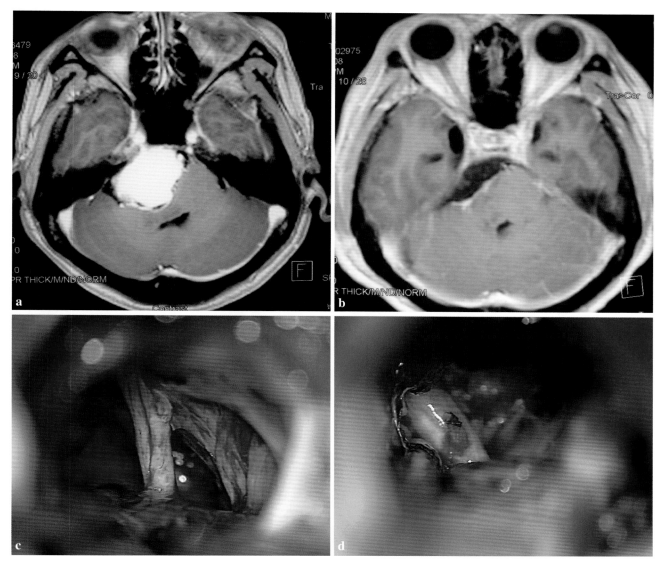

图 14.2　a~d. 经乙状窦后入路切除岩斜区脑膜瘤。a. 术前 MRI 影像显示一例巨大的岩斜区脑膜瘤。b. 术后复查的 MRI 影像。c. 切除肿瘤后可见三叉神经。d. 向深面探查可见基底动脉

迷你型翼点入路。岩斜区上部肿瘤、后床突肿瘤或小脑幕切迹腹侧肿瘤可在神经内镜的辅助下（图 14.6~图 14.8）应用眉弓入路（图 14.6，视频 14.4）或颞下入路予以切除。在颞下入路中，切开小脑幕切迹，游离滑车神经后，可应用神经内镜治疗颅后窝病变（详见第 12 章）。在一些病例中，该手术方式最低可以到达脑桥延髓交界处。此外，在乙状窦后入路中，切开小脑幕向上方探查，也是十分有效的手术操作方式（图 14.9）。

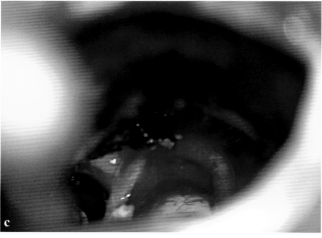

图 14.3　a~c. 经乙状窦后入路切除岩斜区脑膜瘤。a. 术前 MRI 影像显示一例中等大小的岩斜区脑膜瘤，侵犯海绵窦及 Meckel 腔。手术方案为经乙状窦后入路切除肿瘤大部，应用神经内镜切除 Meckel 腔内肿瘤，残留在海绵窦内的肿瘤后续行放射治疗。b. 术后复查MRI 影像。c.术中图像显示，应用锁孔乙状窦后入路切除位于小脑上动脉表面的病灶

14

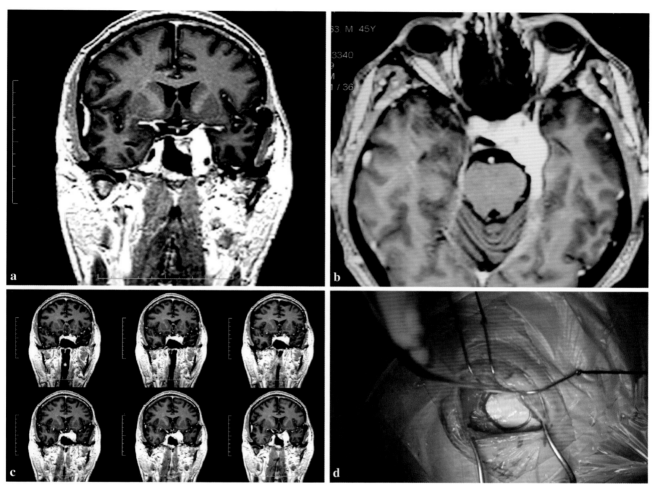

图 14.4 a~d. 一例侵犯内侧蝶骨脊与岩斜区的脑膜瘤患者的手术入路选择。a、b. 术前 MRI 影像显示该病灶压迫视神经并累及鞍内。尽管病灶向后方延伸侵犯颅后窝，该患者没有表现出相应的神经功能障碍。手术的主要目的是解除病灶对视神经和垂体的压迫，侵犯海绵窦内的部分肿瘤后期将进行放射治疗。c. 术后影像显示，应用迷你翼点入路实现了上述手术目的，患者在术后第二天出院。d. 手术切口与入路

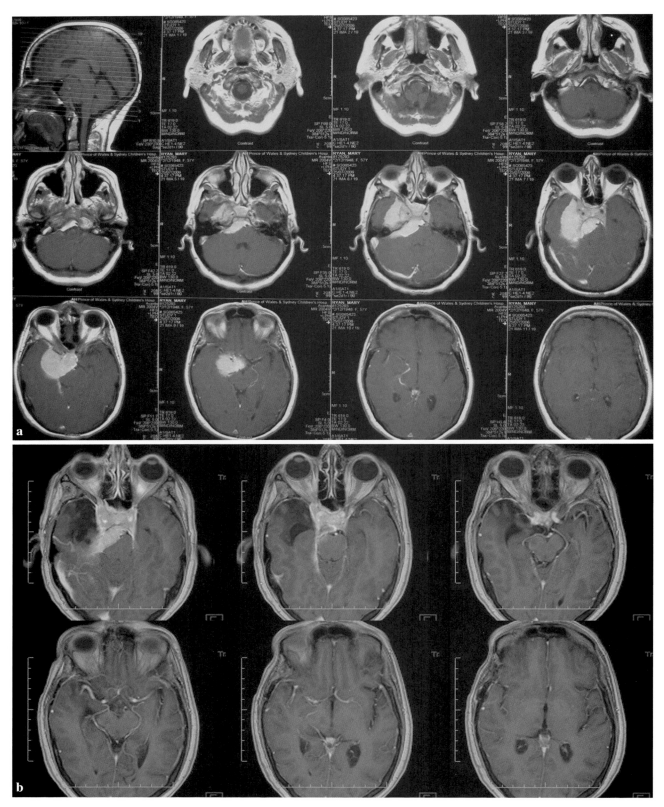

图 14.5 a~j. 一例侵犯内侧蝶骨嵴与岩斜区的脑膜瘤经分期手术予以切除。a. 术前 MRI 影像显示脑膜瘤体积巨大，累及颅中窝与颅后窝，侵犯内侧蝶骨脊与岩斜部。由于该病灶巨大，侵犯双侧海绵窦，我们计划采用包括迷你翼点入路在内的分期治疗手术方案，不推荐单次大切口入路的手术切除。通过分期多次手术治疗的方案，可有效减轻患者术后并发症，减少颅骨磨除等创伤性操作。b. 应用分期综合治疗方案，在第一次手术中采用迷你翼点入路，术后复查 MRI

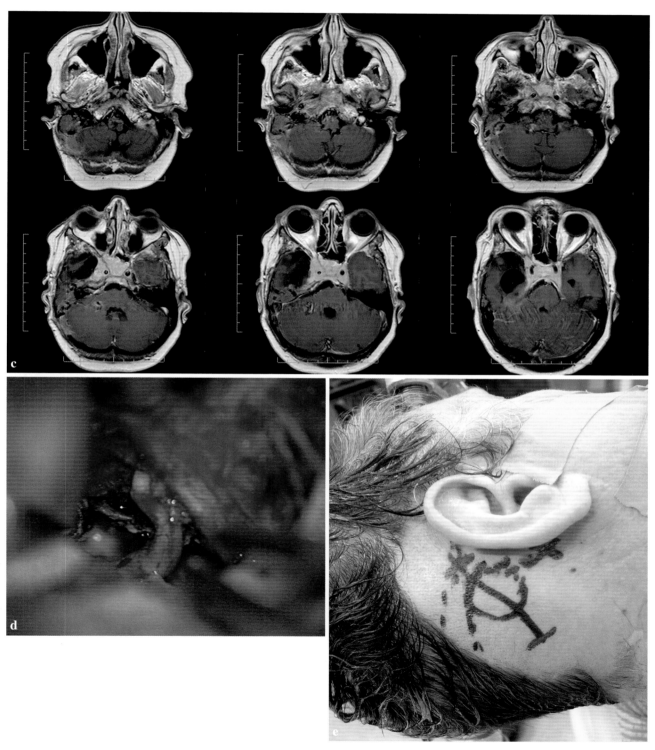

图 14.5 （续）c. 第二次手术采用锁孔乙状窦后入路，术后复查 MRI 显示肿瘤大部分已被切除，仅残余海绵窦内部分肿瘤。d. 术中图像显示，经迷你翼点入路开颅探查，见动眼神经延伸至海绵窦内。此图是在切除颅中窝部分肿瘤后，经颈内动脉—动眼神经三角探查所见。e. 第二次手术采用锁孔乙状窦后入路的手术切口。由于这是一例颅底深部肿瘤，应用锁孔入路暴露充分。该手术骨窗位置比较低（见圆圈所示），低于治疗桥小脑角病变的常规乙状窦后入路，与横窦尚有一定距离（横向虚线显示横窦位置）

14

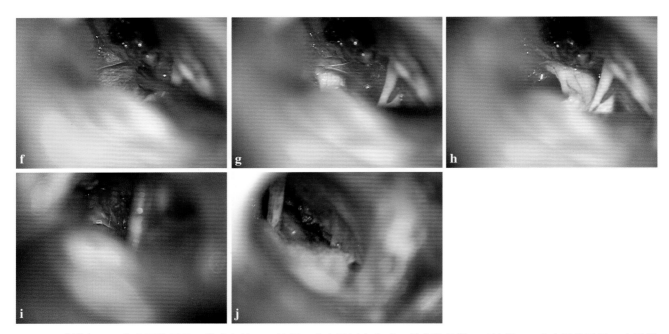

图 14.5 （续）f~h. 术中图像显示，肿瘤包绕三叉神经，术中予以充分减压并完整保留三叉神经。i. 术中图像显示，应用锁孔乙状窦后入路可跨过小脑幕切迹向上方探查。j. 电凝位于面听神经深部的硬脑膜

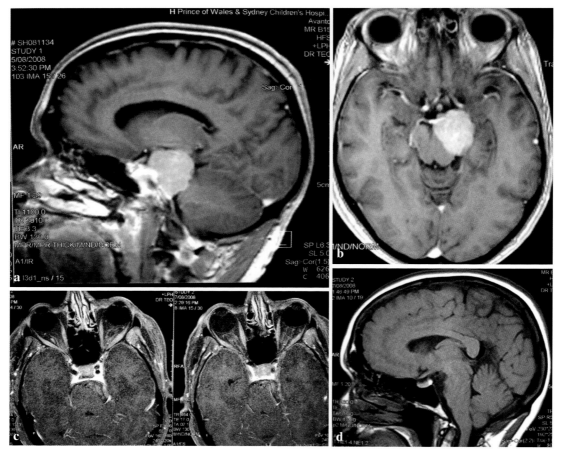

图 14.6 a~j. 经眉弓入路切除后床突脑膜瘤。a、b. 术前 MRI 影像显示，一例巨大的后床突脑膜瘤侵犯鞍背。回顾第 10 章内容提示该肿瘤位于眉弓平面以上，可在神经内镜辅助下经眉弓入路予以切除。c、d. 术后复查 MRI 影像

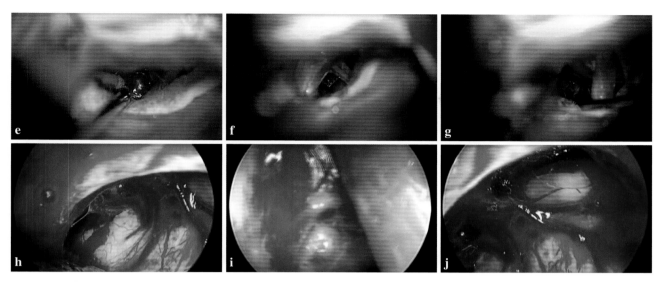

图 14.6 （续）e. 应用蛛网膜下分离技术分辨视神经—颈动脉三角与颈动脉—动眼神经三角。f、g. 经视神经—颈内动脉三角是常用的手术探查路径，通过颈动脉—动眼神经三角可清楚暴露后床突 (g)。h. 应用 30° 神经内镜探查鞍背后方空间，进一步切除侵犯鞍背后方的肿瘤。图像上方为鞍背顶端，后方即脑桥前池。i. 神经内镜深入颈动脉—动眼神经三角进一步探查后床突。j. 内镜向中线部位探查，见桥前池及后床突后方空间，表明肿瘤得到完整切除

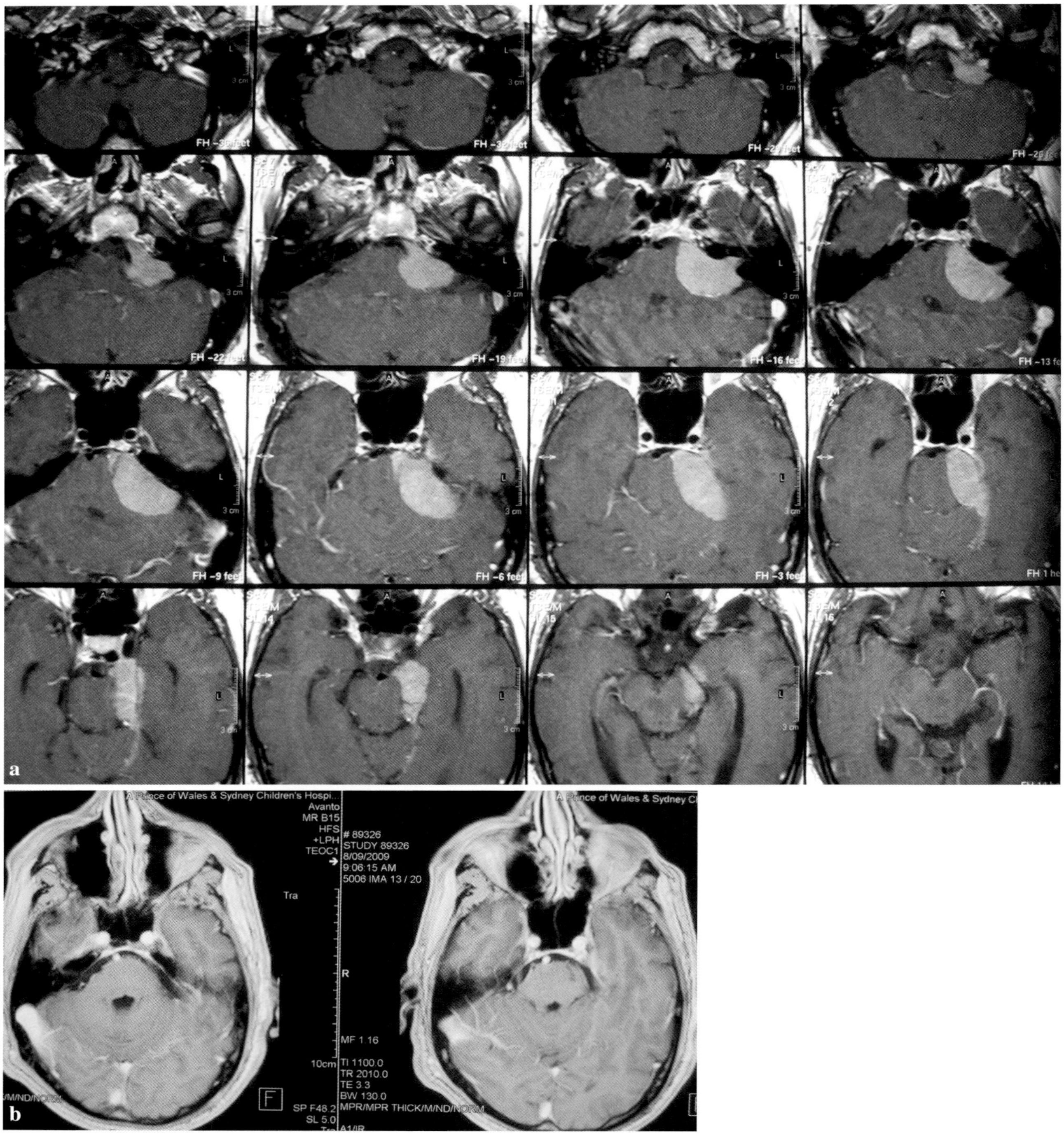

图 14.7　a~d. 应用神经内镜切除一例侵犯破裂孔的颅内脑膜瘤。a. 术前 MRI 影像显示一例巨大岩斜区脑膜瘤侵犯内听道。b. 术后复查 MRI 显示肿瘤得到完整切除，内听道完整，未行磨除

14

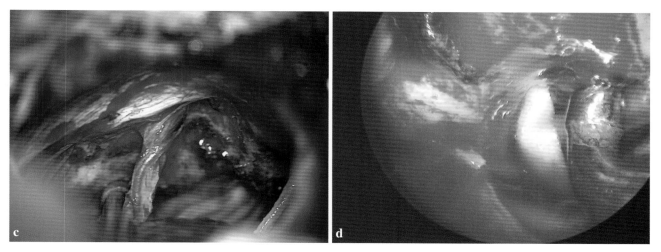

图 14.7 （续）c. 术中图像显示肿瘤得到完整切除。d. 应用神经内镜探查并切除破裂孔区域的肿瘤，避免磨开内听道

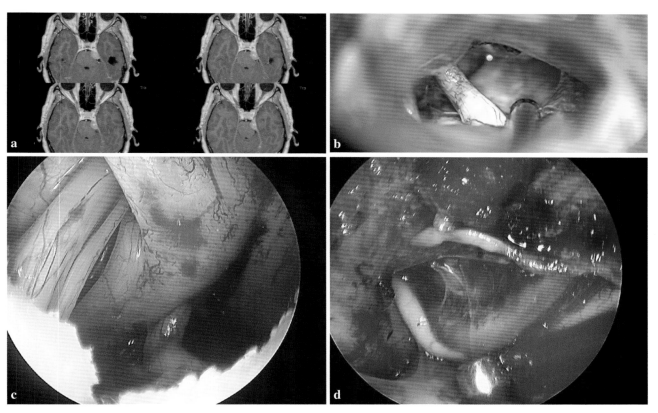

图 14.8 a~d. 应用神经内镜经乙状窦后入路探查天幕缘切迹。a. 术前 MRI 影像显示一例位于天幕缘的小型脑膜瘤。b、c. 采用锁孔乙状窦后入路切除肿瘤，神经内镜进一步探查术后空间以保证全切（c）。图中可清晰观察到内听道，三叉神经位于图像背景中。应用神经内镜可轻松探查天幕缘并暴露滑车神经与小脑上动脉（d）。切开小脑幕可见动眼神经与海马钩回

14

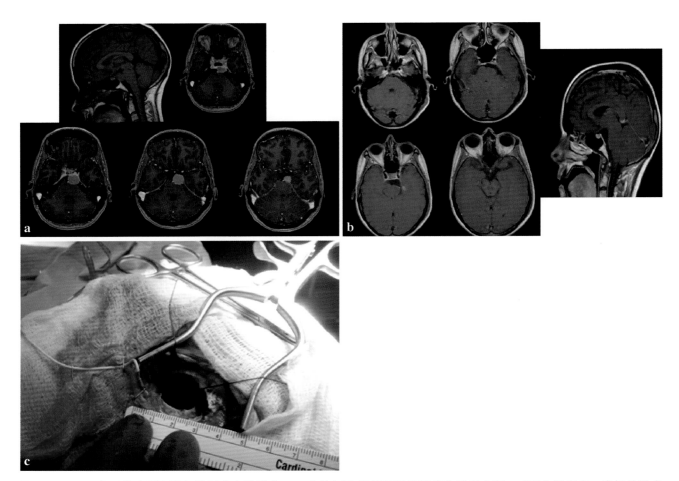

图 14.9　a~c. 经乙状窦后入路切除后床突脑膜瘤。a. 术前 MRI 影像显示脑膜瘤位于后床突。对于此例患者，常规的手术入路均无法理想地将肿瘤进行完整切除。最主要的原因在于肿瘤的位置比较特殊，部分位于眉弓平面以下，应用颞下入路则难以处理位于上部的肿瘤。经迷你翼点入路可探及肿瘤大部，但可能难以处理位于桥小脑角区的部分肿瘤。最终，我们选择乙状窦后入路，因为经此入路向上方探查比由其他入路向下方探查的手术难度要小。b. 术后复查 MRI 显示肿瘤得到完整切除。c. 应用迷你乙状窦后入路治疗该例肿瘤，在充分释放脑脊液后牵开小脑，可清楚探及滑车神经，切开天幕，调整内镜角度，可轻松切除肿瘤上极

（严锋　译）

14

第 15 章

顶盖区及松果体区的锁孔手术

顶盖区及松果体区的锁孔手术

15

Michael E.Sughrue and Charles Teo

15.1 概述

15.1.1 推荐在每一例松果体区手术中均使用内镜技术

松果体区、顶盖区以及第三脑室后部均属于深部区域，被众多重要神经结构所包围。由于辅助治疗作用并不显著，而该区域反复手术具有一定的难度及风险，因而多数位于此处的病变，例如最为常见的松果体细胞瘤以及松果体母细胞瘤、海绵状血管瘤、有症状的松果体囊肿和低级别神经胶质肿瘤等，均需积极进行扩大切除。

基于上述内容，有人可能会质疑对此类患者采用小骨窗手术是否明智。我们的答案是，根据锁孔入路原理，此类肿瘤恰恰是最适于微创入路的类型之一，通过小骨窗所能够获取的视野和工作角度正因其所处位置深在而相对扩大。当到达目标区域时，蛛网膜已经获得了充分的分离，脑组织的松解不成问题。而内镜对于观察此区域中一些困难的角度至关重要，例如 Galen 静脉下方、胼胝体压部下方或第三脑室内部等处，如果仔细检查，通常能够在此发现肿瘤残余。综上所述，该区域的病变中多数需要大体全切，由于缺乏充分暴露而导致肿瘤残留实非明智。

15.2 入路选择

松果体区的显露有 4 种基本入路可供选择：中线／近中线的幕下小脑上入路、外侧小脑上入路、枕叶经天幕入路以及前纵裂间经胼胝体入路。对位于第三脑室后部的肿瘤，我们首选前纵裂间经胼胝体入路（图 15.1，视频 15.1、视频 15.2）。因此，选择入路的首要步骤就是确定肿瘤实际位于第三脑室后部还是松果体区。矢状位中线切面上肿瘤与 Galen 静脉的相对位置可以对此疑问提供有效线索，第三脑室后部肿瘤通常会将该静脉向下方及后方推挤，而松果体肿瘤则会将其推向上方及前方。尽可能地避免 Galen 静脉遮挡入路至关重要。

外侧小脑上入路（图 15.2）适用于位于顶盖与被盖结合部病变，或是需要采用中脑后外侧切入点的顶盖区病变，正如第 12 章中所述。

对于后方中线入路来说，幕下小脑上入路和枕叶经天幕入路各有其优势，且均可采取小骨窗完成。适用入路的选择取决于许多因素，例如天幕的倾斜角度、肿瘤长轴以及静脉解剖结构。当肿瘤长轴指向枕外隆突上方时，我们通常选择枕叶经天幕入路，而当其指向枕外隆突下方时，则选择小脑上／幕下入路。

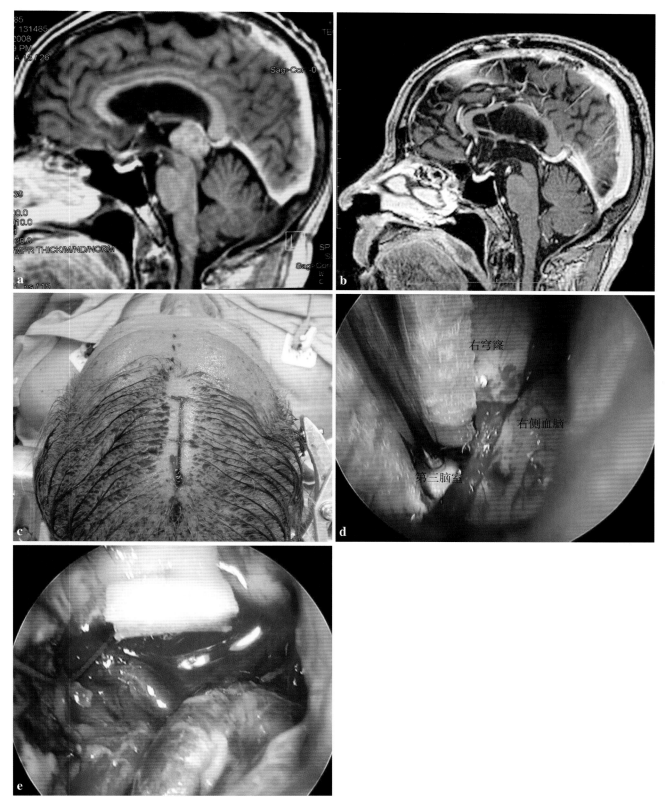

图 15.1　a~e. 前方纵裂间经胼胝体入路切除第三脑室后部肿瘤。a. 术前影像显示第三脑室后部一处神经节细胞瘤。注意 Galen 静脉位于肿瘤后下方。b. 术后影像。c. 前方纵裂间经胼胝体入路的皮肤切口。d. 经侧脑室采集的内镜图像，显示经脉络膜上方、穹窿下方路径显露肿瘤。e. 此图像中内镜经后方探入，显示 Galen 复合体表面增厚的蛛网膜

15

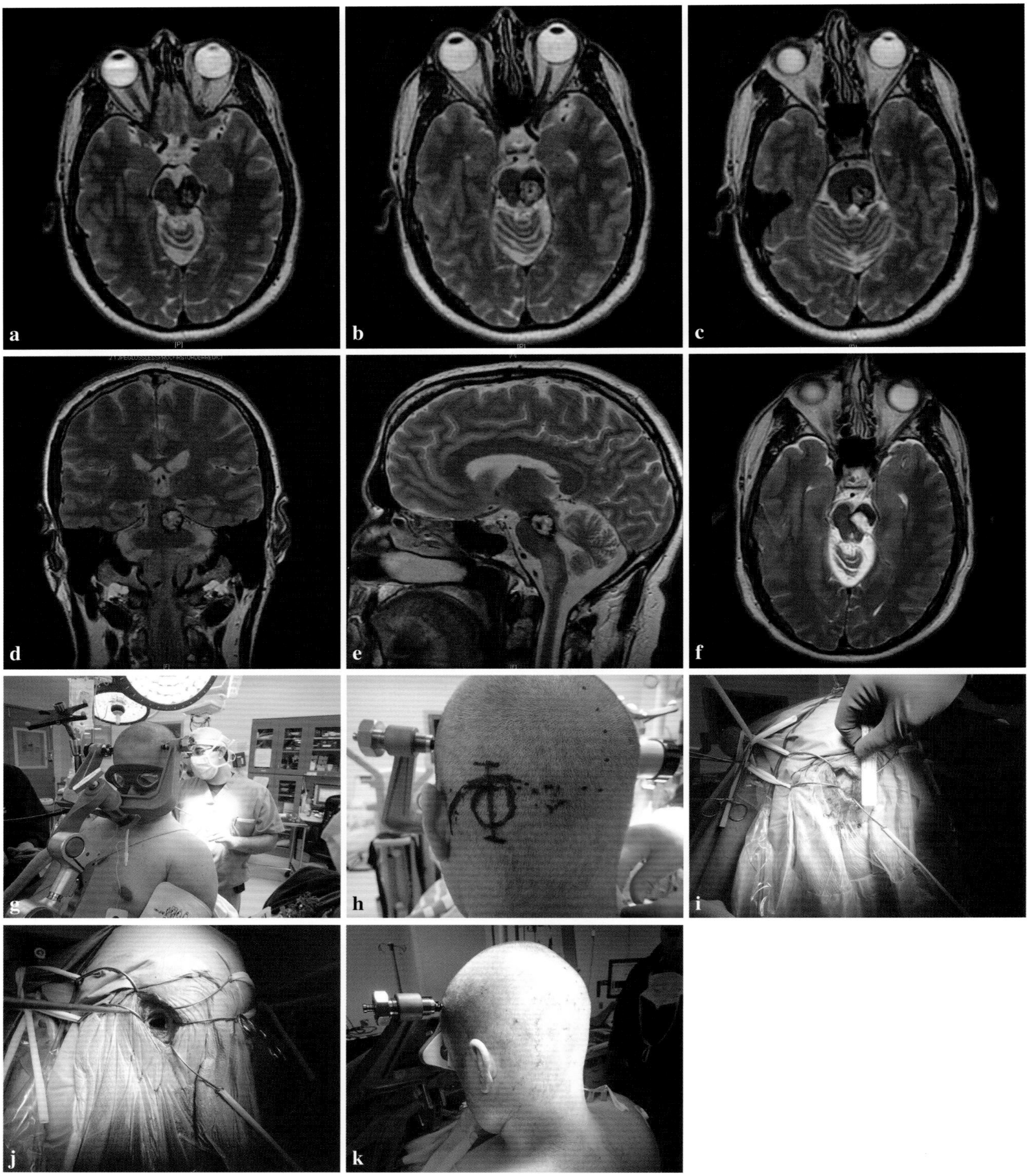

图 15.2　a~k. 坐位下经侧方小脑上入路切除脑干海绵状血管瘤。a~e. 术前影像显示一处巨大脑干海绵状血管瘤，虽经放射治疗，仍有多次出血史。f. 术后影像。g. 影像显示此入路体位。头部轻微旋转屈曲以保证手术入路尽可能平坦且位于中心位置。h. 采用影像导航设计的小骨窗，暴露横窦边缘。i. 开颅过程，骨窗大小近似于迷你乙状窦后入路。j. 打开硬膜并分离小脑上方蛛网膜后，小脑半球下沉，同传统坐位下大骨窗小脑上入路类似，工作视野良好。k. 显示最终切口大小

15.2.1 锁孔枕叶经天幕入路

（图 15.3～图 15.5，视频 15.3～视频 15.6）

患者处于俯卧位，头部居中（即无旋转或屈伸，图 15.3）。头部居中位有利于术者在深部操作时避免失去方向。当入路角度标注完成后，头部位置可根据需要进行调整，使得松果体肿瘤的长轴处于垂直位。线形头皮切口位于中线旁，使得骨窗呈长条形，且内缘与上矢状窦外侧平齐。由于骨窗极少需要进行侧方扩大，因此较为明智的做法是将其长轴与上矢状窦保持平行，以便沿矢状窦保留一定余地用于避开可能存在的桥静脉。

打开硬膜后，应对枕叶进行松解，以便暴露大脑镰与天幕结合部。在接近脑池的过程中需要充分的耐心，切忌急躁，以免损伤枕叶。多数医生担心枕叶会如在乙状窦后入路中一样向外疝出，因为在大骨窗手术中这种情况常常出现。但是，在锁孔入路中这种疝出通常不会发生，因此操作时间充裕。良好的麻醉状态很关键，同时确保患者腹部未受压迫也非常重要，因为这种情况可能会增加手术难度。在显露过程中，可以沿枕叶内侧皮质表面缓慢垫入一片 Telfa 伤口辅料，并离断纵裂间蛛网膜系带。位于纵裂间的枕叶表面桥静脉均可以安全牺牲，并且，应在主动分离显露并电凝后切断，以免后续操作将之撕裂，因为这些桥静脉常常穿入骨瓣边缘下方，从而难以

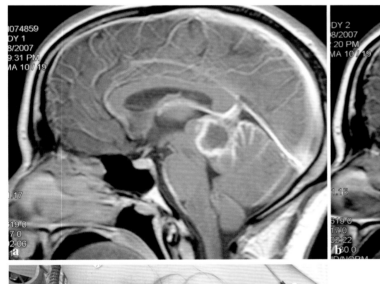
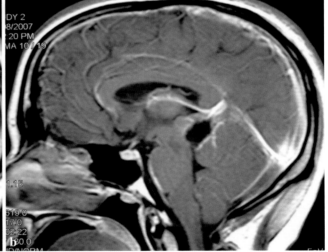
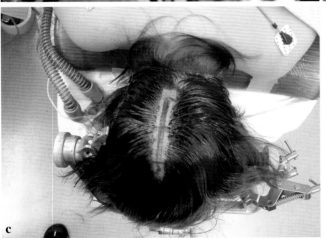

图 15.3　a～c. 枕叶经天幕入路切除顶盖区肿瘤。a. 术前影像显示顶盖区一处高级别胶质瘤。注意 Galen 静脉位于肿瘤上方。b. 术后影像。c. 影像显示迷你枕叶经天幕入路的皮肤切口及体位

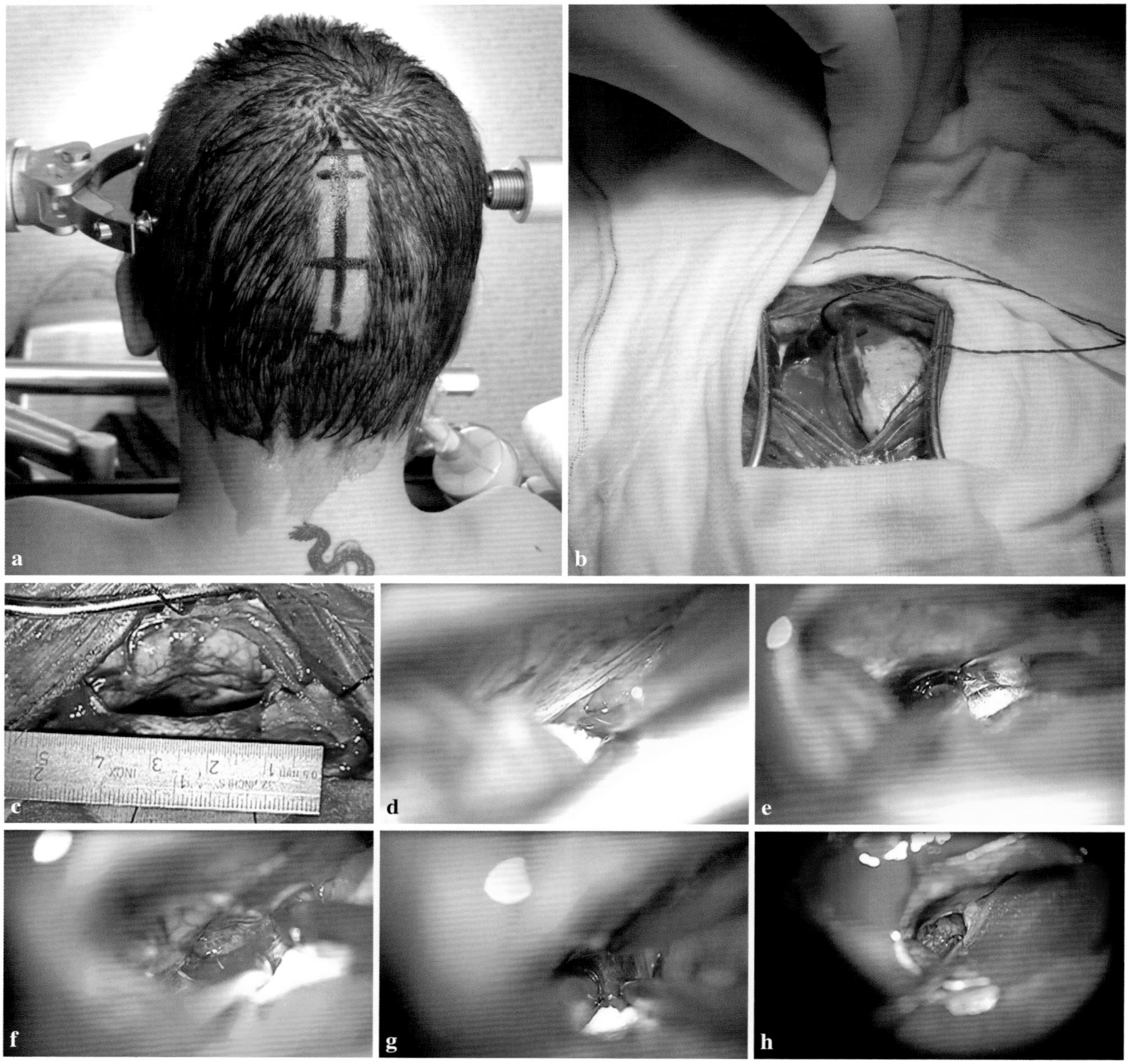

图 15.4　a~h. 迷你枕叶经天幕入路的手术步骤。a. 皮肤切口及体位。注意标记所示为避让桥静脉所需的延长切口，通常我们并不需要沿标记全长切开。b、c. 位于窦旁的两处钻孔，以及平行于横窦的窄长形骨瓣（c）。弧形剪开硬膜，使其基底位于横窦一侧。在引入显微镜的同时缓慢释放脑脊液以便松解脑组织。d. 轻柔牵拉枕叶直至暴露天幕切迹。根据需要逐步释放脑脊液直至显露并开放脑池，以便增加脑脊液引流。e. 确认大脑镰—天幕结合部及直窦，锐性切开天幕。此时通常会出现由天幕缘静脉窦所致的出血，可以通过双极电凝止血。f. 通常可以看到由枕叶引流至 Galen 系统的枕叶内静脉，可以安全离断。g. 此时，打开位于四叠体池的增厚的蛛网膜，并牵开 Galen 系统即可暴露顶盖区的神经系统结构

定位。当到达天幕切迹后，应尽可能地引流脑脊液，使得枕叶在短时间内得以松解。如有需要，可以将侧方天幕切开，打通并引流小脑上方脑池。目前为止，我们对 2 例患者进行了脑室枕角穿刺引流以获得脑松解，但是大多数情况下并不需如此操作。

当脑组织松解后，应在大脑镰—天幕沟中定位直窦，并将天幕切开。在此过程中常常出现静脉性出血，但无需紧张，因为持续电凝即可有效止血。在显露天幕切迹后缘时，通常会遇到一支

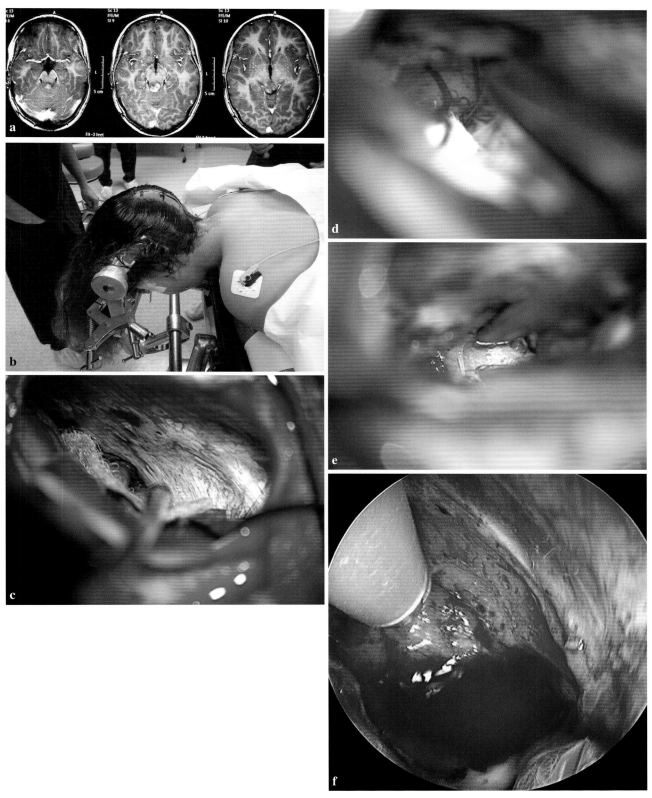

图 15.5　a~f. 迷你枕叶经天幕入路切除顶盖区肿瘤。a. 术前影像显示一处顶盖区肿瘤。b. 此入路的皮肤切口及体位。c. 切开天幕前确认直窦位置。d. 分离蛛网膜并离断小脑中央前静脉以便暴露顶盖部受累区域。e. 按照通常步骤切除肿瘤。f. 使用内镜，并在成角双极 / 吸引器辅助下检查瘤腔

枕叶内静脉，该静脉可以在必要时沿大脑镰天幕结合部安全离断。经电凝后，天幕将会回缩，创造更多操作空间。

位于 Galenic 复合体表面的蛛网膜密集且较厚，在进行任何实质性操作前，均需将其充分向外分离，以便引流更多的脑脊液，并确认 Galenic 复合体结构。对大多数患者来说，由 Galenic 复合体向下发出、走向小脑的小脑中央前静脉应被离断以便暴露松果体区。

15.3 松果体区的内镜操作

（图 15.6，视频 15.7~ 视频 15.11）

在此区域内的每例手术均应使用内镜，并应留待肿瘤切除接近尾声时引入。置入内镜后，应系统性检查肿瘤通常残留的位置，例如 Galen 静脉下方、胼胝体压部下方、脑干侧方凹陷处以及第三脑室内等处。根据我们的经验，这些位置通常可以找到肿瘤残余，并可以使用成角器械进行切除。

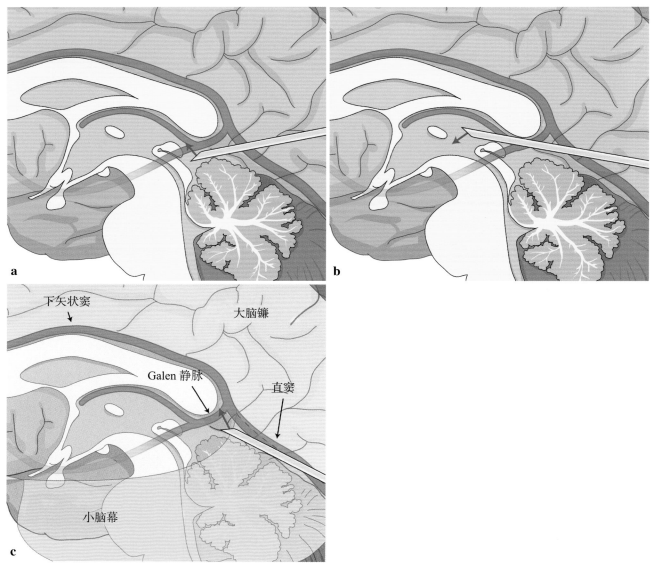

图 15.6 a~c. 在顶盖区及松果体区使用内镜。在此区域中，内镜对于确认肿瘤全切的价值不可估量。此处示意图用于展示使用内镜检查 Galen 静脉下方（a）、顶盖后方的第三脑室内部（b）以及切开后的天幕缘下方（c）

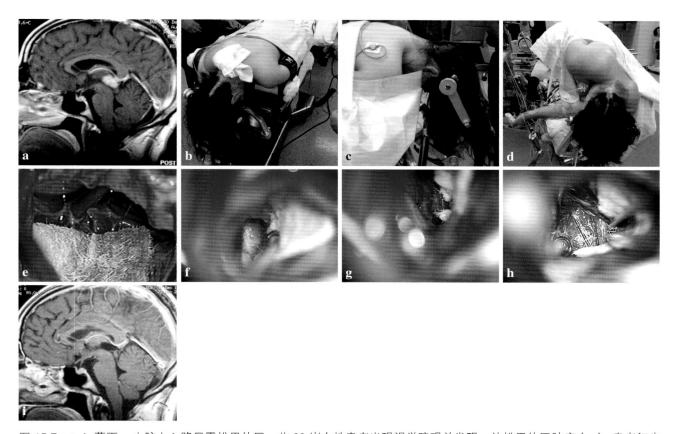

图 15.7　a~i. 幕下 – 小脑上入路显露松果体区。此 29 岁女性患者出现视觉障碍并发现一处松果体区肿瘤（a）。患者初步诊断为生殖细胞肿瘤，计划进行手术切除。由于肿瘤长轴明确指向枕骨隆突下方，遂以此为切入点，采取幕下入路进行手术。患者体型瘦长，遂采取俯卧位（b）并固定头部（c）。如果患者体型肥胖，我们倾向于采取侧卧位（d）。在确认到达 Galen 复合体之前所遇到的桥静脉均可安全离断（e），而此后需保留所有静脉。开始时，增厚的蛛网膜（f）可能影响判断，但仔细分离即可逐步显露解剖结构（g、h）。该患者术后恢复顺利，术后 MRI 显示肿瘤全切（i）。病理回报提示为复合生殖细胞肿瘤。患者术后 9 年未见复发

15.4 注意事项及防范措施

单侧枕叶经天幕入路往往很难显露侵犯至小脑幕尖端的肿瘤。术前的矢状面影像能够帮助确认是否存在这种情况，如果检查结果提示有必要行双侧入路，那么皮肤切口应位于中线，或考虑选择幕下小脑上入路。枕叶经天幕入路的另一项更为常见的并发症就是枕叶挫伤。我们的患者 100% 避免了该并发症，这应得益于我们淘汰了术中固定牵拉这一操作。但是，有 2 例患者在采取此入路后出现了短期记忆障碍，我们认为，这应归咎于对穹隆及胼胝体压部重要性的估计不足，导致在术中进行部分胼胝体切开时，损伤了这些敏感结构。最后，我们

成功避免了常常发生于入路同侧的症状性硬膜下出血。根据我们的经验，术后令患者侧卧并保持术侧向下，可以利用脑组织自身的重量在很大程度上减少术侧硬膜下空间。

15.4.1 幕下小脑上入路

根据患者的体质指数（BMI）以及颈部活动度，选择侧卧位或俯卧位，头部前屈固定。头皮切口位于中线旁，并遵循沿病灶长轴进行操作的原则，略偏向肿瘤延伸的对侧方向。无框架的立体定向技术有助于确定理想的手术入路，使得通往肿瘤的通路垂直于地面。我们在直窦下方、中线旁开 2 cm 处取一直径 1.5~2 cm 的骨窗。打开硬膜后，

将其沿窦缘返折，并尽量开放脑池以引流脑脊液，松解脑组织。注意不要过分向下牵拉小脑，以免撕裂分布于小脑上表面与天幕之间的桥静脉。

通过略旁开的入口之后，手术路径偏向内侧并指向中线。中线处的桥静脉可以安全牺牲。围绕松果体区的蛛网膜不透明且坚韧，粗暴分离可能导致静脉复合体的意外损伤。要小心确认，并保护Galen静脉及其所有引流静脉。

此处内镜的作用并不如之前在枕叶入路中所述那样必要，但是仍能够从不同角度补充显微镜的视野，用以寻找"隐藏的"肿瘤残余。

(谭潇潇　译)

15

第 16 章

枕骨大孔、第四脑室及中线小脑肿瘤的锁孔手术

枕骨大孔、第四脑室及中线小脑肿瘤的锁孔手术

Michael E.Sughrue and Charles Teo

16.1 概述

显露枕骨大孔肿瘤有数种途径：枕下入路、远外侧经髁入路、鼻内镜经斜坡入路以及经口入路等。在我们看来，枕下入路为最佳选择。该入路简便易行、为绝大部分神经外科医师所熟知，所需的分离步骤较其他入路少，对枕骨大孔区病灶的显露角度宽广，且相对远外侧经髁入路来说，损伤椎动脉的风险较低。在此书所述的范围内，该入路的微型化较为简便且侵入性更小。

大部分神经外科医师均认同枕下入路为通常情况下的首选，而其他通向枕骨大孔区的入路则适用于枕下入路无法充分暴露的情况，即肿瘤位于枕骨大孔腹侧时。

本章详细介绍经枕下锁孔入路处理中线小脑病灶以及我们对膜髓帆入路的应用，并在此基础之上，提供了一些采取该入路无法获得充分暴露的患者病例，说明如何使用内镜技术解决类似问题。当然，一些位于斜坡下部的中线肿瘤，如脊索瘤，适用于经鼻内镜入路（参见第7章），或者乙状窦后入路。在其他极少数情况下，必须行远外侧入路并磨除部分枕髁。但是，对于经验丰富并经过内镜训练的颅底外科医生来说，上述情况可能数年才会出现一次。

16.2 轴内小脑肿瘤

设计小脑肿瘤锁孔入路的原则与幕上轴内肿瘤的原则基本相同。根据两点原则，锁孔应位于肿瘤长轴所指向的出口中心位置，且应暴露小脑表面。如果两点原则所指示的路径经过或邻近横窦、乙状窦，可以改用乙状窦后锁孔入路（图16.1~图16.3，视频16.1）。中线外肿瘤并不要求进行双侧暴露，单侧开颅完全足够（图16.4）。

经中线的手术路径需要切开中线龙骨，并分离可能存在的枕窦。同样的，如果小脑表面未受肿瘤累及，可以采用小骨瓣进行手术（视频16.2），根据锁孔原则，如果需要勤于切换显微镜工作角度，即可在深部获得较为宽广的视角。

16.3 第四脑室肿瘤

在可能的情况下，我们倾向于选用迷你膜髓帆入路暴露此处肿瘤（图16.5~图16.9，视频16.3~视频16.5）。该入路的细节已在第6章中介绍。多数神经外科医师对此非常熟悉，因为该入路是第四脑室区手术的主要方式之一。根据定义，枕骨大孔必须加以显露，而小脑半球并不需要完全暴露，小骨瓣能够减少小脑处颅骨显露所需分离的肌肉量。

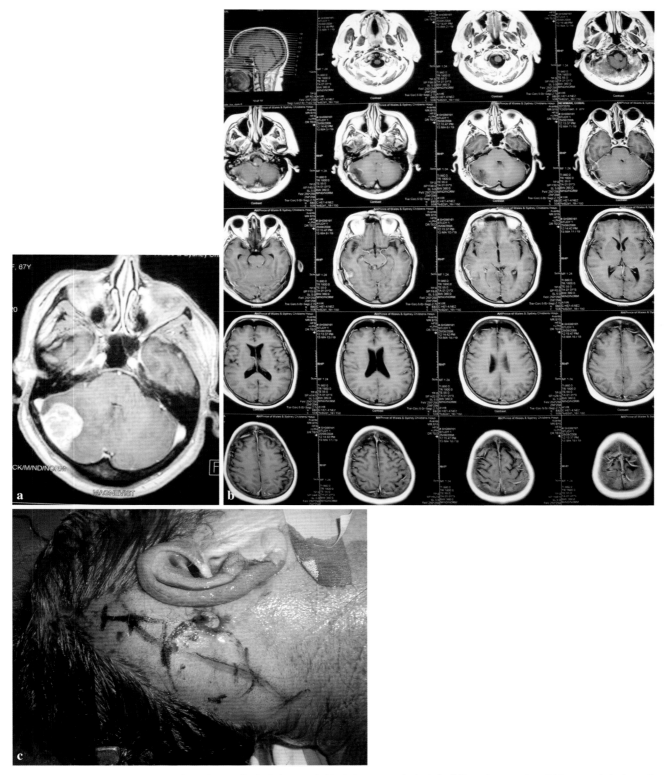

图 16.1 a~c. 锁孔乙状窦后入路切除小脑半球肿瘤。a. 术前影像显示一处小脑半球转移瘤。b. 术后影像。c. 注意由于肿瘤累及小脑表面，所需骨窗略大。但是，开口大小仅满足小脑表面肿瘤的显露即可

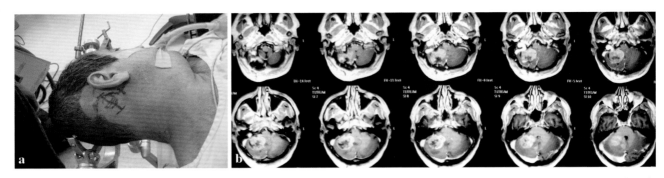

图 16.2 　a、b. 锁孔乙状窦后入路切除小脑半球深部肿瘤。a. 术前影像显示一处小脑半球转移瘤。b. 注意由于肿瘤位于半球深部，仅需一个微型乙状窦后骨窗即可

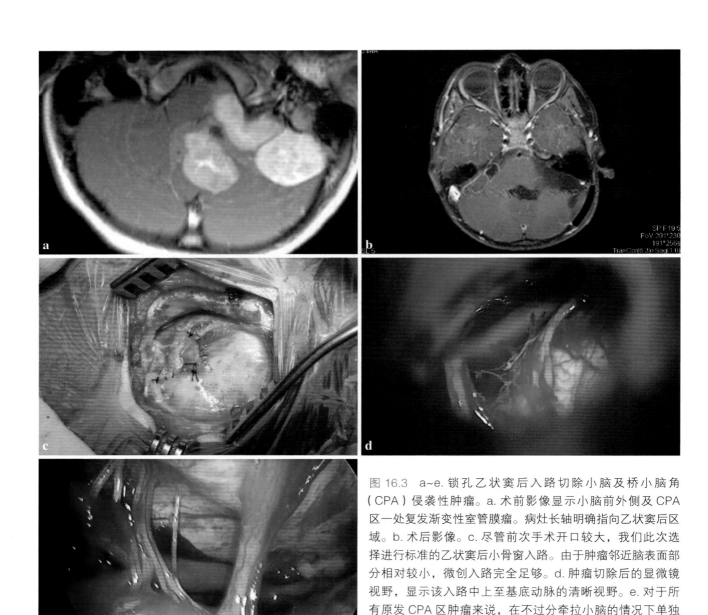

图 16.3 　a~e. 锁孔乙状窦后入路切除小脑及桥小脑角（CPA）侵袭性肿瘤。a. 术前影像显示小脑前外侧及 CPA 区一处复发渐变性室管膜瘤。病灶长轴明确指向乙状窦后区域。b. 术后影像。c. 尽管前次手术开口较大，我们此次选择进行标准的乙状窦后小骨窗入路。由于肿瘤邻近脑表面部分相对较小，微创入路完全足够。d. 肿瘤切除后的显微镜视野，显示该入路中上至基底动脉的清晰视野。e. 对于所有原发 CPA 区肿瘤来说，在不过分牵拉小脑的情况下单独使用显微镜很难获得满意视角，最好使用内镜来检查术野以便确认切除完全

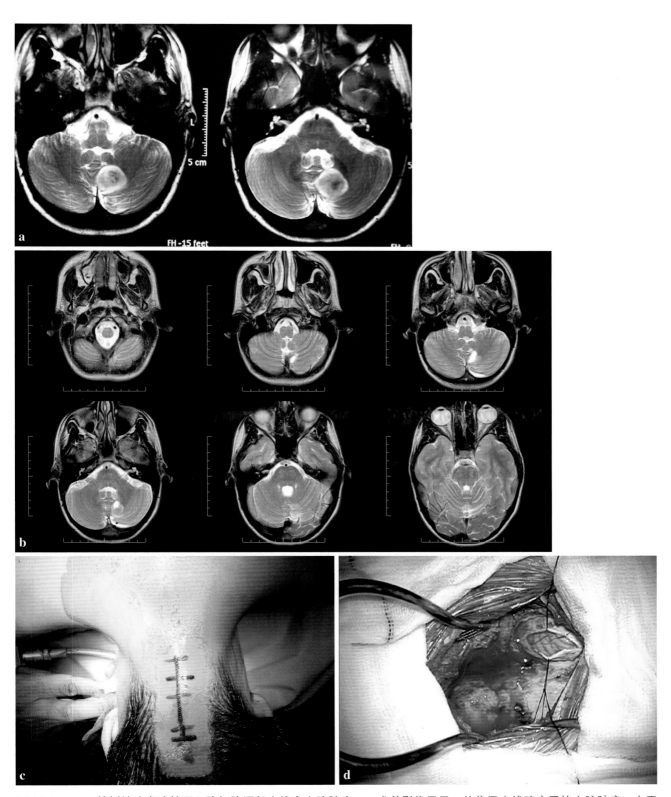

图 16.4　a~d. 单侧锁孔半球枕下入路切除深部中线旁小脑肿瘤。a. 术前影像显示一处位于中线略旁开的小脑肿瘤。由于肿瘤深在，微创切口即可满足需要，且不需要破坏中线处小脑龙骨。b. 术后影像。c. 患者体位与皮肤切口。注意切口标记沿中线解剖标记走行，由枕骨隆突直至颈椎棘突。d. 注意分离软组织时并不需将其完全从枕骨大孔和 C1 上剥离，只要使得枕骨大孔和 C1 能够触及且表面皮肤脂肪层不阻挡由下向上的视野即可。骨窗仅开放至中线小脑龙骨，而硬膜仅剪开至小脑表面所需切入点即可。上述操作能够减轻此类病例中肌肉分离程度和术后疼痛

16

最好将膜髓帆入路想象为一架梯子（图16.5），其基底位于枕骨大孔，而所去除的骨瓣相当于梯身，一路向上直至与第四脑室病灶的上缘平齐。如果肿瘤上端游离，则骨瓣开放至肿瘤最宽部分上方即可，术者可以通过此处安全牵拉小脑半球，从而探及整个肿瘤。

患者取俯卧位，头部固定。锁孔膜髓帆入路要求骨瓣位于枕骨大孔上方，并跨越枕骨大孔嵴。一般不需要完全切除C1椎板，但是部分切除其上缘可能有所助益。相对于标准膜髓帆入路，内镜的使用能够在避免过分牵拉小脑的情况下，更好地获得第四脑室上部视野，从而避免C1椎板切除。我们倾向于采用过中线的C形硬膜瓣，因为此入路并不需要为获得更多的侧方暴露而切除C1椎板。当引入显微镜后，充分开放脑池及小脑扁桃体处的蛛网膜以便暴露肿瘤。

部分患者小脑蚓部及髓帆的受累程度较高，以至于肿瘤长轴穿过小脑蚓。对此，我们采取部分中线开颅的经小脑蚓入路（图16.10，视频16.6）。但是，必须注意Luschka孔是否受肿瘤累及，因为对于该类患者，小脑扁桃体需要加以暴露牵拉，以便增加枕骨大孔区操作空间。对于枕骨大孔区肿瘤来说，内镜的使用可以避免对小脑扁桃体的过分牵拉，因而极具价值。正如前面章节中所强调的，确认每例手术的具体步骤并暴露其必需的所有结构十分重要。锁孔概念并不意味所有的暴露范围都很小，而是避免任何不必要的显露。

必须注意的是，第四脑室的肿瘤尤其是室管膜瘤，倾向于侵袭Luschka孔。显露此困难区域的传统技术包括切除小脑扁桃体以及较多的小脑牵拉。我们认为，在此区域使用内镜可以使操作简便，在尽量减少牵拉的情况下切除肿瘤，并提供更好的视野（图16.11，视频16.7、视频16.8）。

16.4 枕骨大孔腹侧病灶

（图16.12、图16.13，视频16.9）

在进行跨枕骨大孔的单侧枕下开颅后，需分离蛛网膜以便为内镜切除病灶提供操作窗。通常此操作具有可行性，因为许多腹侧病灶，例如枕骨大孔区脑膜瘤和舌下神经鞘瘤，实际上位于腹侧偏外，并将延髓挤向内侧，从而为内镜操作留出了一定空间（图16.12）。完全位于腹侧的病灶可能更适于采取鼻内镜入路。在极为少见的情况下，腹外侧病灶可能恰好位于两种入路的理想操作范围之间，脑干并未受压移位而让出操作空间。对于此类少见病例，远外侧经枕髁入路尤为必要。但可以理解的是，此种情况极少出现。

16.4.1 迷你远外侧经枕髁入路

（图16.14）

远外侧经枕髁入路是锁孔手术中最新发展起来的部分，因其对微创尝试的阻力最大。此入路的目标结构，即枕髁，位于头部深处并对多数人来说被大量肌肉组织覆盖，而这些肌肉需要加以移动以便提供充分的操作角度。另外，在3/4俯卧位下，C1和C2的椎板及棘突并不位于中线。因此对于该入路，在暴露所需的枕髁和C1间隙、打开硬膜并保证其平贴于磨平的枕髁的过程中，如何确认解剖标记并避让椎动脉需要一定的经验。但是，远外侧入路需要进行大量的肌肉组织分离。目前，我们的微创化主要致力于对未见明显肿瘤上方及侧方侵袭、因而不需过多暴露的患者而言，如何才能减少这部分肌肉分离。

患者取3/4俯卧位，使用影像导航来粗略定位枕髁高度以及头尾轴上C1的位置，因为当3/4俯卧位时头部经过旋转，C1往往会较之前影像中出现移位。皮肤切口设计为C形，顶部位于枕骨大孔中线。我们发现，减少肌肉分离的诀窍是尽早定位C1和C2，以便减少在侧方小脑骨面进行无用的肌肉分离。操作的关键在于从切口下部开始，并严格沿中线肌之间的缝隙进行分离，必须注意此时切口往往并不平直或位于中央。此处肌肉间隙通常会朝向乳突转向，因此最好牢记此项，并避免直上直下的分离。

当暴露C1和C2之后，需要钝性分离枕骨大

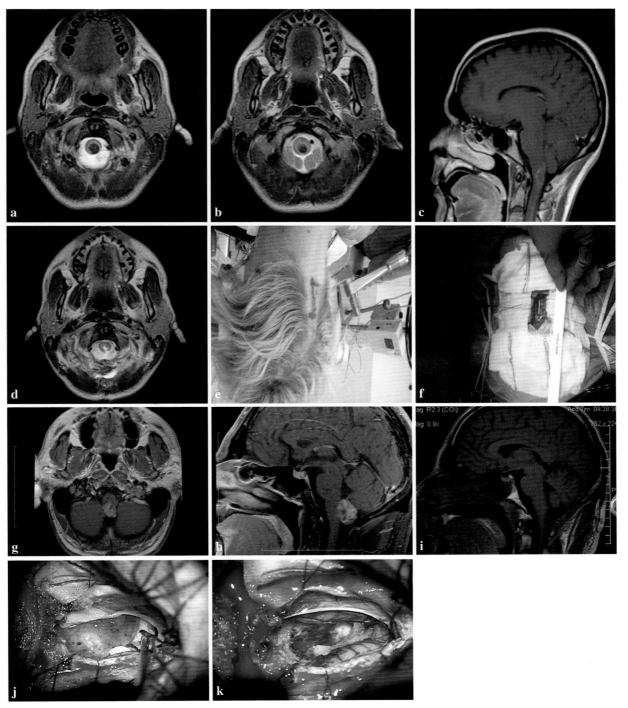

图 16.5 a~q. 迷你膜髓帆手术的阶梯形入路规划。本图通过 3 个案例展示迷你膜髓帆入路中如何根据阶梯模型决定所需骨瓣的大小。根据定义，暴露枕骨大孔之后，术野必须继续向上开放直至病灶实质的上缘。阶梯模型最底层（低位中线病灶）：a~c. 术前影像显示一处低位延髓海绵状血管瘤，近期存在多次症状性出血。d. 术后影像。e. 皮肤切口短且低，以枕骨大孔下方的颈部肌肉为中心。f. 最终暴露范围包括部分切除 C1 椎板并少量暴露枕骨大孔，使用 Kerrison 咬骨钳略扩大骨窗。轻微牵开小脑扁桃体后，此处第四脑室得以充分显露。低位室管膜瘤的中线枕下微创入路。g~h. 术前影像显示第四脑室一处低位中线肿瘤。仔细阅片可以看出，肿瘤位于枕骨大孔平面以下，适于使用小骨窗。同时，肿瘤并未过度向上伸入第四脑室，因此 C1 不需暴露，皮肤切口可以缩短。i. 术后影像。j. 注意该骨窗跨过中线龙骨，但已将小脑半球的暴露降至最低，且并未移除甚至未完全暴露 C1 后弓。弧形剪开的硬膜瓣使得进行侧方暴露时不需令硬膜切口途经枕骨大孔。k. 肿瘤切除后的视野

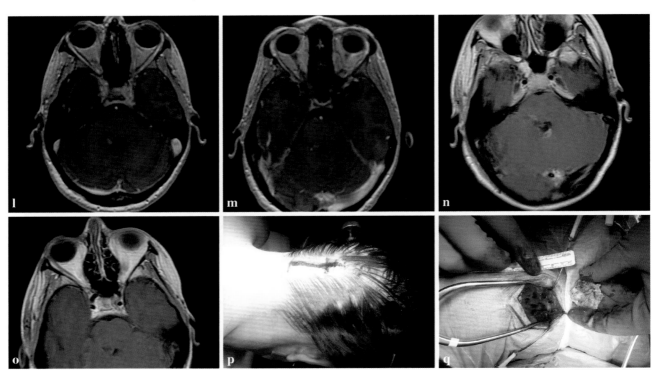

图 16.5 （续）位于第四脑室内的高位病灶：l、m. 术前影像显示一处位于小脑中脚与脑桥结合部的海绵状血管瘤。n、o. 术后影像。p. 由于我们必须从枕骨大孔处"沿阶梯上行"以便接近病灶，此处皮肤切口需略长于低位病灶。q. 部分切除 C1 并移除骨瓣，暴露小脑半球及蚓部以便牵开小脑并提供充分的显露空间。尽管比我们所用的其他入路更具侵入性，但该术式仍明显小于传统枕下入路

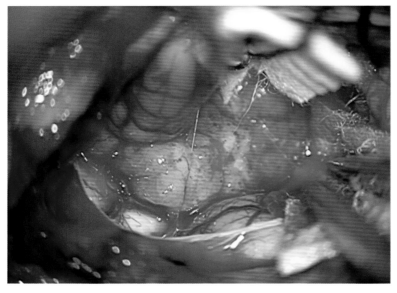

图 16.6 迷你膜髓帆入路所提供的初始显露范围。本图显示迷你膜髓帆入路所提供的显露范围，本例的目标为一个室管膜瘤。注意硬膜被充分剪开直至脊髓，而侧方的小脑半球并未加以暴露

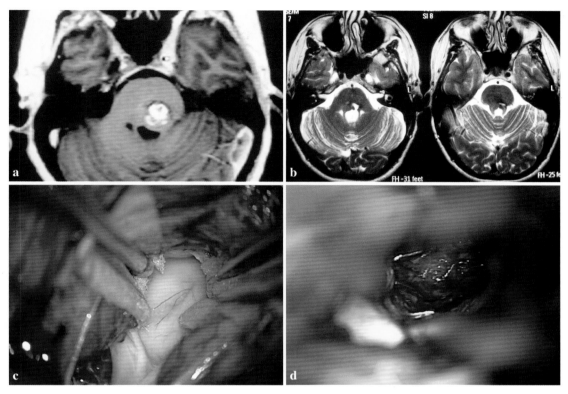

图 16.7　a~d. 迷你膜髓帆入路切除脑桥后部海绵状血管瘤。a. 术前影像显示一处脑桥后部海绵状血管瘤。b. 术后影像。c. 经迷你膜髓帆入路，通过松解双侧小脑延髓裂之间的蛛网膜，将小脑扁桃体从延髓处移开。该视野显示切入点附近的第四脑室底。注意通过"三点法"保证视野。d. 海绵状血管瘤切除过程同常规方法

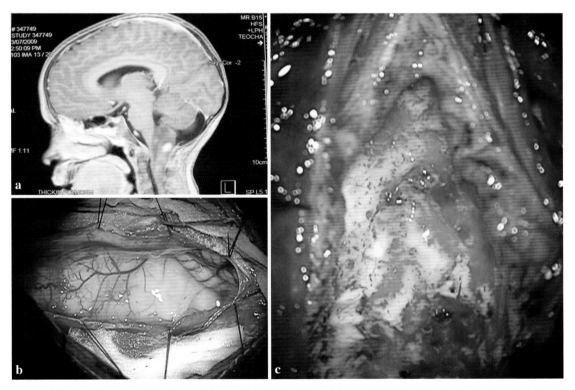

图 16.8　a~c. 迷你膜髓帆入路切除延髓胶质瘤。a. 术前影像显示一处外生型延髓背侧胶质瘤。b. 注意该入路仅暴露少许小脑，而脊髓暴露范围更大。此即为锁孔入路精髓所在：根据所需调整入路。c. 切除后外观

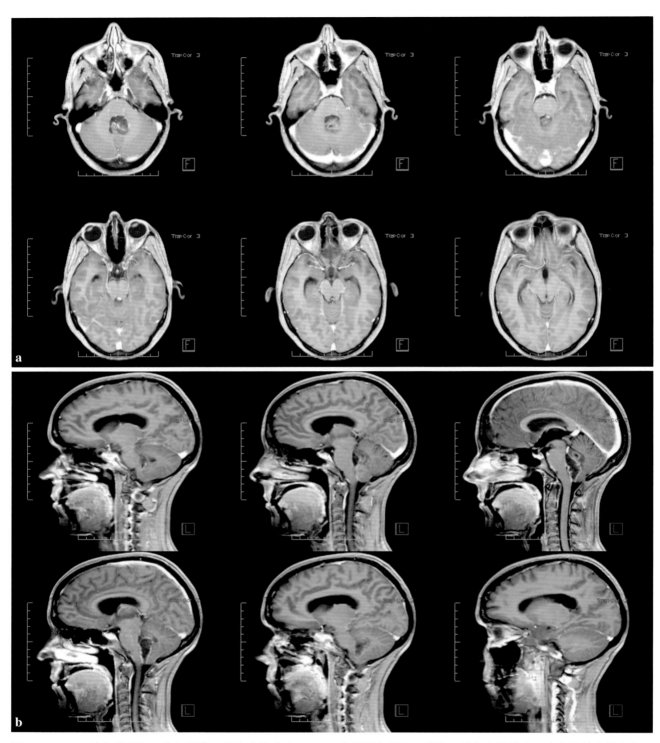

图 16.9　a~e. 迷你膜髓帆入路切除第四脑室室管膜瘤。a、b. 术前影像显示一处第四脑室室管膜瘤。注意该肿瘤并未侵入 Luschka 孔，且并未向上侵入太多。因此我们决定，进行显微镜下切除之后再使用内镜检查瘤腔

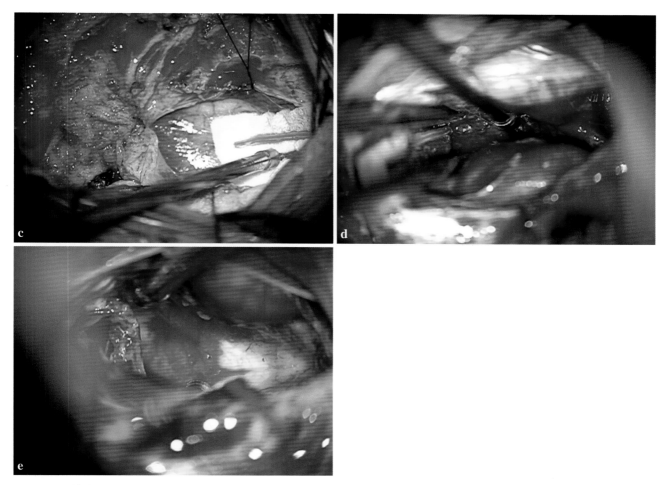

图 16.9 （续）c. 此入路需暴露小脑扁桃体及小脑蚓下部，但小脑半球不需暴露过多。d. 注意肿瘤切除过程中不要使用固定牵开器，而需根据"三点原则"不断进行调整，以保证视野。e. 肿瘤切除后的第四脑室

孔—C1间隙之间的软组织，将其从枕髁及枕骨大孔边缘上剥离下来。部分肌肉需要在枕髁上方枕骨处离断，以免肌肉瓣阻挡操作。但是通过在分离肌肉之前定位枕骨大孔，可以尽量减少此类操作。对于需要远外侧入路的大多数此类病灶来说，并不需要过度开放小脑半球表面的骨窗。但是，也应根据个体病例情况进行调整。对于位于颅颈交界处的病灶，我们会在枕骨大孔上方钻一个较大骨孔，使骨窗在枕骨大孔附近略跨中线，并延至枕髁上方，以便硬膜反折。应在病灶同侧扩大切除C1椎板，使其与枕骨大孔平齐。围绕枕髁C形切开硬膜，以便提供充分暴露。小脑的暴露范围应根据病情需要进行调整。

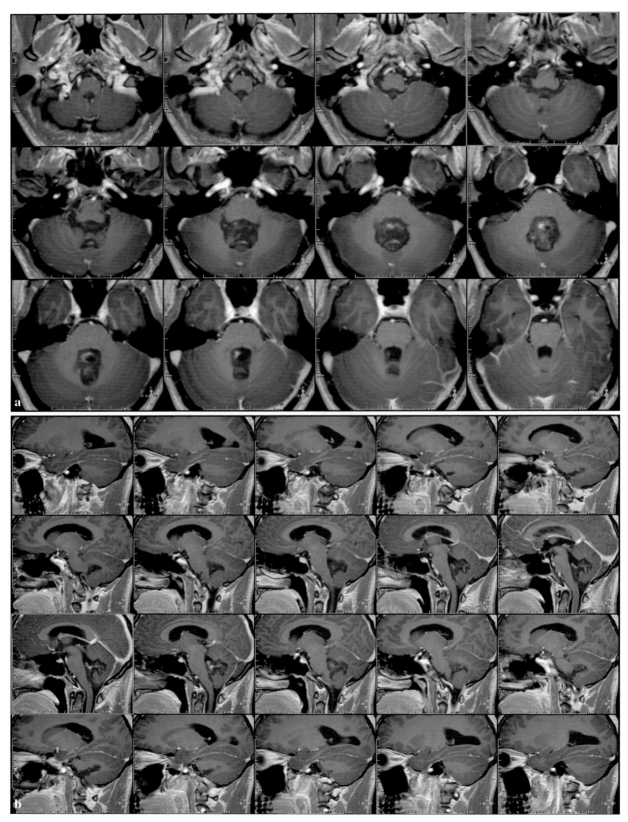

图 16.10　a~j. 迷你经蚓部入路切除第四脑室肿瘤。a、b. 术前影像显示一处位于第四脑室的神经节细胞瘤。由于其累及小脑蚓部，我们认为相对于膜髓帆入路来说，经蚓部入路能够更好地对准肿瘤长轴，是全切肿瘤的最佳选择。该肿瘤侵入双侧 Luschka 孔，因此我们认为使用内镜对于检查桥小脑角及第四脑室的侧方凹陷处将有所帮助

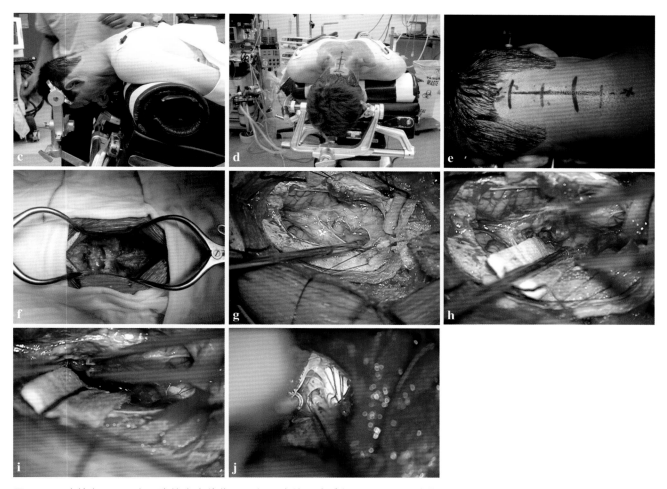

图 16.10 （续）c、d. 此入路的患者体位。e. 标记中线，皮肤切口为所示上端第一至第三处交叉标记之间。f. 此入路的软组织及骨性显露，C1 部分切除。g. 硬膜内显露。h. 分离小脑蚓部下端。i. 显示肿瘤上极。j. 使用内镜查看肿瘤侧方凹陷处

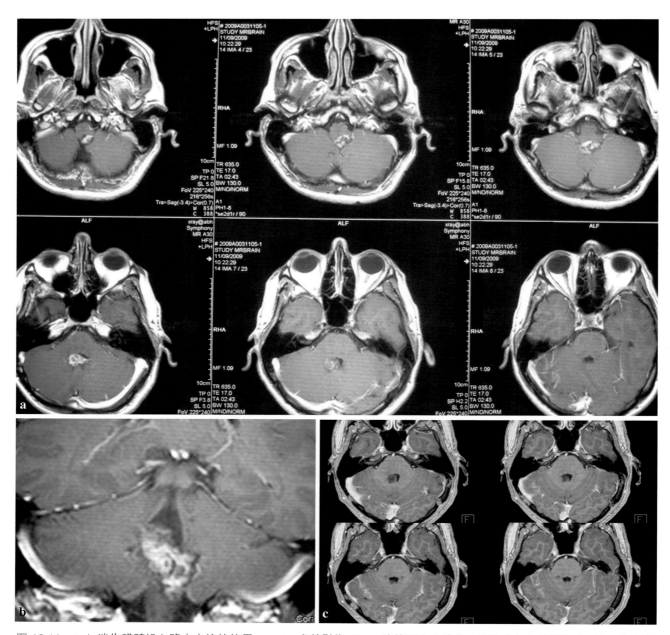

图 16.11　a~l. 迷你膜髓帆入路中内镜的使用。a、b. 术前影像显示一处第四脑室肿瘤。该肿瘤向上侵犯程度不大，但冠状位影像学检查提示其部分累及右侧 Luschka 孔，因此，我们决定在该例手术中使用内镜。c. 术后影像

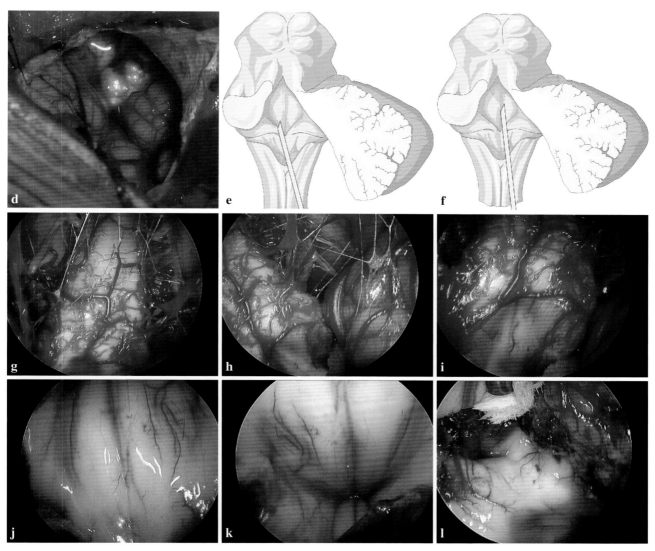

图 16.11 （续）d. 该迷你膜髓帆入路的硬膜内显露。e. 示意图显示使用内镜检查 Luschka 孔。f. 本示意图显示使用内镜检查第四脑室上端。g. 内镜伸入术野，可见延髓及后组脑神经。h. 本图显示延髓左侧空隙，包括椎动脉及后组脑神经。i. 内镜通过 Magendie 孔。j. 本图显示第四脑室底。k. 本图为向上视角，显示第四脑室顶部及上髓帆，确认显微镜切除过程中并无残渣上行至此。l. 我们向侧方查看，发现右侧 Luschka 孔中残留少量肿瘤并予切除以保证肿瘤全切。本图左下方可见小脑下脚，肿瘤其余部分已被孤立并位于图像右上角。内镜的使用避免了过分牵拉小脑扁桃体或在此空间的盲目操作

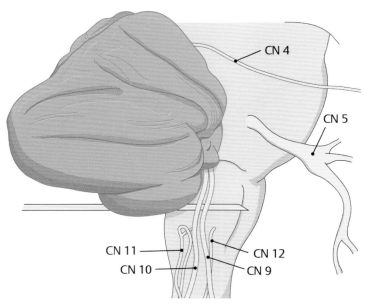

图 16.12　本示意图显示使用内镜伸入枕骨大孔腹外侧以便探及此处肿瘤。CN，脑神经

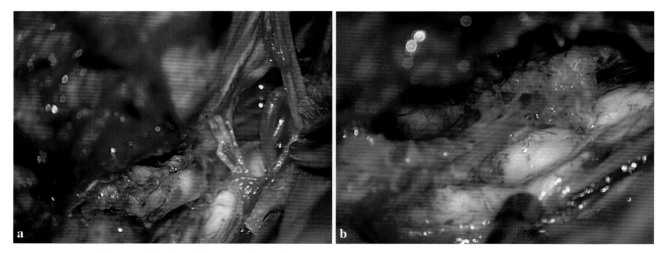

图 16.13　a、b. 枕下入路切除一处枕骨大孔腹外侧复发脑膜瘤。以上两图显示切除位于此处的复发非典型脑膜瘤之后，枕骨大孔腹外侧区外观。显示单独采用枕下入路处理腹外侧病灶的可行性

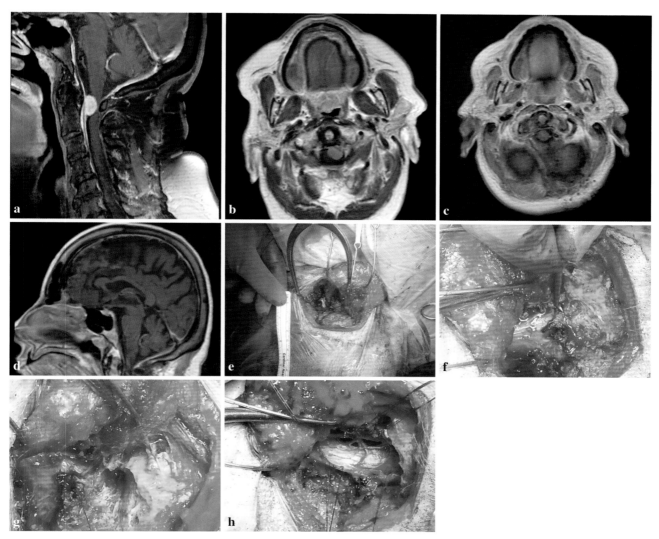

图 16.14　a~h. 迷你远外侧经髁入路。a、b. 术前影像显示一处位于腹侧面的脑膜瘤，在 C1 水平压迫颈髓。由于该肿瘤位于腹侧面，脊髓几乎完全位于肿瘤与我们之间，因此选用远外侧入路来提供经肿瘤上方的工作角度，以避免切除 C1 侧块。c、d. 术后影像。e. 确认 C1 和 C2 位置后，根据该肿瘤特点调整 C 形皮肤切口及肌肉分离范围，并不需要过分暴露小脑半球和桥小脑角（CPA）。但是，仍需分离一部分肌肉组织以便牵开肌肉瓣。除非肿瘤累及 CPA 区，我们通常不暴露乳突区。f. 近景显示小范围切开枕骨大孔后，进行磨除之前已经完成暴露的枕髁（Penfield 剥离子位于枕髁外侧缘之下）。g. 显露已经磨除后部的枕髁。h. 肿瘤全切后的照片。注意我们在术中自始至终均从未触碰或牵拉脊髓

（谭潇潇　译）

专业术语缩略词英汉对照

ACA   anterior cerebral artery   大脑前动脉

ACP   anterior clinoid process   前床突

ASB   anterior skull base   前颅底

AVM   arteriovenous malformation   动静脉畸形

BMI   body to mass index   体重指数

CG   crista galli 鸡冠

CP   craniopharyngioma/carotid prominence   颅咽管瘤 / 颈动脉突出

CPA   cerebellopontine angle   桥小脑角

CS   cavernous sinus   海绵窦

CSF   cerebrospinal fluid   脑脊液

CT   cerebellar tonsil   小脑扁桃体

DCP   dorsal clinoid process   后床突

DS   dorsum sellae   鞍背

EB   ethmoid bone   筛骨

EH   exophytic component of the hamartoma   错构瘤的外生部分

ET   eustachian tube   颅咽管

FL   frontal lobes   额叶

FTV   floor of the third ventricle   三脑室底部

IAC   internal auditory canal   内听道

IAM   internal acoustic meatus   内听道

IHF   interhemispheric fissure   半球间裂

LFL   left frontal lobe   左侧额叶

LR   lateral recess   侧隐窝

LSW   lesser sphenoid wing   蝶骨小翼

LT   left thalamus   左侧丘脑

MCA   middle cerebral artery   大脑中动脉

MI   massa intermedia   中间块

MO   medulla oblongata   延髓

MRI   magnetic resonance imaging (or images)   磁共振（或影像）

NP   nasopharynx   鼻咽

OB   occipital bone   眶骨

OC   optic chiasm   视交叉

OCR   opticocarotid recess   视颈动脉窝

OP   optic nerve/optic prominence   视神经 / 视突出

PEEP   positive end–expiratory pressure   正性呼吸末压

PS   planum sphenoidale   蝶骨平台

PTB   petrous temporal bone   岩颞骨

RFL   right frontal lobe   右额叶

RLV   right lateral ventricle   右侧脑室

RPC   right posterior clinoid process   右侧后床突

RT   right thalamus   右侧丘脑

SC   spinal cord   椎管

ST   sella turcica   蝶鞍

TB   tumor bed   瘤床

TL   temporal lobe   颞叶

TS   tuberculum sellae   鞍结节

TV   third ventricular   第三脑室